ACIDENTES COM ANIMAIS PEÇONHENTOS

ACIDENTES COM ANIMAIS PEÇONHENTOS

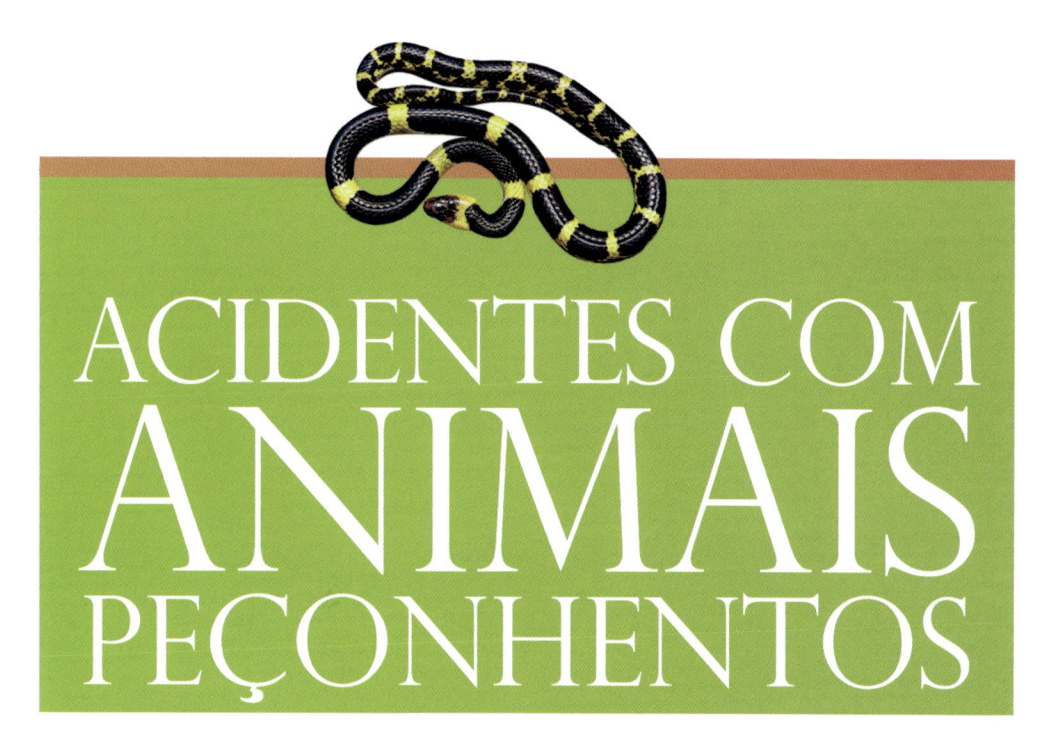

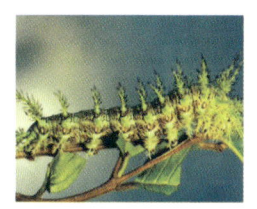

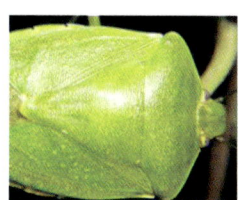

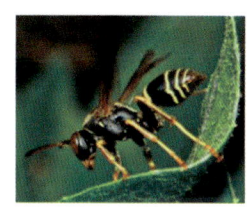

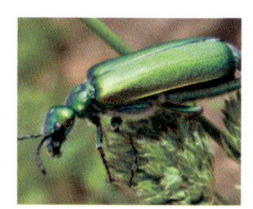

Marcelo Barros Weiss
Médico pela Universidade Federal de Juiz de Fora – MG
Cirurgião Geral e Gastroenterológico pela Universidade Federal de Juiz de Fora – MG
Membro Titular do Colégio Brasileiro de Cirurgiões
Membro Titular da Sociedade de Terapia Intensiva
Membro Titular da Sociedade de Endoscopia Digestiva
Preceptor/Professor do Estágio de Urgência da Faculdade de Ciências Médicas e da Saúde de Juiz de Fora – Suprema
Mestrado em Terapia Intensiva pela Sociedade Brasileira de Terapia Intensiva
Doutorado em Saúde Pública pela Universidad de Ciencias Empresariales y Sociales – Buenos Aires, Argentina

Jorge Wilson Souza Paiva
Médico pela Faculdade de Ciências Médicas e da Saúde de Juiz de Fora – Suprema
Especialista em Atenção Básica em Saúde da Família pela Universidade do Estado do Rio de Janeiro – UERJ

Thieme
Rio de Janeiro • Stuttgart • New York • Delhi

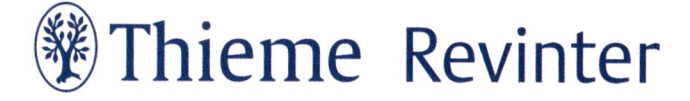

Thieme Revinter

Dados Internacionais de Catalogação na Publicação (CIP)

W429a

Weiss, Marcelo Barros
Acidentes com animais peçonhentos/Marcelo Barros Weiss e Jorge Wilson Souza Paiva – 1. Ed. – Rio de Janeiro – RJ: Thieme Revinter Publicações Ltda, 2017.

222 p.: il; 18,5 × 26 cm.

Inclui: Bibliografia e Índice Remissivo
ISBN 978-85-67661-34-6

1. Animais peçonhentos. 2. Tratamento de acidentes. I. Paiva, Jorge Wilson Souza. II. Título.

CDD: 615.9
CDU: 616-001.49

Contato com os autores:
MARCELO BARROS WEISS
marcelobarrosweiss@gmail.com

JORGE WILSON SOUZA PAIVA
jw_wp@hotmail.com

Nota: O conhecimento médico está em constante evolução. À medida que a pesquisa e a experiência clínica ampliam o nosso saber, pode ser necessário alterar os métodos de tratamento e medicação. Os autores e editores deste material consultaram fontes tidas como confiáveis, a fim de fornecer informações completas e de acordo com os padrões aceitos no momento da publicação. No entanto, em vista da possibilidade de erro humano por parte dos autores, dos editores ou da casa editorial que traz à luz este trabalho, ou ainda de alterações no conhecimento médico, nem os autores, nem os editores, nem a casa editorial, nem qualquer outra parte que se tenha envolvido na elaboração deste material garantem que as informações aqui contidas sejam totalmente precisas ou completas; tampouco se responsabilizam por quaisquer erros ou omissões ou pelos resultados obtidos em consequência do uso de tais informações. É aconselhável que os leitores confirmem em outras fontes as informações aqui contidas. Sugere-se, por exemplo, que verifiquem a bula de cada medicamento que pretendam administrar, a fim de certificar-se de que as informações contidas nesta publicação são precisas e de que não houve mudanças na dose recomendada ou nas contraindicações. Esta recomendação é especialmente importante no caso de medicamentos novos ou pouco utilizados. Alguns dos nomes de produtos, patentes e *design* a que nos referimos neste livro são, na verdade, marcas registradas ou nomes protegidos pela legislação referente à propriedade intelectual, ainda que nem sempre o texto faça menção específica a esse fato. Portanto, a ocorrência de um nome sem a designação de sua propriedade não deve ser interpretada como uma indicação, por parte da editora, de que ele se encontra em domínio público.

© 2017 Thieme Revinter Publicações Ltda.
Rua do Matoso, 170, Tijuca
20270-135, Rio de Janeiro – RJ, Brasil
http://www.ThiemeRevinter.com.br

Thieme Medical Publishers
http://www.thieme.com
Capa: Paulo Vermelho e Thieme Revinter Publicações

Impresso no Brasil por Intergraf Indústria Gráfica Eireli.
5 4 3 2 1
ISBN 978-85-67661-34-6

Todos os direitos reservados. Nenhuma parte desta publicação poderá ser reproduzida ou transmitida por nenhum meio, impresso, eletrônico ou mecânico, incluindo fotocópia, gravação ou qualquer outro tipo de sistema de armazenamento e transmissão de informação, sem prévia autorização por escrito.

AGRADECIMENTOS

A Deus, pela força e inspiração.
Aos meus pais, pelo apoio, paciência e exemplo.
Ao professor e mestre, Dr. Marcelo Barros Weiss, por sua amizade, exemplo e tutorado não somente nesta obra como em toda a minha formação médica.
Aos professores e amigos que me instruíram ao longo de meu aprendizado acadêmico tanto na parte prática como na teórica.
À Faculdade de Ciências Médicas e da Saúde de Juiz de Fora (**Suprema**), por minha formação acadêmica e pelo apoio dado à realização desta obra.
Ao **Instituto Butantan**, São Paulo-SP, por nos ter cedido espaço para obtenção das imagens contidas neste livro.
À equipe do **Laborátorio de Artróphodes (Instituto Butantan)**, em especial à Dra. Irene Knysak, por nos ter permitido a entrada; a Alexandre Veloso Ribeiro, Paulo Manganari, Rosana Martins, Regiane Juarez e Vanessa Penna Gonçalves pelo auxílio na obtenção das fotos e prontidão ao que fosse necessário.
Ao pessoal do **Museu Biológico (Instituto Butantan)**, em especial ao Dr. Giuseppe Puorto, por nos ter permitido a entrada e concessão de imagens de seu acervo pessoal, e pelo grande auxílio no franqueamento e concessão de informações pertinentes a esta obra, e a Marcelo Stéfano Bellini Lucas, pelo auxílio na obtenção das fotos das serpentes.
Ao pessoal do **Laboratório de Coleções Zoológicas (Instituto Butantan)**, Dr. Roberto Henrique Pinto Moraes, por nos ter concedido a entrada, pelas imagens cedidas e pelo grande auxílio na concessão e franqueamento de informações e imagens de seu acervo pessoal, e à Eliane Oliveira, pelo grande auxílio na obtenção das imagens e também pela concessão da utilização de imagens de seu acervo pessoal.
À Sabrina Valadão (Biblioteca – **Suprema**), por sua disponibilidade, auxílio e eficiência na obtenção dos artigos para a realização desta obra.
À Prefeitura de Juiz de Fora, a toda a equipe do Hospital de Pronto-Socorro de Juiz de Fora e ao Departamento de Vigilância Epidemiológica pelo apoio e incentivo na composição e publicação desta obra.
Ao Paulo Tedi Costa, pelos desenhos.
Aos meus amigos e colegas.
A todos vocês o nosso muitíssimo obrigado!

Jorge Wilson Souza Paiva

PREFÁCIO

Este livro foi escrito com o propósito de criar um guia de consulta que tentasse suprir a deficiência deste material para o médico e equipes de saúde que enfrentam, cotidianamente, a rotina de um Pronto-Socorro. Embora existam diversas obras semelhantes, este livro foi escrito com a ajuda da equipe que lida todos os dias com a realidade dos acidentes com animais peçonhentos na Unidade de Soroterapia do Hospital de Pronto-Socorro de Juiz de Fora.

Não temos a intenção de substituir ou questionar os grandes autores do tema, ou mesmo o manual do Ministério da Saúde, mas criar um livro de consulta mais rápida e composto de imagens e informações mais atualizadas sobre o tema.

Em nome dos autores, editores e revisores, desejamos que dúvidas possam ser sanadas no decorrer dos capítulos e que atualizações futuras possam ser feitas na constante busca do conhecimento.

Marcelo Barros Weiss

SUMÁRIO

Capítulo 1
ACIDENTES OFÍDICOS 1
Aspectos gerais 1
Serpentes de importância médica no Brasil 9
Características de uma serpente peçonhenta 13
Exames complementares 16
Medidas iniciais 17
Tipos de acidentes 18
Referências bibliográficas 47
Leitura recomendada 48

Capítulo 2
ESCORPIONISMO 55
Aspectos gerais 55
Escorpiões de importância médica no Brasil 64
Características dos gêneros de escorpiões no Brasil 64
Características de um escorpião 68
Exames complementares 68
Medidas iniciais 69
Tipos de acidente 71
Prognóstico 80
Referências bibliográficas 81
Leitura recomendada 81

Capítulo 3
ARANEÍSMO 83
Aspectos gerais 83
Aranhas de importância médica no Brasil 90
Características de uma aranha peçonhenta 91
Exames complementares 100
Medidas iniciais 101
Tipos de acidente 102
Referências bibliográficas 123
Leitura recomendada 124

Capítulo 4
ACIDENTE POR LEPDÓPTEROS 129
Aspectos gerais 129
Lepdópteros de importância médica no Brasil 135

Exames complementares 140
Medidas iniciais 142
Tipos de acidente 142
Tratamento 147
Prognóstico 148
Referências bibliográficas 150
Leitura recomendada 151

Capítulo 5
ACIDENTE POR COLEÓPTEROS VESICANTES 153

Aspectos gerais 153
Coleópteros de importância médica no Brasil 155
Exames complementares 158
Medidas iniciais 158
Acidente 158
Tratamento 162
Prognóstico 163
Referências bibliográficas 163
Leitura recomendada 164

Capítulo 6
ACIDENTE POR HIMENÓPTEROS 165

Aspectos gerais 165
Himenópteros de importância médica no Brasil 170
Exames complementares 175
Medidas iniciais 175
Tipos de acidente 176
Referências bibliográficas 185
Leitura recomendada 186

Capítulo 7
ACIDENTE POR OUTROS ANIMAIS DE IMPORTÂNCIA MÉDICA 189

Chilopoda e *diplopoda* (lacraias e piolhos-de-cobra) 189
Hemiptera (percevejos) 191
Referências bibliográficas 192

ANEXOS 195

Anexo 1 ▪ Atendimento inicial aos acidentes por animais peçonhentos 195
Anexo 2 ▪ Manejo na soroterapia heteróloga 196
Anexo 3 ▪ Manejo frente à reações precoces em soroterapia 197
Anexo 4 ▪ Ficha de notificação compulsória de acidentes por animais peçonhentos 198
Anexo 5 ▪ Notificação de acidente de trabalho grave 200
Anexo 6 ▪ Comunicação de acidente de trabalho – CAT 202

ÍNDICE REMISSIVO 205

ACIDENTES COM ANIMAIS PEÇONHENTOS

ACIDENTES OFÍDICOS

CAPÍTULO 1

ASPECTOS GERAIS

Introdução

As serpentes vêm, há muito tempo, intrigando a humanidade, seja pela fascinação por sua beleza ou por medo de suas picadas. Hoje o estudo desses animais e de suas peçonhas tem sido utilizado inclusive no estudo do câncer, possuindo um promissor uso neste sentido, porém, de maneira geral, a grande preocupação com esses animais continua sendo em relação aos acidentes causados por eles.

Os acidentes com serpentes venenosas, ou seja, causados pela inoculação de toxinas através das suas presas (aparelho inoculador), são de grande importância para os serviços de saúde pública em todo o Brasil em razão da alta incidência e por serem eventos de tratamento efetivo com consequências mínimas para as vítimas, desde que tratadas corretamente. Todos os acidentes são de notificação compulsória de acordo com a Portaria nº 1.264 do Ministério da Saúde de 6 de junho de 2014, que amplia a Portaria nº 3.353 de 27 de dezembro de 2013 (Anexo 1), que definiu acidentes de animais peçonhentos como agravo de notificação compulsória com fichas próprias de notificação, como pode ser visto no Anexo 2.

Os acidentes de maior interesse são: botrópico, crotálico, laquético e elapídico. Os acidentes causados por animais considerados "não peçonhentos", apesar de frequentes, não causam maiores danos e, portanto, são de menor interesse. Ainda assim serão abordados de maneira pormenorizada nesse capítulo.

O interesse deste texto é trazer luz ao conhecimento da matéria uma vez que atualizações nesse assunto são pouco frequentes, mesmo tratando-se de interesse em saúde pública e de grande importância para a formação profissional de diversas áreas da saúde.

Epidemiologia

A OMS (Organização Mundial da Saúde) estima a ocorrência de 2.500.000 acidentes ofídicos por ano, resultando em 125.000 mortes no mundo e cerca de 100.000 sobreviventes com consequências graves, sendo a América Latina a terceira área geográfica mais afetada depois da África e da Ásia.

O Brasil apresenta uma fauna ofídica rica com aproximadamente 300 espécies, sendo que a maioria é considerada não perigosa aos seres humanos. Destas, aproximadamente 70 espécies são consideradas de interesse médico.[1]

As serpentes peçonhentas encontradas em território brasileiro estão, atualmente, agrupadas em quatro gêneros principais: *Bothrops*, *Lachesis*, *Crotalus* (família *Viperidae*) e *Micrurus* (família *Elapidae*). Acidentes envolvendo serpentes não peçonhentas são notificados ocasionalmente. Algumas espécies são incluídas na medicina, contudo, os acidentes são raros, podendo ocorrer sintomas locais ou sistêmicos e, raramente óbito, causado por infecção ou por intoxicação pela peçonha da serpente.

Segundo Lima (2009), os seguintes gêneros de serpentes não peçonhentas são incluídos: *Phallotris*, *Philodryas*, *Xenodon* e *Tachimenis*. Estas serpentes possuem dentição opistóglifa, diferente das serpentes consideradas peçonhentas de dentição solenóglifas e proteróglifas.

Os primeiros dados epidemiológicos dos acidentes ofídicos foram realizados por Vital Brazil em 1901. Os dados sobre ofidismo são bastante fragmentados, e em razão da carência de informações, a partir de 1986, o Ministério da Saúde tornou obrigatória a notificação dos acidentes por serpentes peçonhentas. O registro dos dados ocorre por meio de sistemas de notificação compulsória, utilizando-se fichas específicas.

No município de Juiz de Fora–MG, os dados são registrados na Vigilância Epidemiológica, de onde são, posteriormente, encaminhados aos núcleos estaduais e, em seguida, ao Ministério da Saúde. Os gêneros de maior agravo epidemiológico envolvendo serpentes são os gêneros *Bothrops* e *Crotalus*, podendo haver óbitos notificados na vigilância epidemiológica em alguns estados brasileiros. O maior número de casos é atribuído ao gênero *Bothrops* (aproximadamente 80%), seguido de *Crotalus* (8,5%), *Lachesis* (6,9%) e *Micrurus* (1,0%). Segundo os dados epidemiológicos do Ministério da Saúde, ocorrem entre 19.000 a 22.000 acidentes ofídicos por ano, com óbito de 0,45%.[1,2]

A obrigatoriedade de registrar os dados sobre os acidentes ofídicos permite que cada região trace um perfil sobre as vítimas e a situação desses acidentes, que no Brasil têm mostrado aumento de 32,7% no período entre 2004 e 2009. De acordo com dados do Ministério da Saúde e avaliações preliminares de nossos levantamentos, percebemos maior número de ocorrências no meio urbano, se comparado com os dados do próprio Ministério.

Como qualquer outro acidente com animal peçonhento, este evento deverá seguir as mesmas orientações quanto à notificação, porém, necessitará ser enquadrado no modelo do SINAN (Sistema de Informação de Agravos de Notificação – Anexo 4) como "Serpentes" (item 45 – número 1). Cabe ressaltar que pode tratar-se de acidente de trabalho e seu devido registro deverá ser observado (Anexos 5 e 6).

Distribuição

Houve aumento considerável no número de notificações de casos de ofidismo no Brasil desde 2001, com variações nos últimos anos com referência de 13,8 casos por 100.000 habitantes, sendo que, no ano de 2008, a região Norte do país foi a que apresentou a maior incidência, seguida do Centro-Oeste, do Nordeste, do Sul e do Sudeste, respectivamente. Esta variação é significativa por região, com os coeficientes mais elevados no Norte e Centro-Oeste, porém, nos últimos 5 anos, Minas Gerais, São Paulo, Paraná e Bahia detiveram cerca de 50% do total de casos de ofidismo no país, sendo que Minas Gerais detém cerca de 17% do total nacional, com aproximadamente 120 mil casos relatados (Quadros 1-1 e 1-2).

Quadro 1-1. Acidentes por animais peçonhentos

Notificações Registradas no Sistema de Informação de Agravos de Notificação – Sinan Net							
Notificações por UF de Ocorrência e Tipo de Serpente							
Período: 2007-2012							
UF de Ocorrência	Ign/Branco	*Bothrops*	*Crotalus*	*Micrurus*	*Lachesis*	Não Peçonhenta	Total
Ignorado/Em Branco	2.294	0	0	0	0	0	2.294
Rondônia	1.902	2.099	31	18	112	102	4.264
Acre	1.948	1.688	17	3	407	51	4.114
Amazonas	3.907	6.113	34	35	1.958	110	12.157
Roraima	1.148	1.106	138	12	162	23	2.589
Pará	14.710	25.386	313	38	2.071	203	42.721
Amapá	1.022	1.305	16	7	157	12	2.519
Tocantins	6.049	4.058	485	32	32	254	10.910
Maranhão	2.778	6.583	1.882	61	53	179	11.536
Piauí	4.436	720	316	32	6	66	5.576
Ceará	10.165	2.900	384	64	41	150	13.704
Rio Grande do Norte	17.577	1.220	135	38	4	507	19.481
Paraíba	11.801	1.536	225	75	10	441	14.088
Pernambuco	41.340	1.815	597	131	26	580	44.489
Alagoas	30.794	652	139	68	13	661	32.327
Sergipe	4.626	493	52	24	9	80	5.284
Bahia	59.992	12.784	953	157	55	461	74.402
Minas Gerais	104.441	14.522	3.206	112	21	499	122.801
Espírito Santo	13.419	5.148	26	8	13	193	18.807
Rio de Janeiro	3.845	2.926	87	7	11	57	6.933
São Paulo	80.473	6.875	1.118	135	9	845	89.455
Paraná	78.218	3.868	671	16	2	513	83.288
Santa Catarina	45.494	3.951	32	40	6	301	49.824
Rio Grande do Sul	20.138	5.109	38	14	0	234	25.533
Mato Grosso do Sul	5.047	2.370	276	14	2	78	7.787
Mato Grosso	5.597	5.900	488	27	223	146	12.381
Goiás	9.223	3.925	1.303	42	4	170	14.667
Distrito Federal	2.733	339	51	11	3	19	3.156
Total	585.117	125.391	13.013	1.221	5.410	6.935	737.087

Quadro 1-2. Acidentes por animais peçonhentos

Notificações Registradas no Sistema de Informação de Agravos de Notificação – Sinan Net						
Notificações por UF de Ocorrência e Tipo de Serpente						
Período: 2012						
UF de Ocorrência	Ign/Branco	*Bothrops*	*Crotalus*	*Micrurus*	*Lachesis*	Não Peçonhenta	Total
Ignorado/Em Branco	367	0	0	0	0	0	367
Rondônia	469	341	5	2	16	25	858
Acre	557	242	0	1	79	8	887
Amazonas	1.028	1.056	13	4	312	27	2.440
Roraima	246	266	43	1	40	7	603
Pará	2.809	4.185	56	5	323	43	7.421
Amapá	193	250	3	2	33	2	483
Tocantins	1.275	691	57	11	4	27	2.065
Maranhão	585	1.075	262	12	5	25	1.964
Piauí	1.079	109	49	6	1	12	1.256
Ceará	2.856	376	43	13	5	31	3.324
Rio Grande do Norte	4.010	157	28	4	1	85	4.285
Paraíba	2.985	185	38	15	0	59	3.282
Pernambuco	7.303	215	61	31	3	87	7.700
Alagoas	6.324	80	15	13	1	110	6.543
Sergipe	971	54	3	6	1	13	1.048
Bahia	11.034	1.918	155	33	9	105	13.254
Minas Gerais	21.701	2.613	596	16	3	97	25.026
Espírito Santo	3.224	774	5	1	2	31	4.037
Rio de Janeiro	822	502	20	3	3	10	1.360
São Paulo	17.661	1.214	206	29	0	166	19.276
Paraná	11.472	527	109	2	0	98	12.208
Santa Catarina	7.985	624	7	9	0	51	8.676
Rio Grande do Sul	3.513	702	7	2	0	40	4.264
Mato Grosso do Sul	1.729	441	64	0	0	15	2.249
Mato Grosso	1.222	950	87	2	23	39	2.323
Goiás	2.162	767	208	7	0	34	3.178
Distrito Federal	699	64	11	3	0	4	781
Total	116.281	20.378	2.151	233	864	1.251	141.158

Sazonalidade e ambiente

Durante o ano os acidentes não ocorrem de maneira uniforme; nota-se aumento do número de casos na época de calor e chuvas, que coincide com o crescimento da atividade rural, evidentemente aumentando também a exposição do homem aos acidentes com esses animais, com maior frequência, nos adultos jovens do sexo masculino durante o trabalho, o que, na maioria dos estados das regiões Sul, Sudeste e Centro-Oeste do Brasil, corresponde ao período de setembro a março. Na região Norte os acidentes são observados mais uniformemente durante todo o ano, não havendo sazonalidade marcante, apesar de os primeiros meses do ano também constituírem um período de alta incidência de casos.

Muito relevante para nosso estudo é a atividade das serpentes e entender sua dinâmica. Esses animais têm comportamentos distintos quando estão acasalando, buscando alimento ou estão em busca de local para desova, quando sua atividade é muito maior. São animais ectodérmicos, ou seja, dependentes do sol ou de superfícies para seu aquecimento, e de sombras e áreas de água para diminuírem a temperatura. Sabidamente são animais de "sangue frio", portanto, modificam seus hábitos de acordo com o período do dia e das estações do ano. Dessa forma, a chance de encontro dos humanos com as serpentes é mais fácil de ocorrer em dias quentes. A maioria das serpentes de interesse médico no Brasil (e as de mais grave contato) vive em ambientes florestais, mas a *Micrurus ibiboboca* (caatinga), a *Bothrops neuwiedi* e a *Bothrops alternatus* (áreas abertas), a *Bothrops moojeni* (típica do cerrado, mas vive em matas que margeiam rios) e a *Crotalus cascavel* (típica de áreas abertas e secas) são excessões.

Gêneros envolvidos

O tratamento do acidente nem sempre se baseia na identificação do animal agressor, mas sim nas apresentações clínicas que a vítima apresenta, além de critérios epidemiológicos.

De acordo com os quatro gêneros de serpentes peçonhentas, são mais frequentes em nossa região (Zona da Mata Mineira) o acidente botrópico (73,5% dos casos de ofidismo notificados no país), seguidos do crotálico (7,5%), laquético (3%) e elapídico (0,7%), havendo pequenas variações de acordo com a região (em números absolutos). Os acidentes por serpentes não peçonhentas correspondem a 3% dos casos, provavelmente em razão da não utilização de soro específico. Por outro lado, 11,8% dos acidentes ofídicos notificados em um estudo de 2006 foram diagnosticados como acidente por serpente não identificada, o que preocupou as autoridades sanitárias, visto que tratou-se de um número muito expressivo de casos sem a devida identificação e/ou tratamento.

Faixa etária e sexo

O grupo etário entre 15 e 49 anos, onde se concentra a maior força de trabalho, também é o mais afetado por esses acidentes. Os homens foram acometidos em 70% dos casos, enquanto as mulheres foram acometidas em 20% e em 10% não foram identificados.

Localização das lesões

Os pés e as pernas são mais frequentemente atingidos, 70,8% dos acidentes notificados, enquanto as mãos e os antebraços foram atingidos em 13,4% dos casos. Este é um dado de grande relevância que indica que o uso de equipamentos de proteção individual (EPIs) é muito importante na prevenção dos acidentes ofídicos.

Gravidade e letalidade

Determina-se uma classificação dos acidentes em leve (74%), moderados (17%) e graves (2%). Sua letalidade geral é relativamente baixa (0,4%) e o tempo decorrido entre o acidente, o atendimento e o tipo de envenenamento podem elevar a letalidade em até 8 vezes, como no envenenamento crotálico, quando o atendimento é realizado mais de 6 a 12 horas após o acidente (4,7%) (Quadro 1-3).

No período de 2007-2012, no caso dos acidentes botrópicos, foram relatadas 481 mortes no país, enquanto nos crotálicos relataram-se 127 mortes, nos micrúricos 4 e nos laquéticos 33 mortes relatadas, com letalidade de 2,3% para acidentes botrópicos, 5,9% para acidentes crotálicos, 1,7% para micrúricos e 3,8% para laquéticos, mas estes dados ainda sofrem interferência em razão do fato de mais de 50% dos óbitos por ofidismo não possuírem a identificação das serpentes (Quadros 1-4 e 1-5).

As complicações dos acidentes ofídicos estão mais relacionadas com os locais em decorrência do tempo e do tipo de acidente (principalmente botrópicos), com o uso de torniquetes e com a picada de extremidades, principalmente quando retarda-se muito o tempo para início da soroterapia específica.

Quadro 1-3. Acidentes por animais peçonhentos

Notificações Registradas no Sistema de Informação de Agravos de Notificação – Sinan Net					
Notificações por Tipo de Serpente e Classificação Final					
Período: 2007-2012					
Tipo de Serpente	Ign/Branco	Leve	Moderado	Grave	Total
Ignorado/Em Branco	31.631	476.076	70.592	6.818	585.117
Bothrops	7.332	60.738	48.870	8.451	125.391
Crotalus	744	5.631	4.996	1.642	13.013
Micrurus	84	521	295	321	1.221
Lachesis	378	1.927	2.712	393	5.410
Não Peçonhenta	377	6.302	231	25	6.935
Total	40.546	551.195	127.696	17.650	737.087

Quadro 1-4. Acidentes por animais peçonhentos

Notificações Registradas no Sistema de Informação de Agravos de Notificação – Sinan Net							
Notificações por UF de Ocorrência e Tipo de Serpente							
Evolução do Caso: Óbito pelo Agravo Notificado							
Período: 2007-2012							
UF de Ocorrência	Ign/Branco	*Bothrops*	*Crotalus*	*Micrurus*	*Lachesis*	Não Peçonhenta	Total
Ignorado/Em Branco	3	0	0	0	0	0	3
Rondônia	13	10	0	0	0	0	23
Acre	2	5	0	0	5	0	12
Amazonas	9	40	0	0	11	0	60
Roraima	2	10	4	0	1	0	17
Pará	53	98	6	0	10	0	167
Amapá	0	2	0	0	0	0	2
Tocantins	3	19	6	0	0	0	28
Maranhão	10	35	29	1	0	0	75
Piauí	14	5	10	0	0	0	29
Ceará	11	11	1	1	0	0	24
Rio Grande do Norte	12	9	0	0	0	0	21
Paraíba	17	7	4	0	0	1	29
Pernambuco	62	14	8	0	0	0	84
Alagoas	4	2	0	0	0	0	6
Sergipe	9	1	2	0	0	0	12
Bahia	187	77	10	1	1	3	279
Minas Gerais	213	39	17	0	0	2	271
Espírito Santo	22	9	0	0	1	0	32
Rio de Janeiro	9	4	0	0	0	0	13
São Paulo	45	15	8	0	0	0	68
Paraná	36	7	5	0	0	0	48
Santa Catarina	29	8	0	0	0	0	37
Rio Grande do Sul	20	5	0	0	0	0	25
Mato Grosso do Sul	9	5	2	1	0	0	17
Mato Grosso	14	29	6	0	4	0	53
Goiás	27	15	9	0	0	0	51
Distrito Federal	1	0	0	0	0	0	1
Total	836	481	127	4	33	6	1.487

Quadro 1-5. Acidentes por animais peçonhentos

Notificações Registradas no Sistema de Informação de Agravos de Notificação – Sinan Net							
Notificações por UF de Ocorrência e Tipo de Serpente							
Evolução do Caso: Óbito pelo Agravo Notificado							
Período: 2012							
UF de Ocorrência	Ign/Branco	*Bothrops*	*Crotalus*	*Micrurus*	*Lachesis*	Não Peçonhenta	Total
Rondônia	6	2	0	0	0	0	8
Acre	0	1	0	0	1	0	2
Amazonas	3	8	0	0	0	0	11
Roraima	1	3	2	0	0	0	6
Pará	9	15	0	0	0	0	24
Tocantins	2	0	0	0	0	0	2
Maranhão	1	5	2	0	0	0	8
Piauí	3	1	2	0	0	0	6
Ceará	2	3	0	1	0	0	6
Rio Grande do Norte	4	1	0	0	0	0	5
Paraíba	1	2	1	0	0	0	4
Pernambuco	15	1	1	0	0	0	17
Alagoas	1	1	0	0	0	0	2
Sergipe	1	0	0	0	0	0	1
Bahia	26	11	2	0	0	1	40
Minas Gerais	34	7	4	0	0	1	46
Espírito Santo	7	0	0	0	0	0	7
Rio de Janeiro	1	0	0	0	0	0	1
São Paulo	9	2	3	0	0	0	14
Paraná	3	1	1	0	0	0	5
Santa Catarina	5	1	0	0	0	0	6
Rio Grande do Sul	7	3	0	0	0	0	10
Mato Grosso do Sul	2	1	0	0	0	0	3
Mato Grosso	2	4	2	0	0	0	8
Goiás	4	7	0	0	0	0	11
Total	149	80	20	1	1	2	253

Imunidade e suscetibilidade

Os casos mais graves estão relacionados com a quantidade de veneno inoculada, região atingida e espécie envolvida, sendo que **não existe imunidade adquirida** contra o veneno das serpentes. Pode haver casos de picada em que não ocorre envenenamento ("picada seca") e, nessas circunstâncias, não está indicado o uso de soro específico.[3]

SERPENTES DE IMPORTÂNCIA MÉDICA NO BRASIL

Há cerca de 3.000 espécies de cobras conhecidas no mundo, e destas, cerca de 20% são venenosas, existindo espécies potencialmente perigosas para o ser humano. Infelizmente, a identificação da espécie deste tipo de animal, quando causador de acidentes com seres humanos, não é tarefa habitual nas unidades de saúde. Se isso fosse realizado de maneira mais regular, poderíamos dispensar imediatamente aqueles acometidos por animais não peçonhentos, reconhecer os animais de cada região de maneira mais particular e auxiliar de modo muito efetivo na prescrição do soro específico.

Dentre as várias espécies de serpentes existentes no Brasil, é importante salientar que a sua periculosidade não é determinada, unicamente, pelas características de seu veneno ou pela letalidade da cobra. A importância médica de uma cobra é determinada por vários fatores – incluindo a rapidez do atendimento médico após uma picada, o envenenamento local ou sistêmico provocado pela mordida, picadas fatais, consequências a longo prazo, disponibilidade de soroterapia, bem como o tamanho da população em risco que pode variar de uma região para outra.[4]

Serviços bem estruturados de atendimento médico têm como rotina a identificação do animal realizada por técnico treinado e acondicionamento dos animais em álcool 70% ou solução de formalina a 10% com identificação da vítima e sua procedência.

A fauna ofídica de interesse médico, em sua grande maioria, está representada pelas famílias *Viperidae* e *Elapidae* e pelos gêneros:

- *Bothrops* (incluindo *Bothriopsis* e *Porthidium*)*.
- *Crotalus*.
- *Lachesis*.
- *Micrurus*.
- E por alguns da Família *Colubridae***.

Família *Viperidae*

Existem mais de 250 espécies no mundo e são facilmente identificadas de maneira geral pela cabeça triangular, recoberta por pequenas escamas de aspecto similar às do corpo.

Gênero Bothrops

É uma das espécies mais importantes do ponto de vista médico, representando cerca de 80% dos 20.000 acidentes ofídicos anuais no Brasil. O gênero *Bothrops* (jararaca, jararacuçu, urutu, caiçara) inclui os gêneros *Bothropsis* e *Bothrocophias*, e representa o grupo mais importante de serpentes peçonhentas, com mais de 60 espécies encontradas em todo território brasileiro. Habitam, principalmente, zonas rurais e periferias de grandes cidades, preferindo ambientes úmidos como matas e áreas cultivadas e locais onde haja facilidade para proliferação de roedores (paióis, celeiros, depósitos de lenha). Têm hábitos predominantemente noturnos ou crepusculares, com possibilidade de apresentar comportamento agressivo quando se sentem ameaçados, desferindo botes sem produzir ruídos (Fig. 1-1A-E).

São popularmente conhecidas por **jararaca**, **ouricana**, **jararacuçu**, **urutu-cruzeiro**, **jararaca-do-rabo-branco**, **malha-de-sapo**, **patrona**, **surucucurana**, **comboia**, **caiçara** e outras denominações. As principais espécies são: *Bothrops jararaca* – tem grande capacidade adaptativa, ocupa e

---

*Estes novos gêneros resultaram da revisão do gênero *Bothrops*: As espécies *Bothrops bilineatus*, *Bothrops castelnaudi* e *Bothrops hyoprorus* passaram a ser denominadas *Bothriopsis bilineata*, *Bothriopsis taeniata* e *Porthidium hyoprora*, respectivamente.

**As serpentes dos gêneros *Philodryas* e *Clelia*, da família *Colubridae*, podem ocasionar alguns acidentes com manifestações clínicas locais.

coloniza áreas silvestres, agrícolas e periurbanas, sendo a espécie mais comum da região Sudeste (Fig. 1-1A); *Bothrops jararacussu* – é a espécie que pode alcançar maior comprimento (até 1,8 m) e a que produz maior quantidade de veneno dentre as serpentes do gênero, predominante no Sul e Sudeste (Fig. 1-1B); *Bothrops erythromelas* – abundante nas áreas litorâneas e úmidas da região Nordeste (Fig. 1-1C); *Bothrops atrox* – é o ofídio mais encontrado na Amazônia, principalmente, em beiras de rios e igarapés; *Bothrops moojeni* – principal espécie dos cerrados, capaz de se adaptar aos ambientes modificados, com comportamento agressivo e porte avantajado (Fig. 1-1D); e *Bothrops alternatus* – vive em campos e outras áreas abertas, desde a região Centro-Oeste até a Sul (Fig. 1-1E).

Em Minas Gerais as principais espécies de interesse médico são: *Bothrops jararaca* (região Central, Sudoeste, Sul, Sudeste, Leste e Nordeste), *Bothrops jararacussu* (Sul e Sudeste), *Bothrops moojeni* (Centro, Sudoeste, Oeste e Noroeste), *Bothrops neuwiedi* e *Bothrops alternatus* (região Oeste e Sudoeste) e *Botrhops erythromelas* (região Norte).

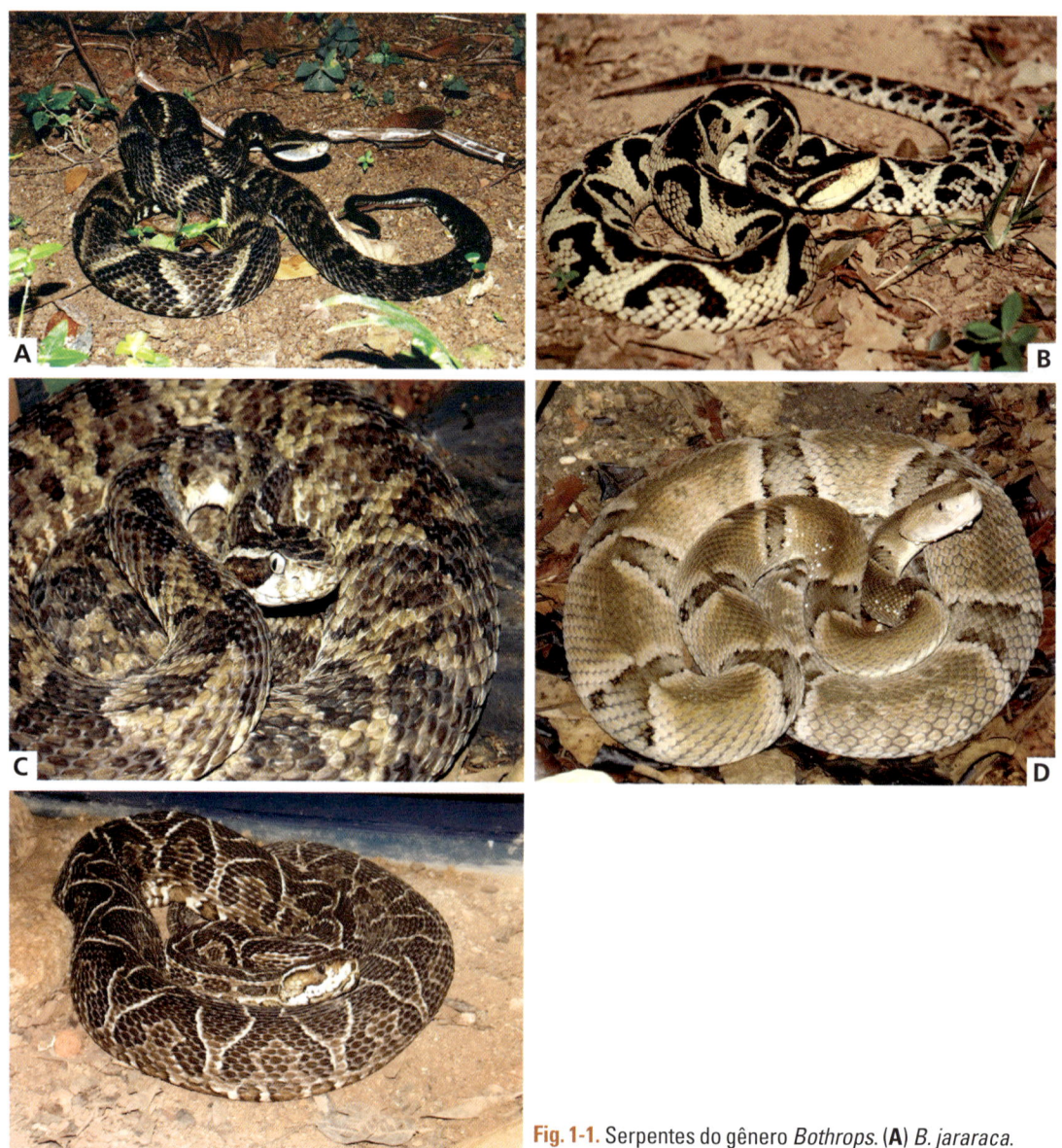

Fig. 1-1. Serpentes do gênero *Bothrops*. **(A)** *B. jararaca*. **(B)** *B. jararacussu*. **(C)** *B. erythromelas*. **(D)** *B. moojeni*. **(E)** *B. alternatus*. Fotos A e B de Giuseppe Puorto.

Gênero Crotalus

As serpentes do gênero *Crotalus* (cascavel) são identificadas pela presença de guizo ou chocalho na extremidade caudal (Fig. 1-2A e B).

Popularmente, são conhecidas por **cascavel**, **cascavel-de-quatro-ventas**, **boicininga**, **maracamboia**, **maracá** e outras denominações populares. São encontradas em campos abertos, áreas secas, arenosas e pedregosas e raramente na faixa litorânea. Não ocorrem em florestas e no Pantanal. Não têm por hábito atacar e, quando excitadas, denunciam sua presença pelo ruído característico do guizo ou chocalho. São representadas no Brasil por uma única espécie (*Crotalus durissus*), agrupando várias subespécies com ampla distribuição geográfica, desde os cerrados do Brasil central, regiões áridas e semiáridas do Nordeste, até campos e áreas abertas do Sul, Sudeste e Norte.

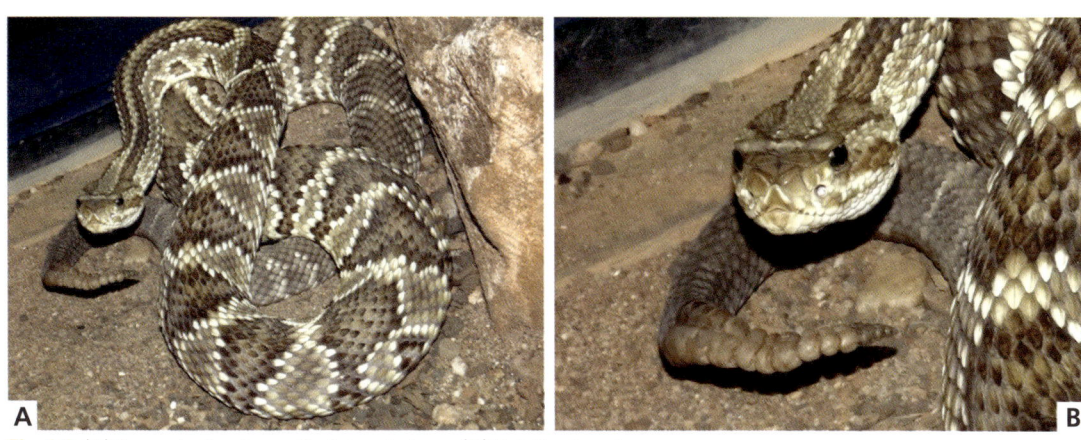

Fig. 1-2. (**A**) Serpente do gênero *Crotalus durissus*. (**B**) Detalhe do guizo.

Gênero Lachesis

São popularmente conhecidas por **surucucu**, **surucucu-pico-de-jaca**, **surucutinga**, **malha-de-fogo**. É a maior das serpentes peçonhentas das Américas, podendo alcançar até 4 m de comprimento. Habitam áreas florestais úmidas como Amazônia, Mata Atlântica e alguns enclaves de matas úmidas do Nordeste (Fig. 1-3).

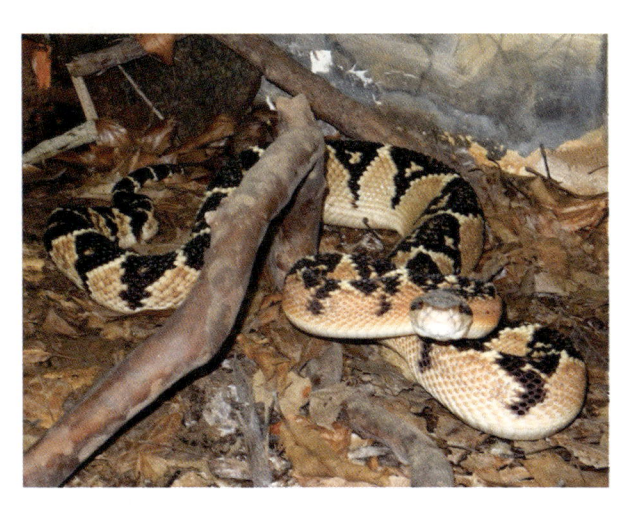

Fig. 1-3. Serpente do gênero *Lachesis* (*L. Rhombeata*). Foto de Giuseppe Puorto.

Podem ser identificadas pelas peculiaridades de sua cauda (com suas últimas fileiras subcaldais modificadas, quilhadas e eriçadas e com a presença de um espinho terminal) e pelo seu tamanho avantajado. O gênero *Lachesis* (surucucu-pico-de-jaca), compreende, no Brasil, as espécies *Lachesis muta muta* (Bacia Amazônica) e *Lachesis rhombeata* (Mata Atlântica, do norte do Rio de Janeiro até a Paraíba).[5,6]

Família *Elapidae*

Possuem algumas características normalmente encontradas em serpentes não peçonhentas (cabeça oval recoberta por grandes placas simétricas, não apresentam fosseta loreal, olhos pequenos e pretos com pupila elíptica vertical, quase sempre localizados em uma faixa preta na cabeça). Seu pescoço musculoso não é bem pronunciado, seu corpo cilíndrico é recoberto por escamas lisas e sua cauda curta (dando nome ao principal gênero, que significa cauda curta).

Gênero *Micrurus*

Apresentam anéis vermelhos, pretos, amarelos (ou brancos), com anéis pretos dispostos em tríades ou isoladamente, em vários tipos de combinações, circulando completamente seu corpo, sendo que existem excessões a estas regras na região Amazônica (dorso completamente enegrecido com ventre amarelo ou vermelho). Possuem hábitos fossoriais, ou seja, vivem enterradas, habitando, preferencialmente, buracos. Os reduzidos tamanhos das presas inoculadoras de veneno e a pequena abertura bucal podem explicar o reduzido número de acidentes registrados por esse gênero. O gênero *Micrurus* (coral verdadeira) é o principal representante de importância médica da família *Elapidae* no Brasil e compreende 22 espécies, distribuídas por todo o território nacional. São animais de pequeno e médio porte com tamanho em torno de 1 m, sendo popularmente conhecidas por **coral**, **coral verdadeira**, **ibiboboca** ou **boicorá**. Seis são de importância médica para saúde pública no Brasil: *Micrurus corallinus* (anéis pretos simples, regiões Sudeste e Sul e litoral da Bahia); *Micrurus frontalis* (sete espécies de anéis em tríades, regiões Sul, Sudeste e Centro-Oeste) (Fig. 1-4A); *Micrurus ibiboboca* (focinho branco, interior da região Nordeste) (Fig. 1-4B e C); *Micrurus lemniscatus* (pode alcançar 1,5 m de comprimento, presente na bacia Amazônica, cerrado central, litoral do Nordeste até o Rio de Janeiro) (Fig. 1-4D); *Micrurus spixii* (bacia Amazônica) e *Micrurus surinamensis* (hábitos aquáticos, habita a bacia Amazônica).

> Em todo o país existem serpentes não peçonhentas com o mesmo padrão de coloração das corais verdadeiras, mas desprovidas de dentes inoculadores. Diferem, ainda, na configuração dos anéis que, em alguns casos, não envolvem toda a circunferência do corpo. São denominadas falsas corais.

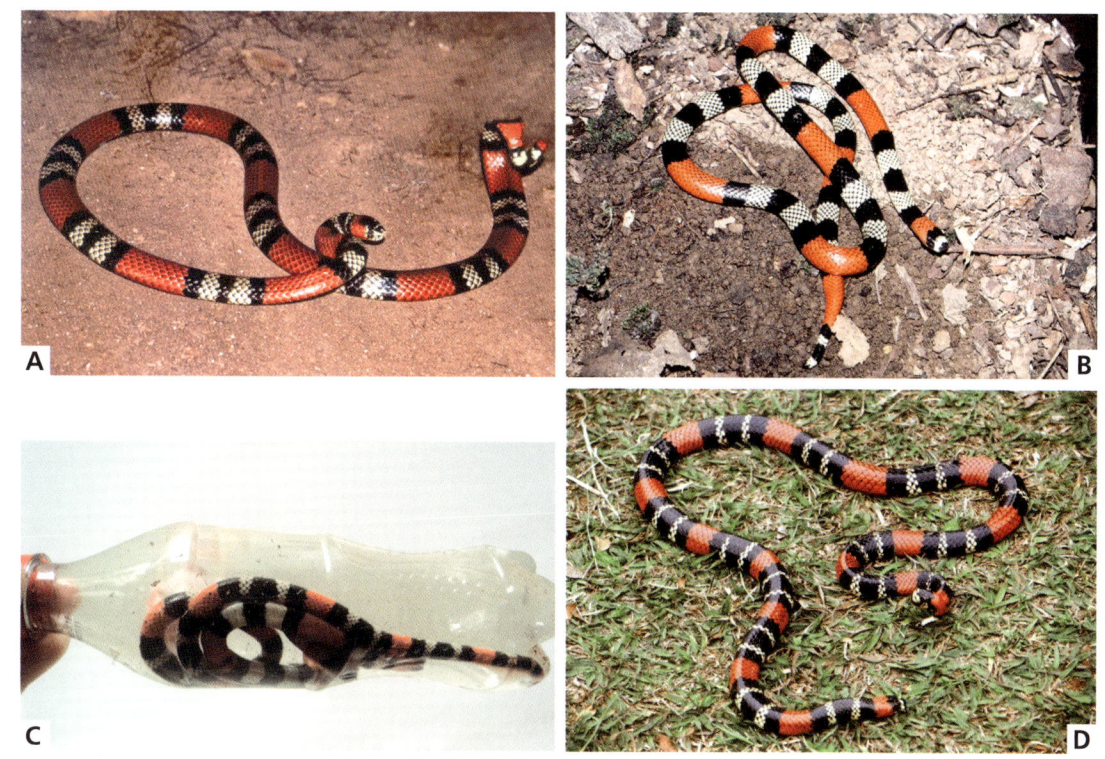

Fig. 1-4. Serpentes do gênero *Micrurus*. (**A**) *M. frontalis*. (**B** e **C**) *M. ibiboboca*. (**D**) *M. leminiscatus*. Fotos A, B e D são de Giuseppe Puorto.

CARACTERÍSTICAS DE UMA SERPENTE PEÇONHENTA

1. **Fosseta loreal presente:** órgão sensorial termorreceptor (que tem a função de auxílio na caça e na defesa do animal). É um orifício situado entre o olho e a narina, daí a denominação popular de "serpente de quatro ventas"; indica, com segurança, que a serpente é peçonhenta, é encontrada nos gêneros *Bothrops*, *Crotalus* e *Lachesis* (Fig. 1-5).
2. **Características morfológicas da dentição:** as serpentes são reconhecidas pela localização de seus dentes inoculadores e pelas suas características morfológicas (Figs. 1-6 e 1-7).
   Todos os viperídeos são providos de dentes inoculadores bem desenvolvidos e móveis situados na porção anterior do maxilar (Fig. 1-6).

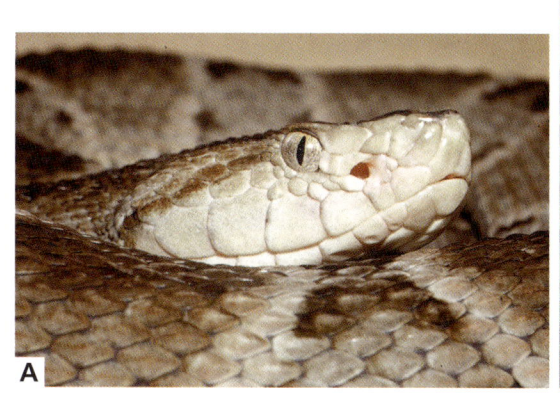

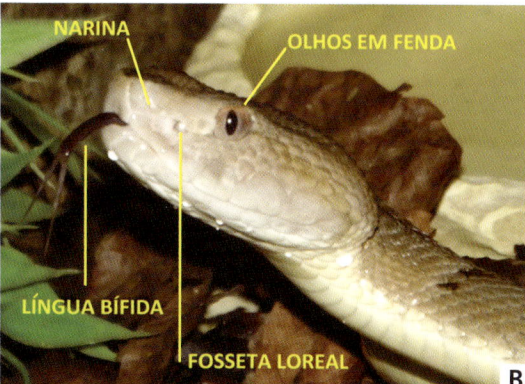

Fig. 1-5. Detalhes que indicam que a serpente é peçonhenta. (**A**) Detalhe das narinas, fossetas, olhos em fenda em *B. leucurus*. (**B**) Detalhe da língua bífida em *B. moojeni*. Foto A de Giuseppe Puorto.

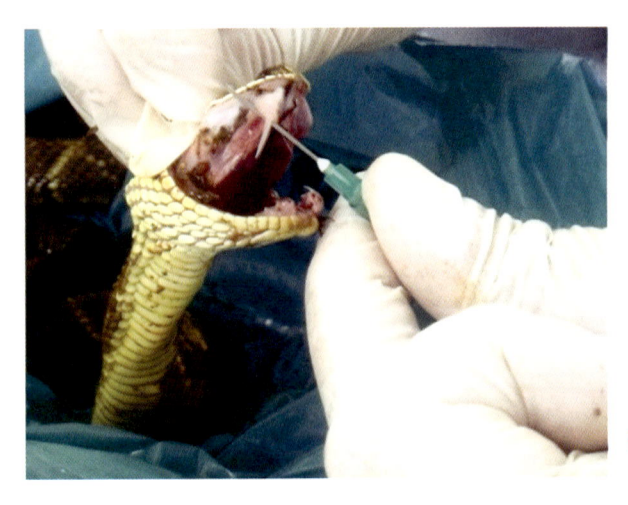

Fig. 1-6. Detalhe dos dentes inoculadores dos viperídeos.

- Aquelas com dentição **solenóglifa**, do grego *solenius* = condutor e *glifis* = entalhe: possuem a forma mais eficaz dentre os aparelhos inoculadores de venenos, sendo incluído neste grupo cascavéis e víboras. Os membros desta família possuem dois dentes retráteis que inoculam um potente veneno de caráter neurotóxico, hemotóxico e/ou citotóxico, localizados na parte anterior do maxilar superior. Seus dentes inoculadores são projetados para fora durante o ataque, permitindo ao animal inocular uma quantidade de veneno maior do que uma serpente da família das proteróglifas, agravando ainda mais a consequência de suas picadas, sendo que, dependendo da espécie, o veneno é mais ou menos forte, podendo ser o suficiente para matar um ser humano.

Todos os viperídeos são providos de dentes inoculadores bem desenvolvidos e móveis, situados na porção anterior do maxilar (Fig. 1-7A).

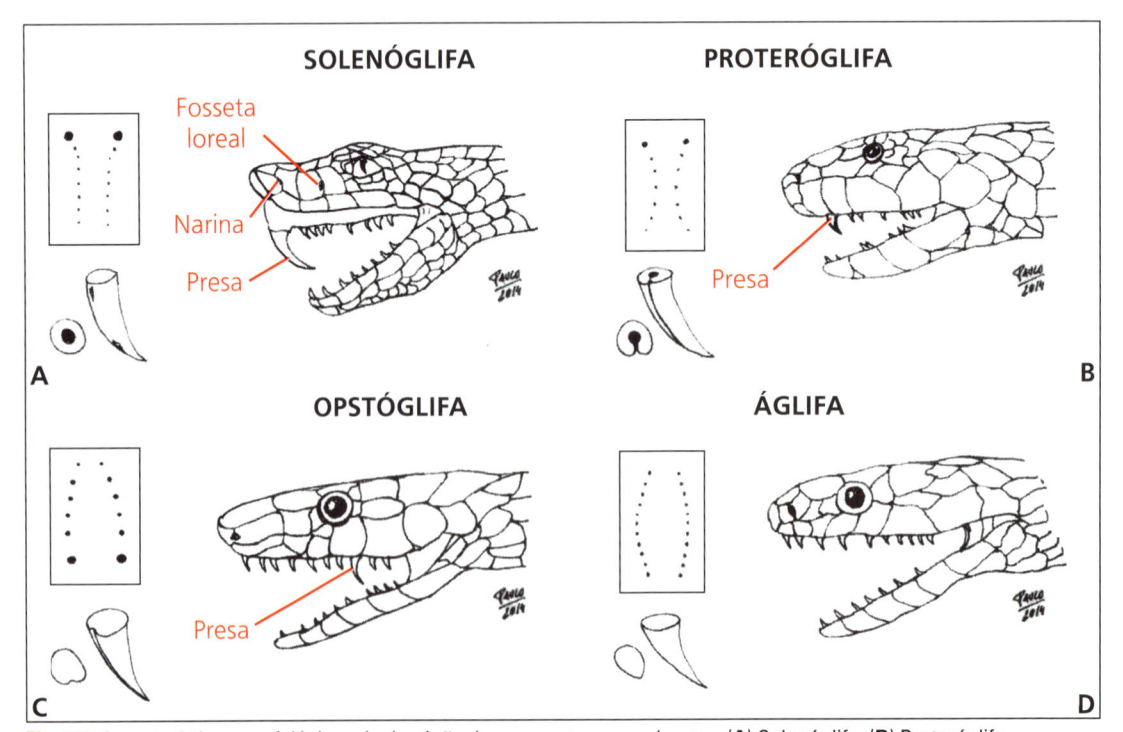

Fig. 1-7. Características morfológicas da dentição das serpentes peçonhentas. (**A**) Solenóglifa. (**B**) Proteróglifa. (**C**) Opstóglifa. (**D**) Áglifa. Gravuras de Paulo Tedi Costa.

- As **proteróglifas**, do grego *protero* = anterior e *glifis* = entalhe: têm suas presas localizadas anteriormente com o intuito de cravá-las em suas presas, permitindo que seu veneno flua livremente. Este tipo de dentição é característico das serpentes da família *Elapidae*, com dois dentes inoculadores de veneno na parte anterior do maxilar superior, de caráter marcadamente forte e não retráteis. A ocorrência de mordidas secas por estes animais pode ser explicada, de maneira geral, pelo tamanho pequeno a médio destas serpentes, seus hábitos semifossoriais, baixa agressividade, dentes curtos (geralmente < 3 mm) e o ângulo limitado de abertura da boca (< 30°) o que torna difícil a injeção de veneno em seres humanos e grandes animais (Fig. 1-7B).
- As **opistóglifas**, do grego *opisto* = posterior e *glifis* = entalhe: têm dentes inoculadores de localização posterior, sendo um aparelho inoculador de veneno menos eficiente, dificultando a possibilidade de acidentes para o homem. Neste grupo são incluídos vários membros da família *Colubridae* (Fig. 1-7C).
- As **áglifas**, do grego *a* = não e *glifis* = entalhe: possuem dentes maxilares, mas sem possuir sulcos, de modo que o veneno flui junto com a saliva, o que atenua seus efeitos. Este tipo de dentição é característico de serpentes como sucuris e jiboias, atacando e abatendo suas presas, geralmente, por constrição (Fig. 1-7D).

3. Características morfológicas das caudas: (Fig. 1-8).
4. Aspecto das escamas e da superfície (*Bothrops sp*): (Fig. 1-9).
5. Formato da cabeça (*Bothrops sp*): (Fig. 1-10).

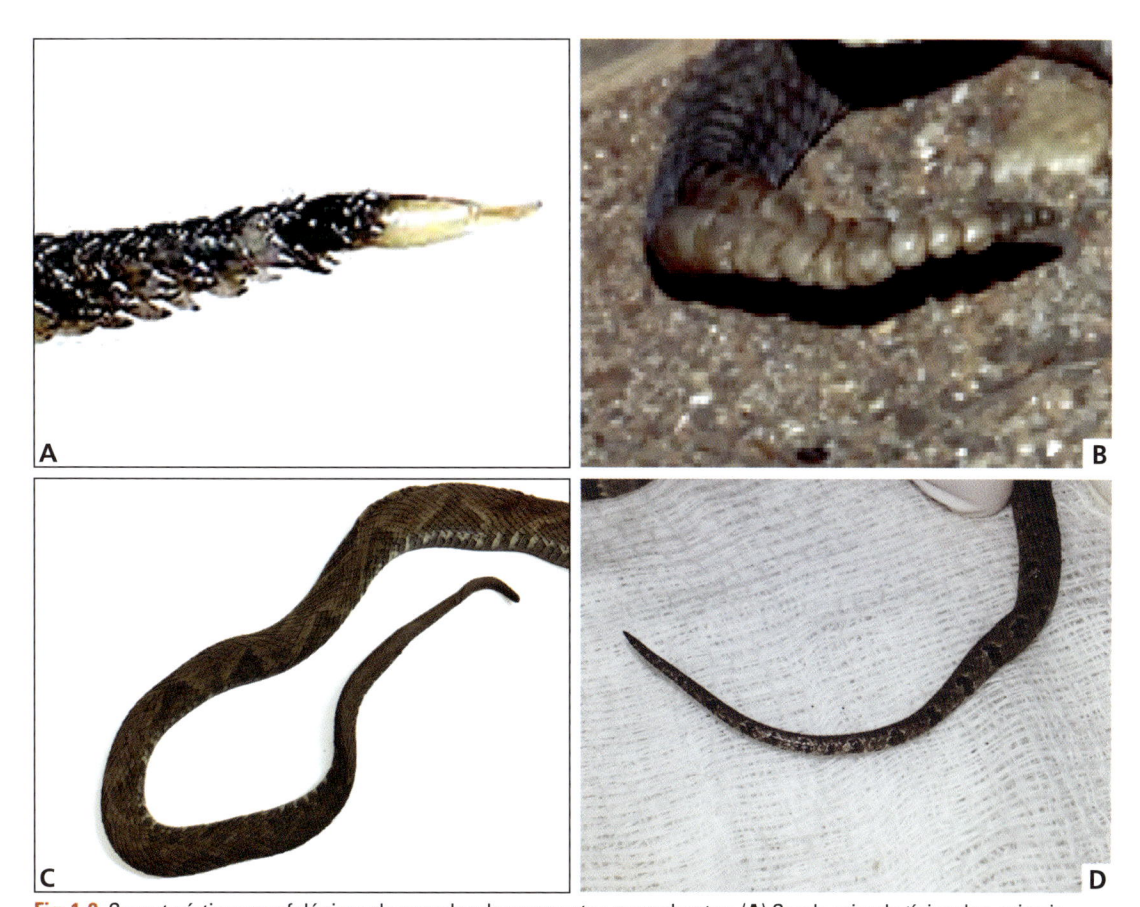

Fig. 1-8. Características morfológicas das caudas das serpentes peçonhentas. (**A**) Cauda eriçada típica dos animais laquéticos. (**B**) Guizo exclusivo das espécies do gênero *Crotalus*. Cauda que termina abruptamente, típica das espécies do gênero *Bothrops* (**C**) e *Micrurus* (**D**).

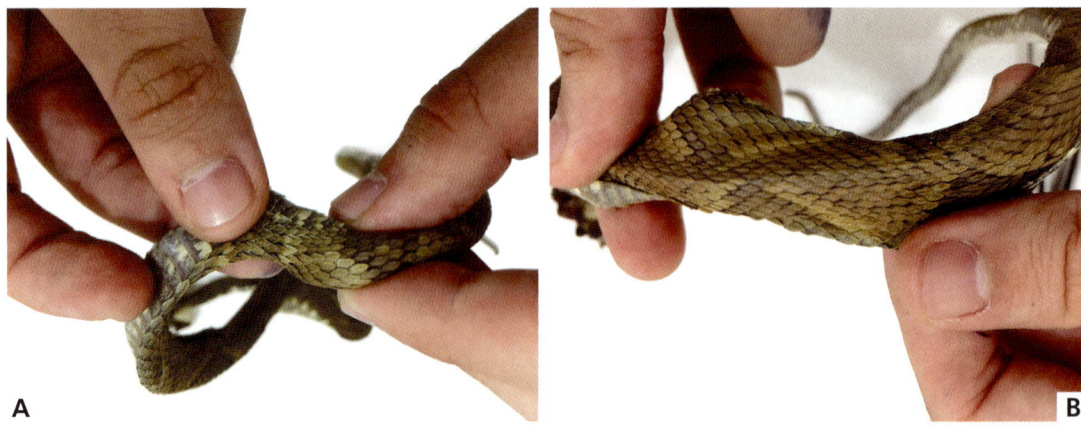

Fig. 1-9. Escamas pontiagudas em *Bothrops sp.*

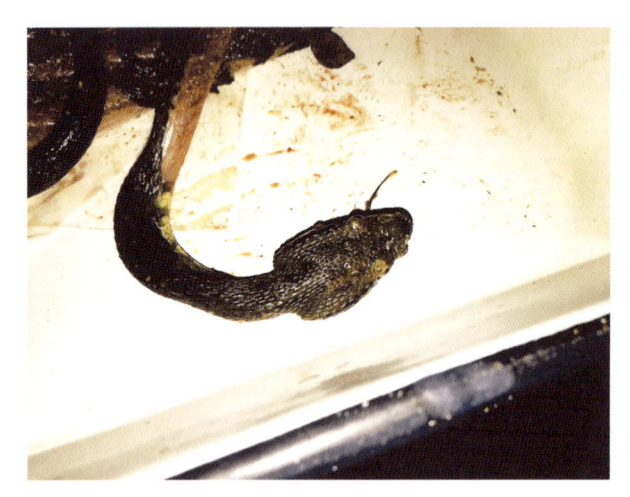

Fig. 1-10. Aspecto triangular da cabeça da serpente do gênero *Bothops sp.*

EXAMES COMPLEMENTARES

Exames que deverão ser solicitados:

A) ***Testes de coagulação:*** o tempo de coagulação (TC) é de fácil execução e sua determinação é importante para elucidação diagnóstica e para o acompanhamento dos casos. O tempo de coagulação (TC) frequentemente está prolongado. Para esse método podemos encontrar: TC normal até 9 min, TC prolongado de 10 a 30 min, e TC incoagulável acima de 30 min. Outros exames que podem ser solicitados incluem tempo de protrombina (TP), tempo de tromboplastina parcial ativado (TTPA) e tempo de trombina (TT), que evidenciarão alargamento de seu tempo, consumo de protrombina, fibrinogênio e fatores V, VIII e X plasmáticos, aumento dos produtos de degradação de fibrinogênio, fibrina (PDF), D-dímeros e diminuição dos níveis plasmáticos alfa$_2$ antiplasmina, além de plasminogênio em decorrência da fibrinólise.

B) ***Hemograma completo:*** geralmente revela leucocitose com neutrofilia e desvio à esquerda, hemossedimentação elevada nas primeiras horas do acidente e plaquetopenia de intensidade variável associada ou não à anemia discreta.

C) ***Elementos anormais de sedimentação com proteinúria e hematúria quantitativa (EAS + PHQ):*** pode haver proteinúria, hematúria e leucocitúria.

D) ***Eletrólitos (sódio e potássio):*** alterações hidroeletrolíticas que podem levar à disfunção cardíaca e renal.

E) ***Ureia e creatinina:*** visa à possibilidade de detecção da insuficiência renal aguda.

F) **Outros exames de sangue:** creatinoquinase (CK), desidrogenase lática (LDH), aspartase-aminotransferase (AST), aspartase-alaninotransferase (ALT) e aldolase também podem ser solicitados como apoio diagnóstico. O aumento da CK é precoce, com pico de máxima elevação dentro das primeiras 24 horas após o acidente. O aumento da LDH é mais lento e gradual, constituindo-se, em exame laboratorial complementar para diagnóstico tardio do envenenamento crotálico, em decorrência da miólise existente, e, no caso de acidente botrópico em que ocorrem sinais flogísticos acentuados ou em acidentes que têm ação miotóxica ocorrerá elevação de CPK, LDH e AST.

Na fase oligúrica da IRA, são observadas elevação dos níveis de ureia, creatinina, ácido úrico, fósforo, potássio e diminuição da calcemia.

G) **Métodos de imunodiagnóstico:** quando disponíveis antígenos do veneno botrópico, podem ser detectados no sangue ou outros líquidos corporais por meio da técnica de ELISA (permite a caracterização do gênero do animal envolvido no acidente, como nos casos de envenenamento botrópico e laquético que apresentam quadros clínicos semelhantes). Estes métodos ainda não fazem parte do protocolo.

H) **Gasometria arterial:** em certos casos em que estejam envolvidos acidentes com *Micrurus* e *Lachesis* poderão ocorrer insuficiência respiratória, hipoxemia, retenção de gás carbônico e acidoses respiratória e metabólica.

MEDIDAS INICIAIS

Medidas gerais devem ser tomadas como (Anexo 1):

A) Repouso no leito.
B) Limpar o local com água e sabão e não realizar curativos oclusivos.
C) Dieta: manter o paciente em dieta zero em razão da possibilidade de náuseas e vômitos.
D) Acesso venoso periférico.
E) Elevação do membro: manter elevado e estendido o segmento picado e não realizar torniquete.
F) Analgesia: evitar o uso de anti-inflamatórios não hormonais por sua nefrotoxicidade. Usar, por exemplo, Dipirona 500 mg VO 6/6 horas; Cloridrato de tramadol 50 mg EV 8/8 horas.
G) Hidratação: manter o paciente hidratado com solução fisiológica 0,9% (ou ringer lactato 0,45%), com diurese entre 30 a 40 mL/hora no adulto, e 1 a 2 mL/kg/hora na criança.
H) Antibioticoterapia: o uso de antibióticos deverá ser indicado quando houver evidência de infecção. As bactérias isoladas de material proveniente de lesões são, principalmente, *Morganella morganii, Escherichiacoli, Providentia sp* e *Streptococus* do grupo D, geralmente sensíveis ao cloranfenicol. Dependendo da evolução clínica, poderá ser indicada a associação de clindamicina (600 mg 6/6 h) com cefalosporina de terceira geração (ceftriaxona 1 g 12/12 horas).
I) Diurético: uso de diuréticos em caso de oligúria (no adulto: volume urinário inferior a 0,4 a 0,7 mL/kg/hora; na criança: volume urinário inferior 0,5 mL/kg/hora) ou anúria (adultos: volume urinário inferior a 100 mL/dia; crianças: volume urinário inferior a 0,1 mL/kg/hora). Por exemplo, solução de manitol a 20% (5 mL/kg na criança e 100 mL no adulto). Caso persista a oligúria, indica-se o uso de diuréticos de alça tipo furosemida por via intravenosa (1 mg/kg/dose na criança e 40 mg/dose no adulto). O pH urinário deve ser mantido acima de 6,5, pois a urina ácida potencia a precipitação intratubular de mioglobina.
J) Profilaxia de tétano: vide profilaxia específica.
K) Controle de sinais vitais e diurese: 4 × 4 horas.
L) Medicação pré-soro (Anexos 2 e 3): o uso deste esquema pré-soro, 20 minutos antes da soroterapia específica, visa a proteção do paciente contra possíveis reações de hipersensibilidade.
- Antagonistas dos receptores H_1 da histamina:
  - Maleato de dexclorfeniramina: 0,08 mg/kg na criança e 5 mg no adulto, ou

- Prometazina: 0,6 mg/kg na criança e 25 mg no adulto.
- Antagonistas do receptor H_2 da histamina:
  - Cimetidina: 10 mg/kg na criança e 300 mg no adulto, ou
  - Ranitidina: 2 mg/kg na criança e 100 mg no adulto.
- Hidrocortisona: 10 mg/kg na criança e 500 mg no adulto.

Deve-se estar preparado para utilização de oxigênio, solução aquosa de adrenalina (1:1.000 por via parenteral em doses fracionadas ou 1/3 de ampola subcutânea nos casos leves e moderados, sendo repetida, se necessário), aminofilina (1 a 2 ampolas – 240-480 mg – EV, 12/12h), soluções salinas e material de intubação para uso imediato, se necessário. **A infusão deverá ser** feita sob supervisão da equipe médica ou enfermagem.

A aplicação do soro deve ser feita por via intravenosa, podendo ser diluído ou não em solução fisiológica ou glicosada, sendo que, em razão da sua natureza heteróloga, a administração dos soros pode causar reações de hipersensibilidade imediata. No entanto, testes de sensibilidade cutânea podem ser feitos, porém, não são recomendados, pois além de terem baixo valor preditivo, retardam o início da soroterapia.

O paciente deve ser rigorosamente monitorado durante a infusão e nas primeiras horas após administração do soro a fim de detectar, precocemente, a ocorrência de reações como: urticária, náuseas/vômitos, rouquidão e estridor laríngeo, broncospasmo, hipotensão e choque. Uma vez diagnosticada a reação, a soroterapia deve ser interrompida e, posteriormente, reinstituída após tratamento da anafilaxia.

Reações tardias (doença do soro) podem ocorrer 1 a 4 semanas após a soroterapia, com urticária, febre baixa, artralgia e adenomegalia.

A hidratação endovenosa deve ser iniciada precoce e agressivamente para prevenir insuficiência renal aguda, sendo que não há evidências de que fármacos, isoladamente, neutralizem os efeitos dos venenos.

> - Se o número disponível de ampolas for inferior ao recomendado, a soroterapia deve ser iniciada enquanto se providencia o tratamento complementar.
> - Se o TC permanecer alterado 24 horas após a soroterapia, estará indicada dose adicional de 2 ampolas de antiveneno.

M) Suporte ventilatório: monitorização ventilatória, oxigênio (3 a 5 litros/min), e, em casos graves, intubação orotraqueal.

Tratamento das complicações locais

- Firmado o diagnóstico de síndrome compartimental, a **fasciotomia** não deve ser retardada, desde que as condições de hemostasia do paciente o permitam. Se necessário, indicar transfusão de sangue, plasma fresco congelado ou crioprecipitado.
- O desbridamento de áreas necrosadas delimitadas e a drenagem de abscessos devem ser efetuados. A necessidade de cirurgia reparadora deve ser considerada nas perdas extensas de tecidos e todos os esforços devem ser feitos no sentido de se preservar o segmento acometido.

TIPOS DE ACIDENTES

Acidente botrópico

O gênero *Bothrops* encerra algumas das espécies mais notáveis do ponto de vista médico, uma vez que contribui com 86,3% dos acidentes em ofidismo (SINAN), com espécie identificada, no ano de

2012 no Brasil, sendo sua morbidade relacionada com a quantidade de veneno de cobra inoculado, e com a composição química do veneno que é específico de cada espécie.

O veneno de *Bothrops* jararaca provoca, principalmente, o choque, necrose dos tecidos, coagulação intravascular, local e sistêmica, hemorragia e edema. O veneno de cobra é uma forma modificada de saliva que advém de uma mistura complexa de proteínas e enzimas tóxicas, sendo estas proteínas responsáveis por 90 a 95% do peso seco de veneno destes animais.[7,8]

Ações do veneno

Venenos de serpentes do gênero *Bothrops* são ricos em fosfolipase A2, substância que exerce uma variedade de efeitos tóxicos, como mionecrose, hemorragia, cardiotoxicidade, edema e hidrólise de fosfolipídios de membrana e consequente liberação de fatores de ativação plaquetários.[9]

Estudos experimentais têm demonstrado que o local de resposta inflamatória induzida por venenos de serpentes do gênero *Bothrops* é caracterizado pela exsudação de proteínas plasmáticas, sendo este fato atribuído à presença de várias toxinas no veneno, incluindo metaloproteinases, proteases de serina e fosfolipase A2, além de induzir o edema tecidual pelo aumento dos níveis de prostaglandina E2 e edema nos casos de acidentes com *B. asper* e *B. jararaca*.[10-12]

Um estudo realizado em 2003, no Instituto Butantan, revelou que a incoagulabilidade sanguínea neste tipo de acidente está associada a picadas no final do ano e em extremidades dos membros inferiores, sinais e sintomas como dor, edema e equimose local, hemorragia e choque, doses aplicadas de antiveneno e ao tempo do acidente à chegada ao atendimento médico-hospitalar. Associaram-se negativamente à incoagulabilidade, o tamanho de serpentes *Bothrops* jararaca, o uso de torniquetes, o tempo entre a chegada ao atendimento médico-hospitalar e o início da administração do antiveneno. Não foram associados à incoagulabilidade: o horário do acidente, a presença de presas recém-deglutidas no tubo digestivo das serpentes, o sexo e idade do paciente, a ocorrência de bolhas, necroses, abscessos e incisão local, amputações, insuficiência renal e óbitos, além de concluírem que embora a incoagulabilidade sanguínea apresente associação a manifestações precoces do envenenamento, não tem boa associação à evolução clínica do paciente.[13]

Ação proteolítica

As lesões locais como edema, bolhas e necrose, atribuídas inicialmente à "ação proteolítica" ou atividade inflamatória aguda, têm patogênese complexa e, possivelmente, decorrem da atividade de proteases, esterases, enzimas liberadoras de cininas, hialuronidases e fosfolipases, da liberação de mediadores da resposta inflamatória, da ação das hemorraginas sobre o endotélio vascular e da ação pró-coagulante do veneno, porém, ensaios de citometria de fluxo e expressão da caspase-3 e caspase-8, realizados em 2016 por de Sousa *et al.*, sugerem que o veneno de *Bothrops erythromelas* provoca apoptose em células tubulares renais, provavelmente através da via extrínseca.

Ação coagulante

A maioria dos venenos botrópicos ativa, de modo isolado ou simultâneo, a protrombina e o fator X. Também possui ação semelhante à trombina, convertendo o fibrinogênio em fibrina. Essas ações produzem distúrbios da coagulação caracterizados por consumo dos seus fatores, geração de produtos de degradação de fibrinogênio e fibrina, podendo ocasionar incoagulabilidade sanguínea. Este quadro é semelhante ao da coagulação intravascular disseminada. Os venenos botrópicos também podem levar a alterações da função plaquetária bem como plaquetopenia.

Ação hemorrágica

As manifestações hemorrágicas locais e sistêmicas são decorrentes da ação das hemorraginas (metaloproteinases que contêm zinco) que provocam lesões na membrana basal dos capilares, associadas a alterações da coagulação e à plaquetopenia. As metaloproteinases são os principais componentes do veneno, sendo as causadoras da hemorragia local observadas em *Bothrops,* resultando em danos aos tecidos e paredes dos vasos através da degradação de colágeno do tipo IV, levando ao colapso capilar.[14]

> Para uma mesma espécie, a composição do veneno pode variar em função da:
>
> 1. Idade do animal (para *B. jararaca*, quanto mais jovem a serpente, maior sua atividade pró-coagulante e menor sua atividade inflamatória aguda).
> 2. Distribuição geográfica e caráter individual (a ação do veneno pode variar dependendo da alimentação usual da serpente).

Manifestações

Os envenenamentos por *Bothrops* causam inflamação, manifestada por edema e eritema, equimose, bolhas e necrose na região da picada e, sistemicamente, alteração da coagulação sanguínea e sangramentos, sendo que nos casos mais graves, ocorrem choque e insuficiência renal e, eventualmente, hemorragias em locais nobres como o cérebro, podendo o paciente evoluir a óbito. A necrose local pode complicar-se com infecções por bactérias, sobretudo provenientes da boca da serpente, e posteriores formações de abscessos.

Um estudo realizado a partir de dados oriundos do Instituto Butantan, publicado em 2008, concluiu que indivíduos com idade mais avançada, superior a 60 anos, são mais comumente picados nas mãos e menos nos pés e evoluem, mais frequentemente, para necrose na região da picada (provavelmente em decorrência da queda da capacidade regenerativa dos tecidos no organismo envelhecido). Concluiu também que, pacientes com idade superior a 50 anos evoluem, com mais frequência para insuficiência renal do que os mais jovens, provavelmente porque possuem menor reserva de função renal do que os indivíduos mais jovens.

Locais

As marcas das presas geralmente são visualizadas, mas não raramente se observa apenas uma perfuração, ou arranhadura, e às vezes não há marca. O sangramento no sítio frequentemente é observado, mas sua presença não significa comprometimento sistêmico. São caracterizadas pela **dor** e **edema endurado** de instalação precoce e caráter progressivo no local da picada, frequentemente com uma tonalidade violácea, de intensidade variável, além de **equimoses** e sangramentos no ponto da picada. Bolhas e infartamento ganglionar podem aparecer na evolução, acompanhados ou não de necrose. O edema pode-se estender em até 24 horas a todo membro pelo extravasamento de líquidos no espaço extravascular. Em poucas horas pode-se observar linfadenomegalia regional com gânglios aumentados e dolorosos, podendo haver equimoses acompanhando os vasos que drenam a região. As bolhas com conteúdo seroso, hemorrágico ou necrótico podem surgir em algumas horas no local da picada (Figs. 1-11 a 1-13).

ACIDENTES OFÍDICOS

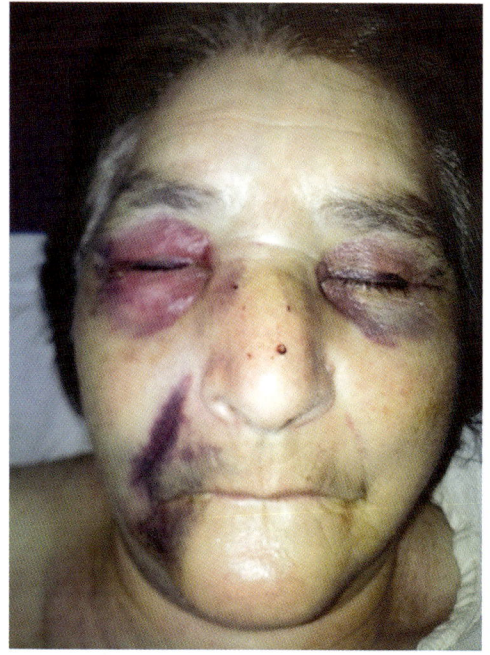

Fig. 1-11. Picada de *Bothrops sp* em região nasal (após 48 h de evolução).

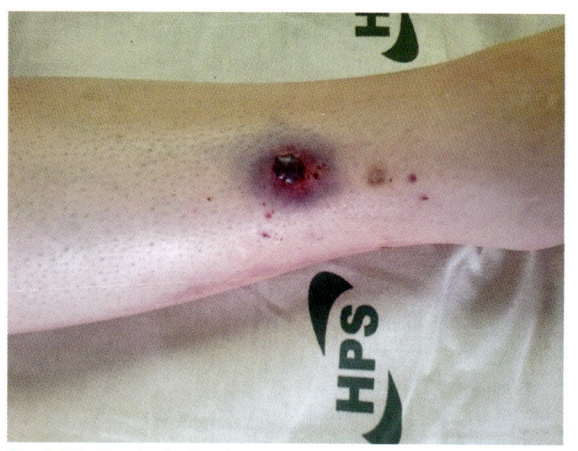

Fig. 1-12. Picada de *Bothrops sp* em perna.

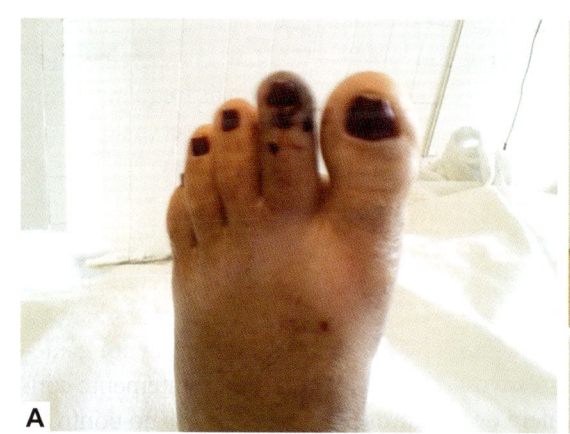

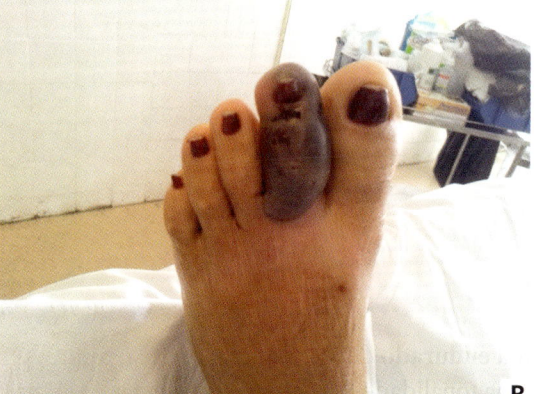

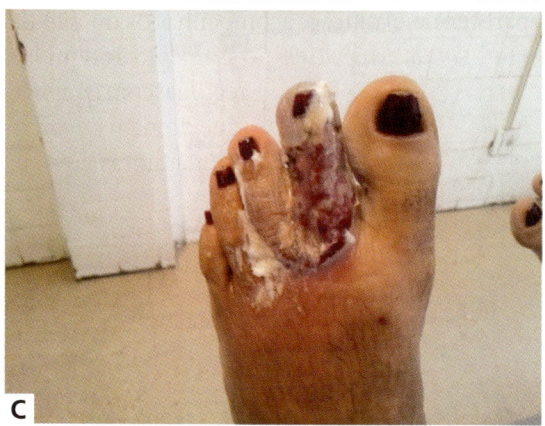

Fig. 1-13. Acidente botrópico com 24 h (**A**), 72 h (**B**) e 120 h (**C**) de evolução.

Sistêmicas

Além de sangramentos em ferimentos cutâneos preexistentes, podem ser observadas hemorragias a distância como gengivorragias, púrpuras e equimoses distantes ao local da picada e hematúria microscópica, além de sangramentos em feridas recentes (todas relativamente comuns). Em gestantes, há risco de hemorragia uterina. Podem ocorrer hematúria macroscópica, hemoptise, epistaxe, sangramento conjuntival, hipermenorragia, hematêmese, náuseas, vômitos, sudorese, hipotensão arterial e, mais raramente, sangramentos intensos em regiões vitais, hemorragia digestiva, insuficiência renal e choque (este, porém, de instalação precoce).

Com base nas manifestações clínicas e visando orientar a terapêutica a ser empregada, os **acidentes botrópicos** são classificados em:

A) *Leve:* forma mais comum do envenenamento, caracterizada por dor e edema local pouco intenso ou ausente, manifestações hemorrágicas discretas ou ausentes, com ou sem alteração do tempo de coagulação. Os acidentes causados por filhotes de *Bothrops* (< 40 cm de comprimento) podem apresentar, como único elemento de diagnóstico, alteração do tempo de coagulação.
B) *Moderado:* caracterizado por dor e edema evidente que ultrapassa o segmento anatômico picado, acompanhados ou não de alterações hemorrágicas locais ou sistêmicas como gengivorragia, epistaxe e hematúria.
C) *Grave:* caracterizado por edema local endurado intenso e extenso, podendo atingir todo o membro picado, geralmente acompanhado de dor intensa e, eventualmente, com presença de bolhas. Em decorrência do edema, podem aparecer sinais de isquemia local em razão da compressão dos feixes vasculonervosos. Manifestações sistêmicas como hipotensão arterial, choque, oligoanúria ou hemorragias intensas definem o caso como grave, independentemente do quadro local.

Diagnóstico

Com base na clínica apresentada e no histórico colhido.

Laboratório de apoio

A) *Testes de coagulação:* o tempo de coagulação (TC) frequentemente é prolongado (acima de 9 min). Alargamento do TP, TTPA e TT. Consumos dos fatores V, VIII e X plasmáticos, além de fibrinogênio e protrombina, aumento do PDF e do D-dímero.
B) *Hemograma completo:* leucocitose com neutrofilia e desvio à esquerda, hemossedimentação elevada nas primeiras horas do acidente e trombocitopenia de intensidade variável associada ou não à anemia discreta.
C) *Elementos anormais de sedimentação com proteinúria e hematúria quantitativa (EAS + PHQ):* mioglobinúria e hemoglobinúria (mais raramente).
D) *Eletrólitos (sódio e potássio):* alterações hidroeletrolíticas que podem levar à disfunção cardíaca e renal.
E) *Ureia e creatinina:* prova de função renal (elevação das escórias renais).
F) *Outros exames de sangue:* no caso de acidente botrópico em que ocorrem sinais flogísticos acentuados ou em acidentes que têm ação miotóxica, ocorrerá elevação de CPK, LDH e AST.
G) *Métodos de imunodiagnóstico:* o método não está disponível no Brasil (ELISA), mas os valores estão, em geral, 1,5% inferiores do total do veneno inoculado.
H) *Gasometria arterial:* habitualmente não apresenta alterações nas fases iniciais, a não ser em casos muito graves com tempo muito alargado entre o evento e o início do tratamento.

> Estudos recentes tentam criar métodos para avaliar a resposta imune apresentada pelos indivíduos picados por serpentes e avaliar a produção de IgM por pacientes picados por *Bothrops erythromelas*, identificando a eficácia do tratamento nesse tipo de envenenamento. Uma proteína de 38kDa foi observada antes e 24 horas após o tratamento, porém, apesar dos resultados sugerirem que essa proteína poderia ser utilizada como marcador para indivíduos envenenados pela serpente *Bothrops erythromelas*, ainda são necessários mais estudos.

Complicações

Locais

A) *Infecção local:* celulite e erisipela podem ser observadas na região da picada resultantes tanto da ação do veneno como das bactérias da flora bucal do animal, composta por bactérias anaeróbias e gram-negativas. São características dor local, febre alta ou com início súbito, presença de flutuação à palpação e acentuação do infartamento ganglionar.

B) *Síndrome compartimental:* é rara (1,6% dos casos), porém, quando ocorre é precoce. Caracteriza casos graves, sendo de difícil manejo. Decorre da compressão do feixe vasculonervoso consequente ao grande edema que se desenvolve no membro atingido, produzindo isquemia de extremidades. As manifestações mais importantes são dor intensa, parestesia, diminuição da temperatura do segmento distal, cianose e déficit motor. A síndrome compartimental é suspeita clínica na presença de edema tenso, disestesia, alteração de propriocepção e limitação de movimento, com ou sem diminuição do tempo de enchimento capilar, sendo a intervenção imediata necessária nestes casos através da administração intravenosa de manitol ou fasciotomia.

C) *Abscesso:* sua ocorrência tem variado de 10 a 20%. A ação "proteolítica" do veneno botrópico favorece o aparecimento de infecções locais. Os germes patogênicos podem provir da boca do animal, da pele do acidentado ou do uso de contaminantes sobre o ferimento. As bactérias isoladas desses abscessos são bacilos gram-negativos, anaeróbios e, mais raramente, cocos gram-positivos.

D) *Necrose:* até 20% dos acidentes podem evoluir com necrose, e esta é devida, principalmente, à ação "proteolítica" do veneno, associada à isquemia local decorrente de lesão vascular e de outros fatores como infecção, trombose arterial, síndrome de compartimento ou uso indevido de torniquetes. O risco é maior nas picadas em extremidades (dedos), podendo evoluir para gangrena e amputações.

E) *Déficit funcional:* nervos, tendões, músculos e ossos podem ser lesionados direta ou indiretamente nestes acidentes, levando à alterações na sensibilidade e/ou na motricidade do membro acometido. Medidas como torniquetes, incisões locais, sucção do veneno ou aplicações de substâncias rotineiramente empregadas por leigos, nestas situações, podem piorar a evolução do quadro pela contaminação local e/ou isquemia.

Sistêmicas

A) *Choque:* é raro e aparece nos casos graves. Sua patogênese é multifatorial, podendo decorrer da liberação de substâncias vasoativas, do sequestro de líquido na área do edema e de perdas por hemorragias.

B) *Insuficiência renal aguda (IRA):* ocorre em até 38% dos pacientes, dependendo da espécie envolvida, sendo que pacientes com comorbidades associadas, como hipertensão, diabetes, doença arterial coronariana e nefropatias anteriores também tendem a ser mais suscetíveis aos efeitos do veneno. A patogênese é multifatorial e pode decorrer da ação direta do veneno sobre os rins, isquemia renal secundária à deposição de microtrombos nos capilares, desidratação ou hipotensão arterial e choque. A coagulação intravascular disseminada parece estar presente nestes pacientes, e a deposição intraglomerular de fibrina pode evoluir para necrose tubular aguda (alteração anatomopatológica mais comumente descrita nestes pacientes) por interrupção do suprimento sanguíneo tubular, mas nefrite intersticial, necrose cortical e alterações glomerulares também têm sido descritas. A hipotensão é um fator relevante na gênese da IRA, pois o veneno botrópico sequestra líquido do espaço intravascular, além de hemorragias, perda por vômitos, hidratação inadequada, liberação de substâncias vasoativas e administração do soro (por hipersensibilidade imediata), que também possuem seu espaço nessa complicação. A proteinúria varia de acordo com as espécies de serpentes, e níveis de proteinúria > 1 g/24 h não são comuns, apesar de a hematúria ser frequentemente observada em acidentes envolvendo muitas espécies de cobras, podendo ser micro ou macroscópica. O resultado da hematúria geralmente é favorável, contudo, pode estar associado à necrose tubular aguda, tendo maior resultado na gravidade do quadro. A necessidade de diálise nestes pacientes varia de 33 a 75% dos casos e a mortalidade pode chegar a 19%.

Tratamento
Medidas iniciais + medidas específicas

O uso de antibióticos é controverso, pois tem havido poucos ensaios clínicos e há espécies diferentes de cobras com diferentes potenciais de causar infecção, porém, caso se faça necessário, as bactérias isoladas de lesões secundárias às picadas de cobra são, principalmente, *Morganella morganii, Escherichia coli, Providencia sp e Streptococcus* do grupo D. O acompanhamento da evolução do edema local e do sangramento deve ser realizado a cada hora no primeiro dia e a cada 6 horas posteriormente.

Medidas específicas

Soro

Consiste na administração, o mais precocemente possível, do soro antibotrópico (SAB) por via intravenosa e, na falta deste, das associações antibotrópico-crotálica (SABC) ou antibotrópico-laquética (SABL) (Quadro 1-6). A terapia com soro antibotrópico induz melhor prognóstico, permitindo atenuar a ação das metaloproteinases, como a Bothrojaracina, presentes no veneno botrópico, responsáveis pelos fenômenos relacionados com a coagulação.[15-17]

O soro antibotrópico, assim como os demais soros antiofídicos, deve ser aplicado o mais precocemente possível, devido ao fato de só possuir ação sobre o veneno circulante, não agindo sobre tecidos já lesionados.

A utilização de uma segunda dose do soro – duas ampolas depois de 12h de soroterapia – ocorre em certas circunstâncias: 1) quando o tempo de coagulação (TC) permanece não coagulante; ou, 2) quando a condição do paciente não é normalizada após 24 h. No entanto, não há consenso em relação a tais práticas, com a indicação de uma dose adicional apenas em casos de não coagulação sanguínea total. A quantidade de ampolas estabelecida após a classificação do envenenamento durante a admissão é, em geral, igual a ou mais baixa que a dose inicial utilizada. Se é possível diagnosticar e avaliar a gravidade do envenenamento, o uso de uma segunda dose de soro não deve ser necessário, no entanto, a falta de um diagnóstico preciso abre espaço para tal utilização. É importante destacar que o antiveneno é capaz de neutralizar a toxina, mas não de tratar sinais ou sintomas já apresentados pela vítima. O antiveneno impede o caso de tornar-se mais grave, e a contínua presença de tais sinais e sintomas pode ser utilizada como um parâmetro para a utilização de uma segunda dose.

Quadro 1-6. Classificação quanto à gravidade e soroterapia

Manifestações e Tratamento	Classificação		
	Leve	Moderado	Grave
Locais: – Dor – Edema – Equimose	Leves ou discretas: (edema local de até 2 segmentos)	Evidentes: (edema local de 3 a 4 segmentos)	Intensas: (edema local de 5 segmentos)
Sistêmicas: – Hemorragia grave – Choque – Anúria	Ausentes	Ausentes	Presentes
Tempo de coagulação	Normal ou alterado	Normal ou alterado	Normal ou alterado
Soroterapia – nº de ampolas (SAB/SABC/SABL)	2-4	4-8	12
Via de administração	Intravenosa		

*O membro picado é dividido em 5 segmentos, a saber: 1. mão/pé, 2. metade distal de antebraço/perna, 3. metade proximal de antebraço/perna, 4. metade distal de braço/coxa, 5. metade proximal de braço/coxa.
SAB = soro antibotrópico, SABC = soro antibotrópico crotálico, SABL = soro antibotrópico laquético.

> Foi realizado um estudo clínico comparativo com 102 vítimas de acidente botrópico do Estado do Amazonas, sendo 58 tratadas com soro antiofídico trivalente liofilizado (SATL) e 44 tratadas com soro antiofídico monovalente e bivalente líquido (SAMBL). A comparação entre os tipos de soro demonstrou que 17% dos indivíduos tiveram eventos adversos com o uso de SATL e 25% com o uso dos SAMBL, não havendo diferença estatística na quantidade de reações adversas entre os dois tipos de soros antiofídicos.

IRA

O tratamento precoce de hipovolemia é uma medida fundamental para a prevenção da IRA, e o uso de soluções isotônicas (ringer lactato ou solução salina) é necessário para restaurar o volume circulante.

O volume urinário deve ser medido a cada hora, principalmente nos casos mais graves. Normalmente os adolescentes e adultos têm volume urinário superior a 0,5 mL/kg/h (30-40 mL/h), e crianças, acima de 1 a 2 mL/kg/h.

Atenção especial deve ser dada à diurese do paciente, sempre mantendo valores de 30-40 mL/h em adultos e 1-2 mL/h em crianças.

Caso necessário, poderemos usar diuréticos osmóticos, manitol 20% na dose de 100 mL no adulto e 5 mL/kg na criança, ou diurético de alça, furosemida EV 40 mg no adulto e 1 mg/kg dose na criança.

> - Vários estudos têm demonstrado o efeito antiofídico de *Mikania glomerata* (planta medicinal conhecida como "guaco"), que inibe a atividade da fosfolipase A2 em venenos de serpentes viperídeas. A inibição desta enzima pode, provavelmente, ser atribuída à ação das cumarinas, substâncias que possuem uma grande variedade de bioatividades, incluindo ação anticoagulante, antimicrobiana, vasodilatadora, e anti-inflamatória. No estudo de Maiorano *et al.*, em 2005, a atividade hemorrágica do veneno de várias espécies de *Bothrops* foi significativamente inibida pelo extrato *M. glomerata* em ratos, sendo que os autores concluíram que esse extrato pode ser usado como um tratamento alternativo para soroterapia.[11]
> - Pesquisadores estudaram cinco tipos de cumarinas isoladas a partir de *Angelica gigas* e sugerem que estes compostos são uma grande promessa para o uso como potenciais agentes anti-inflamatórios.
> - Pesquisas com extratos de Cúrcuma longa foram utilizadas no tratamento local do envenenamento por *Bothrops alternatus* em coelhos, demonstrando que o extrato tópico de Cúrcuma longa apresentou certa efetividade no tratamento contra os efeitos locais (edema, hemorragia e necrose) causados pelo veneno botrópico.

Prognóstico

Geralmente é bom. Há possibilidade de ocorrer sequelas locais anatômicas ou funcionais, principalmente quando são utilizados "torniquetes" que aumentam, significativamente, as complicações no acidente botrópico. O tamanho do animal, sua idade e suas características individuais também influenciarão no prognóstico. Grandes intervalos entre a picada e o início do tratamento têm relação com maiores probabilidades de complicações e até mesmo óbito (60% dos óbitos ocorrem nos casos em que o atendimento teve início após 6 horas do acidente). As picadas em extremidades (dedos de mãos e pés) e o retardo na administração da soroterapia também estão diretamente relacionados com maior gravidade de complicações locais.

Acidentes em crianças com menos de 10 anos tendem a ser mais graves e com pior prognóstico. A qualidade da assistência é determinante em todos os casos. Acidentes em dedos têm 3 vezes mais possibilidade de complicarem com necrose, enquanto os acidentes em locais mais centrais têm maior chance de gravidade por, normalmente, se tratar de acidentes causados por animais maiores. A mortalidade dos acidentes não tratados gira em torno de 8%, enquanto essa taxa nos devidamente tratados é de 0,3%. O prognóstico para picadas por *Bothrops*, especialmente envolvendo *B. jararaca*, pode ser bom, desde que as crianças recebam pronto atendimento médico, incluindo uma receita antiveneno adequada e tratamento correto para as principais complicações. Em contrapartida, para as outras espécies, como *B. asper*, o envenenamento em crianças pode ser mais grave, com maior frequência de insuficiência renal aguda e mortes.

Acidente crotálico

Possui o maior coeficiente de letalidade em razão da frequência com que evolui para insuficiência renal aguda (IRA) principalmente por rabdomiólise (ação miotóxica) e ação coagulante do veneno.

Ações do veneno

Ação neurotóxica

É produzida, principalmente, por uma neurotoxina (fração crotoxina) de ação pré-sináptica que atua nas terminações nervosas inibindo a liberação de acetilcolina. Esta inibição é o principal fator responsável pelo bloqueio neuromuscular do qual decorrem as paralisias motoras e respiratórias apresentadas pelos pacientes.

Ação miotóxica

Tem sido atribuída à crotoxina e à crotamina de maneira sistêmica, causando lesões de fibras musculares esqueléticas de modo esparso e diferenciado de algumas fibras (rabdomiólise) com liberação de enzimas e mioglobina para o soro e que são, posteriormente, excretadas pela urina. Estudos recentes não demonstram a ocorrência de hemólise nos acidentes humanos.

Ação coagulante

Decorre da atividade da trombina que converte o fibrinogênio diretamente em fibrina, com propriedades semelhantes às do gênero *Bothrops*, ocorrendo consumo de fibrinogênio e podendo levar à afibrinogenemia. O consumo do fibrinogênio pode levar ao prolongamento do tempo de coagulação ou mesmo à incoagulabilidade sanguínea, sendo estas alterações encontradas em cerca de 40% destes acidentes com humanos. Geralmente não há redução do número de plaquetas. As manifestações hemorrágicas, quando presentes, são discretas.

Manifestações

Nas primeiras 3-6 horas após a picada, a fácies miastênica ou neurotóxica, caracterizada por ptose palpebral, simétrica ou não, flacidez da musculatura facial mímica (mantendo a fisionomia sugestiva de indivíduo alcoolizado com boca entreaberta), tendo também por característica a inclinação posterior da cabeça e a contração da musculatura da fronte, "enrugando a testa" na tentativa de abertura da fenda palpebral, oftalmoplegia e dificuldade de acomodação, com queixas de visão turva ou mesmo diplopia, permitem o diagnóstico clínico do envenenamento por *crotalus*. Alterações como disfagia, modificações no olfato e paladar também podem ocorrer, sendo que todas estas alterações descritas regridem totalmente em 3 ou 4 dias após o tratamento.

A mialgia pode aparecer à compressão muscular ou pode ser uma queixa espontânea do paciente. As dores musculares generalizadas têm aparecimento precoce e maior intensidade nos casos mais graves.

A mioglobinúria pode ser evidenciada pelo escurecimento da urina do paciente, aparecendo precocemente ou não, sendo esta a manifestação clínica mais evidente de rabdomiólise e da gravidade do envenenamento, podendo ser evidenciada em urina de coloração clara. Quando não há dano renal, a diurese é mantida e, após o tratamento, a urina readquire sua coloração habitual normalmente em até 2 dias.

O tempo de coagulação pode estar aumentado, manifestando-se em locais de sangramento, como pontos de injeções e gengivorragias.

Manifestações como insuficiência respiratória, miofasciculações ou mesmo paralisias musculares são encontradas muito raramente.

Locais

São pouco importantes, diferindo dos acidentes botrópico e laquético. Não há dor, ou esta pode ser de pequena intensidade. Há parestesia local ou regional, que pode persistir por tempo variável, podendo ser acompanhada de edema discreto ou eritema, ou mesmo sem alterações no local da picada. Garroteamento ou outros procedimentos inadequados podem provocar edema acentuado e lesões cutâneas mais graves (condição mais frequente quando se trata de acidente botrópico) (Fig. 1-14).

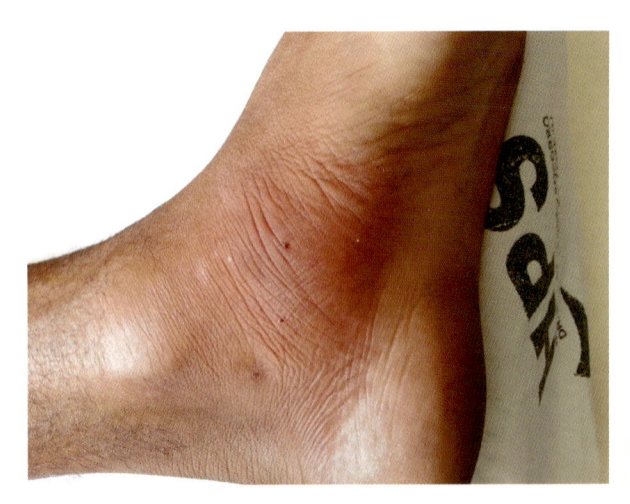

Fig. 1-14. Acidente crotálico (discretos sinais locais).

Sistêmicas

Mal-estar, prostração, sudorese, náuseas, vômitos, cefaleias, sonolência ou inquietação, variações da pressão arterial e secura da boca podem aparecer precocemente e estar relacionadas com estímulos de origens diversas, em que devem atuar o medo e a tensão emocional desencadeados pelo acidente.

- *Neurológicas:* decorrem da ação neurotóxica do veneno, surgem nas primeiras horas após a picada e caracterizam a fácies miastênica (fácies neurotóxica de Rosenfeld) evidenciadas por ptose palpebral uni ou bilateral, flacidez da musculatura da face, alteração do diâmetro pupilar, incapacidade de movimentação do globo ocular (oftalmoplegia), podendo existir dificuldade de acomodação (visão turva) e/ou visão dupla (diplopia). Como manifestações menos frequentes, pode-se encontrar paralisia velopalatina, com dificuldade à deglutição, diminuição do reflexo do vômito, alterações do paladar e olfato (Fig. 1-15).
- *Musculares:* a ação miotóxica provoca dores musculares generalizadas (mialgias) que podem aparecer precocemente. A fibra muscular esquelética lesionada libera quantidades variáveis de mioglobina ,é excretada pela urina (mioglobinúria), conferindo-lhe uma cor avermelhada ou de tonalidade mais escura, até o marrom. A mioglobinúria constitui a manifestação clínica mais evidente da necrose da musculatura esquelética (rabdomiólise), principalmente fibras do tipo I.

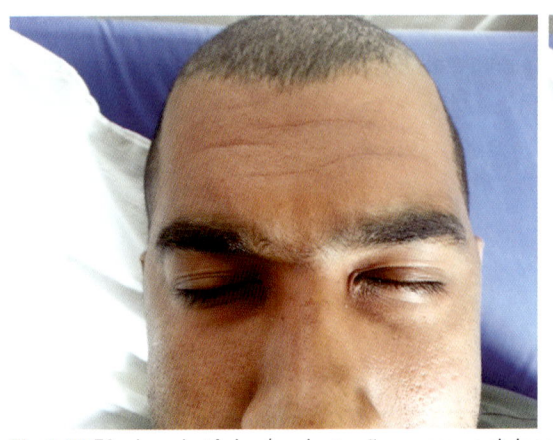

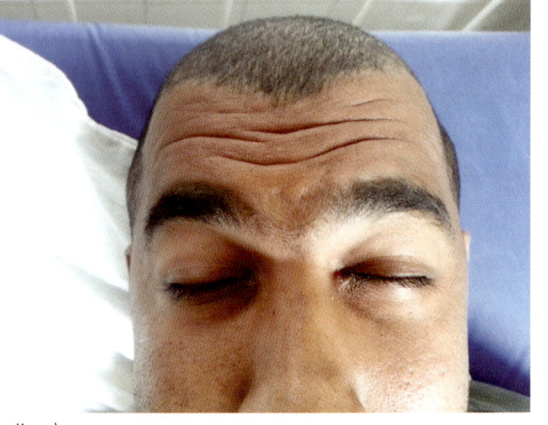

Fig. 1-15. Fáscies miastênica (paciente não consegue abrir os olhos).

- *Distúrbios da coagulação:* pode haver incoagulabilidade sanguínea ou aumento do tempo de coagulação (TC), em aproximadamente 40% dos pacientes, observando-se, raramente, sangramentos restritos às gengivas (gengivorragia).

> **Manifestações clínicas pouco frequentes:** insuficiência respiratória aguda, fasciculações e paralisia de grupos musculares têm sido relatadas. Tais fenômenos são interpretados como decorrentes da atividade neurotóxica e/ou da ação miotóxica do veneno.

Com base nas manifestações clínicas e visando orientar a terapêutica a ser empregada, o **envenenamento crotálico** pode ser classificado em:

A) *Moderado:* apresentando fácies miastênica ou visão turva apresentando-se de maneira discreta ou evidente, mialgia discreta, urina vermelha ou marrom de maneira pouco evidente ou mesmo ausente, diurese normal e tempo de coagulação normal ou alterado.
B) *Grave:* apresentando fácies miastênica ou visão turva evidente, com presença de mialgia, urina vermelha ou marrom de maneira evidente, oligúria ou anúria, e tempo de coagulação normal ou alterado (Fig. 1-16).

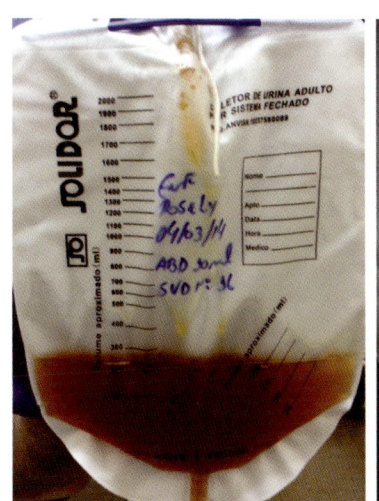

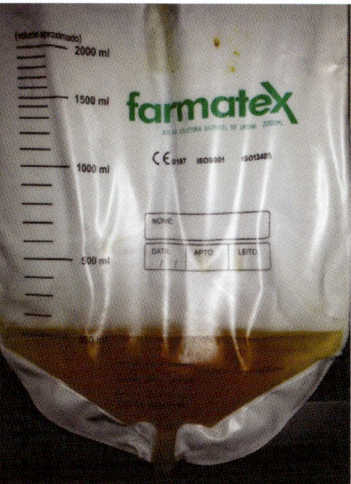

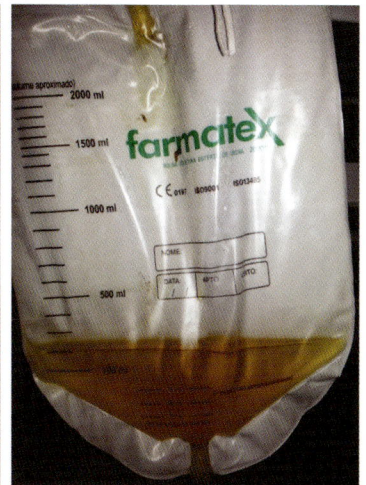

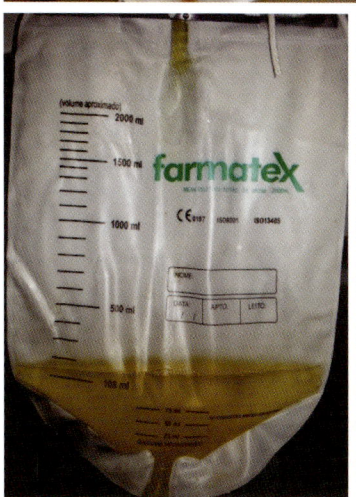

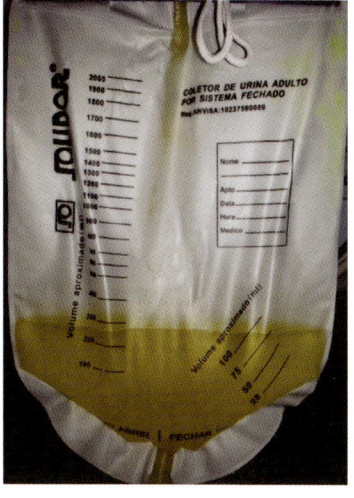

Fig. 1-16. Evolução da urina em um acidente crotálico grave em 48 horas.

Diagnóstico

Com base na clínica apresentada e no histórico colhido.

Laboratório de apoio

A) ***Testes de coagulação:*** os fatores de coagulação podem estar diminuídos com alteração dos tempos de TP, TTPA, diminuição dos valores do fibrinogênio e aumento do TC. Após a infusão da soroterapia de maneira adequada, o TC se normaliza em 12 a 24 h. Caso isso não ocorra, pode ser indício de dose insuficiente de soro ou alguma patologia prévia do paciente.

B) ***Hemograma completo:*** hemograma costuma apresentar leucocitose discreta com desvio à esquerda com aumento de segmentados; hemograma completo (plaquetopenia); creatinofosfoquinase (elevação).

C) ***Elementos anormais de sedimentação com proteinúria e hematúria quantitativa (EAS + PHQ):*** EAS (mioglobinúria e hematúria). Na urina o sedimento é normal quando não há patologia renal. A sondagem vesical pode interferir nos exames (hematúria e proteinúria). A mioglobina pode ser detectada pelo teste de benzidina ou pelas tiras reagentes para uroanálise, positivando para presença de hemoglobina.

D) ***Eletrólitos (sódio e potássio):*** os eletrólitos e nitrogenados só se alteram em quadros de IRA.

E) ***Ureia e creatinina:*** visa a possibilidade de detecção da insuficiência renal aguda através da elevação das escórias.

F) ***Outros exames de sangue:*** ionograma (hipercalemia por destruição celular); elevação da CK, LDH, AST, e aldolase (liberação de enzimas do tecido muscular esquelético). O aumento do AST e do CK são precoces já nas primeiras 2 horas, atingindo valores máximos em 24 horas após a picada. O fracionamento da CK mostra elevação das enzimas MM e MB. A fração MB pode atingir valores considerados compatíveis com infarto agudo do miocárdio, mas mantendo-se dentro de 6 a 8% de CK total, esse sim geralmente bastante elevado. Já a LDH se eleva e decresce lentamente, atingindo valores máximos em 48 a 72 horas e diminuindo no 4º ou 5º dia, sendo um diagnóstico mais tardio e capaz de sugerir ou confirmar o diagnóstico de acidente crotálico. A mioglobina pode ser identificada por imunoeletroforese ou por imunodifusão (na urina).

G) ***Métodos de imunodiagnóstico:*** o método ELISA pode ser utilizado para quantificar o veneno inoculado, porém, exames bioquímicos comuns podem confirmar o diagnóstico.

H) ***Gasometria arterial:*** apenas em casos muito graves, em que o paciente pode evoluir para insuficiência respiratória.

I) ***Eletrocardiograma:*** elevação do segmento ST.

Complicações

Locais

Alguns pacientes evoluem com parestesias locais duradouras, mas reversíveis após algumas semanas.

Entre as complicações locais, a síndrome compartimental é suspeita clínica na presença de edema tenso, disestesia, alteração de propriocepção e limitação de movimento, com ou sem diminuição do tempo de enchimento capilar, sendo a intervenção imediata necessária nestes casos pela administração intravenosa de manitol ou fasciotomia.

Sistêmicas

A principal complicação do acidente crotálico, em nosso meio, é a **insuficiência renal aguda (IRA)**, com necrose tubular geralmente de instalação nas primeiras 48 horas, nos casos graves, e a insuficiência respiratória aguda secundária à paralisia muscular (transitória e rara). A IRA é a causa mais frequente de morte nestes pacientes. A proteinúria varia de acordo com as espécies de serpentes, e níveis de proteinúria > 1 g/24 h não são comuns, apesar de a hematúria ser frequentemente observada em acidentes envolvendo muitas espécies de cobras, podendo ser micro, ou macroscópica. O resultado da hematúria geralmente é favorável, contudo pode estar associada à necrose tubular aguda, tendo maior resultado na gravidade do quadro.

> A suspeita é levantada quando o paciente picado começa a apresentar oligúria ou anúria. A coloração da urina não é parâmetro válido para esta suspeita, mas sim de mioglobinúria. Nos casos de IRA de alto débito ou de fluxo mantido, em que a IRA se instala em pacientes sem oligúria, o diagnóstico será realizado pela elevação dos valores séricos de ureia e creatinina.

A IRA nos pacientes acidentados por *crotalus* é do tipo hipercatabólica, com altas elevações dos níveis sanguíneos dos compostos nitrogenados e do potássio em consequência da rabdomiólise, e, para essa caracterização, temos a elevação no soro de 60 mg ou mais no valor da ureia, ou 2 mg ou mais da creatinina em 24 horas.[18]

Na fase oligúrica da IRA podem ser encontradas, além da hiperpotassemia, alterações como acidose metabólica, hiperfosfatemia e hipocalcemia, sendo esta decorrente da deposição extraesquelética de cálcio em terceiro espaço (manutenção do produto cálcio × fósforo sanguíneo), enquanto a necrose tubular impede a excreção de fosfato. Na fase diurética, ou fase funcional, desse tipo de IRA, pode ser encontrada uma hipercalcemia elevada decorrente da reabsorção dos depósitos extraesqueléticos de cálcio e da manutenção do produto cálcio × fósforo sanguíneo no momento em que é restabelecida a excreção de fosfato pelos néfrons.

Tratamento

Medidas iniciais + medidas específicas

O uso de antibióticos é controverso, pois tem havido poucos ensaios clínicos e há espécies diferentes de cobras com diferentes potenciais de causar infecção, porém, caso se faça necessário, as bactérias isoladas de lesões secundárias às picadas de cobra são, principalmente, *Morganella morganii*, *Escherichia coli*, *Providencia* sp e *Streptococcus* do grupo D. O acompanhamento da evolução do edema local e do sangramento deve ser realizado a cada hora no primeiro dia, e a cada 6 horas posteriormente.

Medidas específicas

Soro

O soro anticrotálico (SAC) deve ser administrado intravenosamente, sem diluição, em gotejamento contínuo e sob vigilância da equipe médica, com dose variando de acordo com a gravidade do caso, sendo que a quantidade a ser ministrada à criança é a mesma do adulto. Poderá ser utilizado o soro antibotrópico-crotálico (SABC). Testes de sensibilidade antes da soroterapia não são mais indicados (Quadro 1-7).

Quadro 1-7. Classificação quanto à gravidade e soroterapia

Manifestações e Tratamento	Classificação	
	Moderado	**Grave**
Fáscies miastênica/visão turva	Discreta ou evidente	Evidente
Mialgia	Discreta	Presente
Urina vermelha ou marrom	Pouco evidente ou ausente	Presente
Oligúria/anúria	Ausente	Presente ou ausente
Tempo de coagulação – TC	Normal ou alterado	Normal ou alterado
Soroterapia – nº de ampolas (SAC/SABC)	10	20
Via de administração	Intravenosa	

Obs.: Em casos graves podem ser usadas 20 ou mais ampolas.
SAC = soro anticrotálico, SABC = soro antibotrópico crotálico.

IRA

Quando o diagnóstico da IRA hipercatabólica é confirmado, deve-se instalar, de modo precoce, um método dialítico, muitas vezes a própria hemodiálise. Nos casos não hipercatabólicos, deve-se manter balanço hídrico adequado, evitando-se a hiper-hidratação (tendo em conta sobrecarga cardiopulmonar e hiponatremia dilucional); corrigir alterações hidroeletrolíticas séricas (principalmente hiperpotassemia) pelo risco de parada cardíaca; manter controle do equilíbrio ácido-base, corrigindo a acidose e prevenindo-a através de aporte calórico adequado: se o paciente suportar dieta oral, esta deverá ser hipoproteica, contendo menos de 0,5 g de proteína de alto valor biológico, e nos pacientes que não aceitarem a dieta oral, administrar cerca de 800 calorias por via parenteral em solução glicosada, visto que o paciente encontra-se, muitas vezes, debilitado, anorético e nauseado. Se o paciente estiver sob hemodiálise, a dieta deverá ter o teor proteico aumentado.

> O tratamento precoce de hipovolemia é uma medida fundamental para a prevenção da IRA, e o uso de soluções isotônicas (Ringer-lactato ou solução salina) é necessário para restaurar o volume circulante. O volume urinário deve ser medido a cada hora, principalmente nos casos mais graves. Normalmente os adolescentes e adultos têm volume urinário superior a 0,5 mL/kg/h (30-40/h), e nas crianças é superior a 1 a 2 mL/kg/h.
> Atenção especial deve ser dada à diurese do paciente, sempre mantendo valores de 30-40 mL/h em adultos e 1-2 mL/h em crianças.

Caso necessário, poderemos usar diuréticos osmóticos, manitol 20% na dose de 100 mL no adulto e 5 mL/kg na criança, ou diurético de alça, furosemida EV 40 mg no adulto e 1 mg/kg dose na criança.

> Para tentar proteger a unidade renal (néfron), pode-se alcalinizar a urina com pH de 7,5 usando bicarbonato de sódio. Esta conduta visa evitar a urina ácida que potencializa o efeito nefrotóxico do pigmento.

Prognóstico

É bom nos acidentes leves e moderados e nos pacientes atendidos nas primeiras 6 horas após a picada, onde se observa a regressão total de sinais e sintomas após alguns dias. Nos acidentes graves, o prognóstico está vinculado à existência de IRA. É mais reservado quando há necrose tubular aguda de natureza hipercatabólica, pois a evolução do quadro está relacionada com a possibilidade de instalação de processo dialítico eficiente em tempo hábil. Segundo o Instituto Butantã – Hospital Vital Brasil – nos casos não tratados a mortalidade é de 72%, já nos tratados, varia até 11,89%.

A maioria dos acidentes causados por *Crotallus durissus terrificus* em crianças é grave. Seu prognóstico depende de assistência médica imediata, incluindo a prescrição antiveneno adequada, além de hidratação, bem como o tratamento correto para as principais complicações.

Acidente laquético

Os acidentes laquéticos devem ser sempre considerados graves, independente do tamanho do animal, e, apesar de raros, existe uma tendência estatística ao aumento no número de acidentes, podendo ocorrer em qualquer área da Mata Atlântica brasileira. Ao contrário do que acontece em *Bothrops*, em que o tamanho da cobra é fator prognóstico na evolução destes acidentes, acidentes com filhotes, arranhaduras superficiais, inoculações com uma única presa, caracterizados pelo volume reduzido de peçonha laquética inoculada, podem provocar efeitos sistêmicos precoces, independente do peso da vítima.

Ações do veneno
Ação hemorrágico-coagulante

Trabalhos experimentais demonstraram intensa atividade hemorrágica do veneno de *Lachesis muta*, relacionada com a presença de enzimas do tipo *thrombin-like* (TLE) e hemorraginas (metaloproteinases). As TLE atuam como trombina e causam clivagem nas moléculas de fibrinogênio que se transformam em fibrinas, formando microcoágulos que se depositam nos órgãos, em especial pulmões e rins, eventualmente provocando obstrução do fluxo sanguíneo. A ação destas toxinas junto às metaloproteases ativadoras de protrombina, levam a uma coagulopatia de consumo de fatores II, VIII, IX, e X, com contagem de plaquetas normais e incoagubilidade. As hemorraginas lesionam diretamente os vasos, sobrepondo-se, concomitantemente, atividades hemorrágicas e coagulantes na fisiopatologia deste tipo de acidente.

A lesão vascular direta e precoce das hemorraginas, juntamente com a vigência de um estado de incoagulabilidade promovido pelas ações desfribrinante e coagulante leva a um profundo sangramento inicial e a potenciais hemorragias sistêmicas tardias.

Estudos recentes mostraram que os componentes do veneno de *Lachesis muta rhombeata*, como a Rhombeobina, enzima *Thrombin-Like/Gyroxin-Like*, podem evocar uma coagulopatia de consumo induzida pelo veneno por si só, principalmente por meio do efeito pró-coagulante, principalmente através da via intrínseca e comum que envolve ativação catalítica de fatores de coagulação e a hidrolisação enzimática do fibrinogênio plasmático.[5]

Ação proteolítica

Os mecanismos que produzem lesão tecidual provavelmente são os mesmos do veneno botrópico, uma vez que a atividade proteolítica pode ser comprovada *in vitro* pela presença de proteases, principalmente trombinas e metaloproteinases, podendo ser agravado pelo uso de torniquetes e isquemia. A soroterapia precoce é fundamental na prevenção de necroses.

Ação inflamatória

Em decorrência da ação de proteinases séricas (TLE), fosfolipases, metaloproteinases, histaminas, citocinas, óxido nítrico, serotonina e subprodutos do ácido aracdônico, migração leucocitária e o próprio linfedema, além do aumento da permeabilidade vascular e hemorragias. O aumento da permeabilidade vascular provavelmente está relacionado com a geração de plasmina, que possui ação proteolítica relacionada com a dissolução de coágulos, e com a formação de produtos de degradação do fibrinogênio e fibrina.

Ação hipotensora

Pela indução da liberação de bradicininas e calicreínas pelo indivíduo acidentado, além da ação de peptídeos potencializadores da bradicinina que impedem tanto sua metabolização, quanto sua conversão de angiotensina I em II, agravando o quadro e levando-o ao choque.

Ação miotóxica

Causada tanto pela ação de fosfolipases como por outras substâncias que levarão à formação de infiltrados de leucócitos polimorfonucleares e macrófagos em torno de células necróticas e interstício como um todo. Se, na neutralização tardia, tiverem tempo para atuar, necrosarão fibras musculares esqueléticas, podendo levar cirurgiões com menos experiência a confundirem áreas de necrose com *debris* hemorrágicos sobre o músculo.

Ação neurotóxica

Observa-se nestes pacientes, principalmente nos primeiros 30 minutos após a inoculação, que têm grande dificuldade em deglutir ou não conseguem fazê-lo, sendo esta condição revertida após soroterapia. Sintomas vagais, através da participação de cininas e fosfolipases, correspondentes à ativação do sistema nervoso autônomo parassimpático, podem ocorrer simultaneamente, levando a hipotensão, bradicardia, diarreia, vômitos e à própria disfagia.

Em acidentes botrópicos graves podem ocorrer síncope, hipotensão franca, choque (pela ação vasodilatadora, hemorrágica e desfibrinante do veneno e consequente sequestramento de líquidos para terceiro espaço) e óbito precoce por inoculação intravascular, raramente ocorrendo na primeira hora de evolução.

> Os gêneros presentes na Mata Atlântica apresentam maior atividade coagulante, enquanto os gêneros da Amazônia apresentam maior atividade hemorrágica, ou seja, o veneno bruto de *Lachesis m. rhombeata* mostra menor atividade letal e hemorrágica quando comparado com o veneno de *L. m. muta*, apesar de ambos os venenos induzirem, de maneira semelhante, a formação de edema e atividades miotóxicas, além de o veneno de *L. m. rhombeata* apresentar maior ação coagulante e efeitos desfibrinantes.[5,19]

Manifestações

Os acidentes botrópico e laquético são muito semelhantes do ponto de vista clínico, sendo, na maioria das vezes, difícil o diagnóstico diferencial. Estudos preliminares empregando imunodiagnóstico (ELISA) têm demonstrado que a maioria dos acidentes referidos pelos pacientes como causados por *Lachesis* é do gênero botrópico. As manifestações da "síndrome vagal" poderiam auxiliar na distinção entre o acidente laquético e o botrópico.

> O envenenamento por serpentes do gênero *Lachesis spp* é caracterizado por dano local, dor, edema, hemorragia e mionecrose, bem como complicações sistêmicas como distúrbios de coagulação graves com depleção de fibrinogênio, hemorragia, hemólise, neurotoxicidade, insuficiência renal, diarreia, hipotensão, bradicardia, edema, necrose e dor, podendo resultar em sequelas permanentes ou até mesmo em morte. Estes sintomas são muito semelhantes aos causados pelo veneno de alguns tipos de *Bothrops*, porém, causam sintomas característicos como sudorese profusa, náuseas, vômitos, cólicas abdominais, diarreia e hipotensão, podendo não ser manifestados por todas as vítimas mordidas por *Lachesis*.[5,20-22]

O paciente se apresenta, de maneira geral, com dor local fortíssima e edema em região de picada, com repercussões precoces (em 20 minutos após inoculação) no aparelho gastrointestinal através de dor abdominal, vômitos e diarreia, além de manifestações cardiovasculares por hipotensão, bradicardia e sudorese profusa.

Nos primeiros 30 minutos após a inoculação, a dificuldade na deglutição (disfagia) e/ou impossibilidade desta é um sintoma importante e característico.

Após 30 minutos, a franca hipotensão (PA sistólica 50 mmHg, FC em 50 bpm e TA de 35°C, como exemplo) progressivamente se exacerba pela desidratação aguda e hipocalemia decorrente de espoliação diarreica não sanguinolenta e vômitos com risco de choque e parada cardiorrespiratória na primeira hora de evolução.

A ausência de sintomas neurotóxicos e vagomiméticos não exclui o diagnóstico eminentemente clínico no contexto do SUS brasileiro.

> Picadas em locais de alta adiposidade tendem a ter sintomatologia mais tardia, porém, NÃO EXISTE A POSSIBILIDADE de um paciente "negar dor local" ou recusar-se à internação, ou mesmo "caminhar por dois dias até o socorro". Tais relatos impossibilitam o diagnóstico de acidente com serpentes do gênero *Lachesis*!

Locais

São semelhantes às descritas no acidente botrópico, predominando dor local intensa, edema, que pode progredir para todo o membro, equimoses discretas e hemorragia local. Podem surgir vesículas e bolhas de conteúdo seroso ou sero-hemorrágico nas primeiras horas após o acidente (Fig. 1-17). Com soroterapia adequada até a terceira hora, a necrose é pouco frequente neste tipo de acidente.

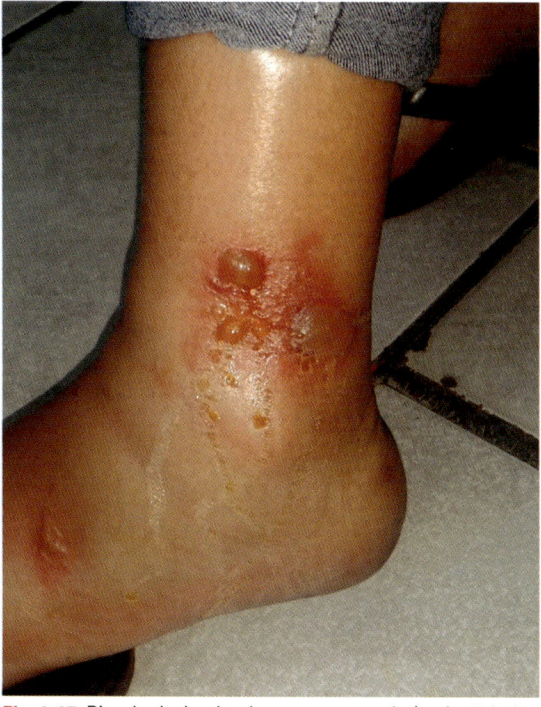

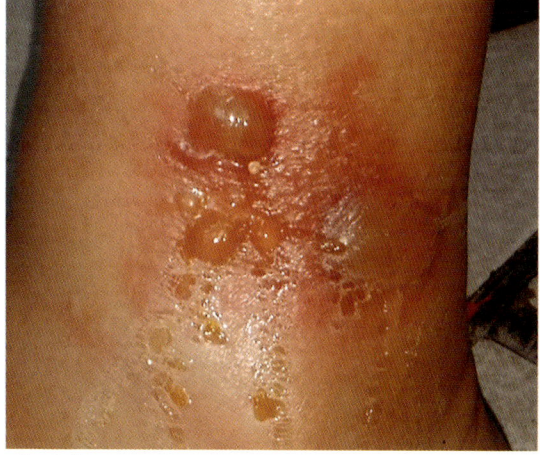

Fig. 1-17. Picada de *Lachesis sp* em tornozelo (após 12 h de evolução).

Sistêmicas

Podem surgir nos primeiros 30 minutos após a inoculação. São relatados hipotensão arterial, tonturas, alterações sensorias como escurecimento da visão, alterações no reconhecimento de cores e sons, hipotermia (até 35 graus, cerca de 80 minutos após a inoculação), bradicardia, ataxia, disfagia, cólicas abdominais, vômitos e diarreia (síndrome vagal).

Os **acidentes laquéticos** são classificados como **moderados** e **graves**. Por serem serpentes de grande porte, considera-se que a quantidade de veneno por elas injetada é, potencialmente, muito grande. A gravidade é avaliada segundo os sinais locais e pela intensidade das manifestações sistêmicas.

Diagnóstico

As alterações laboratoriais são similares às encontradas nos acidentes botrópicos, e os exames, os mesmos.

Tem como base a clínica apresentada e o histórico colhido.

Laboratório de apoio

A) *Testes de coagulação:* o tempo de coagulação (TC) frequentemente está prolongado (acima de 9 minutos), alargamento do TP, TTPA e TT. Ocorre consumo dos fatores V, VIII e X plasmáticos, além de fibrinogênio e protrombina. Aumentos do PDF e do D-dímero também podem ser encontrados.

B) *Hemograma completo:* leucocitose com neutrofilia e desvio à esquerda, hemossedimentação elevada nas primeiras horas do acidente e trombocitopenia de intensidade variável associada ou não à anemia discreta.

C) *Elementos anormais de sedimentação com proteinúria e hematúria quantitativa (EAS + PHQ):* mioglobinúria e hemoglobinúria (mais raramente).

D) *Eletrólitos (sódio e potássio):* alterações hidreletrolíticas que podem levar à disfunção cardíaca e renal.

E) *Ureia e creatinina:* prova de função renal (elevação das escórias renais).

F) *Outros exames de sangue:* no caso de acidente botrópico, em que ocorrem sinais flogísticos acentuados, ou em acidentes que têm ação miotóxica, ocorrerá elevação de CPK, LDH e AST.

G) *Métodos de imunodiagnóstico:* o método não está disponível no Brasil (ELISA), mas os valores estão, em geral, 1,5% inferiores do total do veneno inoculado.

H) *Gasometria arterial:* habitualmente não apresenta alterações nas fases iniciais, a não ser em casos muito graves, com tempo muito alargado entre o evento e o início do tratamento.

Complicações

As complicações locais descritas no acidente botrópico (infecção secundária, abscesso, erisipela, necrose, são frequentemente encontrados nestes acidentes e, mais raramente, síndrome compartimental e déficit funcional) também podem estar presentes no acidente laquético, sendo que as principais bactérias de sua flora bucal, estreptococos do grupo D, são facilitadoras da ação inflamatória local, juntamente com a peçonha. Deve-se, também, dar atenção especial ao plano sob a pele aparentemente sadia em razão da possibilidade de progressões infecciosas (Fig. 1-18).

Nas primeiras 24 a 36 horas existe a possibilidade de trombose mesentérica e acidente vascular cerebral, sendo relatado, também, casos mais tardios (do 5º ao 10º dia de evolução). Lembrar também da possibilidade da doença do soro na terceira semana após o tratamento soroterápico.

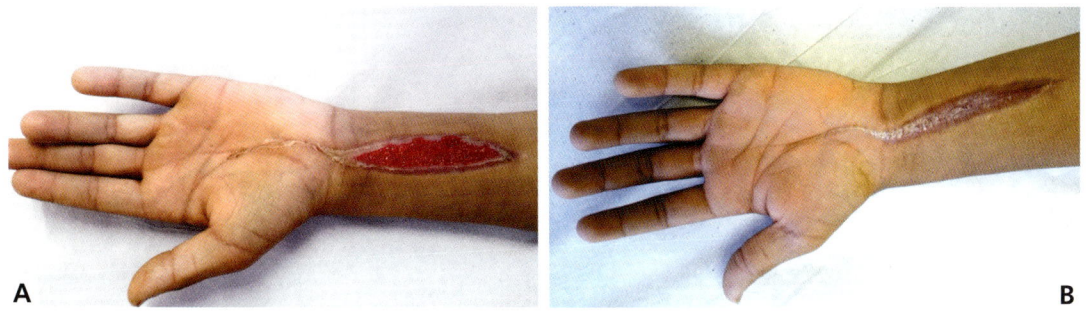

Fig. 1-18. Síndrome compartimental após picada de *Lachesis sp* em antebraço. (**A** e **B**) Fasciotomia (após 7 e 21 dias de evolução).

Tratamento

Medidas iniciais + medidas específicas

Medidas específicas

Infundir volume antes de tudo, pois a hipotensão não é bem contida apenas com soroterapia.

Havendo sintomas como dor e/ou hipotensão, o soro antilaquético (SAL), ou antibotrópico-laquético (SABL), deve ser utilizado por via intravenosa, independente das horas de evolução do quadro, sendo que a idade do paciente, inclusive crianças, não interfere na dose do soro. Testes alérgicos são desnecessários. Nos casos de acidente laquético comprovado e na falta dos soros específicos, o tratamento deve ser realizado com soro antibotrópico, apesar de este não neutralizar de maneira eficaz a ação coagulante do veneno laquético. Considerar sempre as complicações tardias.

> Em razão da possibilidade de reações à soroterapia, hemorragias digestivas e hipotensões tardias, é mandatória a internação por, no mínimo, 72 horas em regime hospitalar.

> Estudos têm sido realizados com extratos de algas brasileiras e também com uma mistura de linearol e isolinearol que foram isoladas a partir da alga marinha marrom *Canistrocarpus cervicornis*, contra atividades biológicas do veneno de *Lachesis muta*, mostrando que o extrato bruto e os diterpenos foram capazes de inibir a coagulação e a atividade proteolítica induzida pelo veneno bruto, mas não a atividade hemolítica, sendo que apenas os diterpenos inibiram a hemólise causada por fosfolipase A2 purificada e isolada anteriormente a partir de *L. muta*, denominado LM-PLA2-I, tornando-se, assim, uma possível fonte terapêutica no futuro.

Prognóstico

Por serem raros os casos de acidente com esse animal, existem poucos dados a respeito do prognóstico, mas uma vez que a ação do veneno é semelhante à do acidente botrópico, acredita-se que a letalidade dos casos seja semelhante ou pouco superior em razão da maior potência do veneno inoculado.

Acidente elapídico (micrúrico)

Cobras corais pertencem à família *Elapidae*, que constitui um grupo taxonômico de mais de 120 espécies e subespécies, representado pelos gêneros *Micrurus*, *Micruroides* e *Leptomicrurus*. *Micrurus* é o gênero principal, contendo mais de 70 espécies. Acidentes com esses animais correspondem a 0,99% dos acidentes por serpentes peçonhentas identificados registrados no Brasil no ano de 2012. É pouco frequente e de baixa letalidade, apesar de poder evoluir com paralisias e insuficiência respiratória aguda, causas de óbito neste tipo de envenenamento.

Mortes que ocorrem a partir de picadas de *Micrurus* são incomuns. O fato de picadas por cobras corais serem raras é uma evidência de sua natureza reclusa, sua falta de agressividade, sua timidez e a baixa eficácia do seu aparelho de liberação de veneno quando comparada à de jararacas. A maioria das picadas de cobra coral em seres humanos ocorre nas mãos e geralmente envolve cobras que foram intencionalmente pegas e manipuladas, podendo isto explicar o baixo número de picadas de cobras *Micrurus* registrados no país.[23]

Ações do veneno

Os constituintes tóxicos do veneno são denominados neurotoxinas (NTXs) e atuam da seguinte forma:

Ação neurotóxica

NTX de ação pré-sináptica

São proteínas de atividade fosfolipásica, estando presentes em algumas corais (*M. coralliunus*) e também em alguns **viperídeos**, como a **cascavel sul-americana**. Atuam na junção neuromuscular, através de mecanismos relacionados com fosfolipases A2 (PLA2 pré-sinápticos), chamados b-NTXs, interferindo no metabolismo do Ca^{++}, bloqueando a liberação de Ach na fenda sináptica e transmitindo os impulsos nervosos, impedindo assim a deflagração do potencial de ação. Esse mecanismo não é antagonizado pelas substâncias anticolinesterásicas.[24]

NTX de ação pós-sináptica

São proteínas desprovidas de ação enzimática e existem em todos os venenos elapídicos até agora estudados. Em razão do seu baixo peso molecular podem ser rapidamente absorvidas para a circulação sistêmica, difundidas para os tecidos, explicando a precocidade dos sintomas de envenenamento. As a-NTXs competem com a acetilcolina (ACh) pelos receptores colinérgicos da junção neuromuscular (reversível), atuando de modo semelhante ao curare ou destruindo os receptores pós-sinápticos (irreversível). Nos envenenamentos onde predomina essa ação (*M. frontalis*), o uso de substâncias anticolinesterásticas (edrofônio e neostigmina) pode prolongar a vida média do neurotransmissor (Ach), levando à rápida melhora da sintomatologia.[24]

Ação miotóxica

A maioria dos venenos de corais é capaz de causar mionecrose, atingindo o sarcolema celular com posterior influxo de Ca^{++}, hipercontratilidade dos microfilamentos, danos mitocondriais e ativação de fosfolipases dependentes do Ca^{++}. Apesar de as lesões locais serem incomuns, alguns venenos de *Micrurus* mostraram ter efeitos miotóxicos em experimentos em ratos.

Ação cardiovascular

Efeitos hipotensivos foram descritos em algumas espécies.

Ação hemorrágica

Nunca foi evidenciada em seres humanos e não há relatos de atividades de coagulação com plasma ou fibrinogênio em venenos de cobras corais da América do Sul, no entanto, alguns *Micrurus* sul-americanos mostraram edema que induziu atividade inflamatória e aumento de permeabilidade capilar.[25-27]

Manifestações

Os sintomas podem surgir precocemente, em menos de uma hora após a picada. Recomenda-se observação clínica do acidentado por 24 horas, pois há relatos de aparecimento tardio dos sinais e sintomas. Estudos experimentais têm demonstrado que venenos de *Micrurus* são neurotóxicos, sendo este seu mais importante efeito clínico, além dos efeitos miotóxicos, hemorrágicos, edematogênicos, e, em alguns casos, também são hemolíticos.

Dor e parestesia são os sintomas locais mais frequentes, ocasionalmente acompanhados por mialgia e edema discreto, sendo que a ausência de marcas de presas não exclui a possibilidade de envenenamento e de manifestações sistêmicas.

Locais

Há discreta dor local com tendência à progressão proximal, geralmente acompanhada de parestesia. Não se observam equimoses ou hemorragias locais, e o edema, quando presente, normalmente é leve e associado ao uso de torniquetes. As marcas das presas podem ou não ser evidenciadas, e a ausência destas não exclui a possibilidade da inoculação da peçonha e do desenvolvimento do envenenamento sistêmico (Fig. 1-19).

Sistêmicas

Ocorre uma síndrome miastênica aguda, similar à da miastenia *gravis*.

O início das manifestações paralíticas é variável, aparecendo em minutos ou horas após a picada, e, se não tratadas, tendem a progredir e se agravar. Posteriormente pode surgir um quadro de **fraqueza muscular progressiva** (de maneira geral, nesta ordem), ocorrendo ptose palpebral com ou sem limitação dos movimentos oculares, dificuldade de acomodação visual com borramento da visão e/ou diplopia, e comprometimento da musculatura ocular extrínseca, oftalmoplegia e anisocoria, disfagia, sialorreia, diminuição do reflexo do vômito, presença de fácies miastênica ou "neurotóxica" com ptose mandibular, dificuldade para manter-se em posição ereta ou para se levantar da cama em decorrência da diminuição da força muscular, podendo ocorrer, raramente, miofasciculações, e, finalmente, dispneia restritiva por paralisia da musculatura torácica, e obstrutiva, por acúmulo de secreções, evoluindo para paralisia diafragmática.

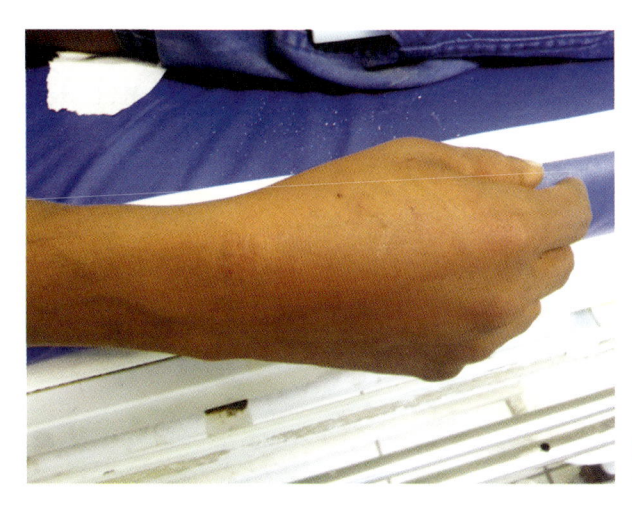

Fig. 1-19. Edema discreto em acidente micrúrico.

Associadas a estas manifestações, podem surgir dificuldades para manutenção da posição ereta, mialgia localizada ou generalizada e dificuldade para deglutir em virtude da paralisia do véu palatino.

Diagnóstico

Com base na clínica apresentada e no histórico colhido.

Laboratório de apoio

A) ***Testes de coagulação:*** no Brasil, as serpentes elapídeas não causam distúrbios de coagulação.
B) ***Hemograma completo:*** pode apresentar leve leucocitose sem maiores alterações.
C) ***Elementos anormais de sedimentação com proteinúria e hematúria quantitativa (EAS + PHQ):*** pode haver proteinúria, hematúria e leucocitúria.
D) ***Eletrólitos (sódio e potássio):*** normalmente inalterados.
E) ***Ureia e creatinina:*** normalmente inalterados.
F) ***Outros exames de sangue:*** algumas espécies de corais possuem efeito miotóxico com posterior elevação da CK Total, e indica-se avaliação semelhante ao acidente crotálico (AST, ALT, LDH).
G) ***Métodos de imunodiagnóstico:*** não existe avaliação por ELISA no Brasil.
H) ***Gasometria arterial:*** a gasometria arterial é um grande parâmetro quanto à gravidade da insuficiência respiratória gerada pela ação neurotóxica do veneno, estabelecendo critérios para a intubação mais precoce. Em razão da hipoventilação, poderá ocorrer retenção de CO_2, hipoxemia, acidoses respiratória e metabólica. O melhor parâmetro para indicação de suporte ventilatório é o clínico.

Complicações

Locais

Varia de acordo com o local da inoculação e compreende paralisias e parestesias. Os sintomas locais regredirão de maneira mais eficaz de acordo com uma terapia adequada e precoce.

Sistêmicas

A paralisia flácida da musculatura respiratória compromete a ventilação, podendo haver evolução para insuficiência respiratória aguda, apneia e óbito.

Tratamento

Medidas iniciais + medidas específicas

O uso de um torniquete ainda causa discussão sobre sua eficácia em acidentes elapídicos, pois a liberação rápida de um torniquete após a admissão hospitalar pode resultar em rápida deterioração da condição clínica do paciente como resultado de uma liberação rápida e maciça de veneno na circulação geral; porém, um estudo experimental recente demonstrou que a imobilização por pressão com ligaduras atrasou o início dos sintomas de envenenamento e aumento do tempo de sobrevivência em porcos injetados com veneno de *M. f. fulvius*. No entanto, não foram realizados ensaios clínicos para testar estes primeiros socorros após picadas por *Micrurus spp*. Além disso, os médicos e os leigos podem ter algumas dificuldades na aplicação e manejo de bandagens com imobilização e pressão de maneira correta em um cenário de picada de cobra.

Medidas específicas

Soro

O soro antielapídico (SAE) deve ser administrado na dose de 10 ampolas, por via intravenosa, em *bolus* ou diluído em solução salina fisiológica ou soro glicosado a 5%, na razão de 1:2 a 1:5, na velocidade de 8-12 mL/min, com a alegação de reduzir a frequência de reações anáfiláticas. Estudos atestam a eficácia do uso de anticolinesterásicos (neostigmina) em acidentes elapídicos humanos, principalmente acidentes com veneno de ação exclusivamente pós-sináptica (*M. frontalis, M. lemniscatus*), visto que a principal vantagem desse procedimento, quando realizado corretamente, é permitir rápida reversão dos sintomas respiratórios enquanto o paciente é transferido para unidades que disponham de recursos como assistência ventilatória mecânica.

O antiveneno é recomendado em todos os casos com manifestações locais (principalmente dor e parestesia) concomitantes com sinais e sintomas sistêmicos de miastenia aguda, independentemente da intensidade, **mesmo sem identificação da serpente**.

> Todos os casos de acidente por coral com manifestações clínicas devem ser considerados como potencialmente graves.

Observação clínica rigorosa

Devido à possibilidade da instalação tardia e progressiva de quadros paralíticos, uma observação clínica rigorosa deve ser realizada nestes pacientes durante as primeiras 24 horas após o acidente.

Insuficiência respiratória

Nestes pacientes o atendimento inicial varia desde oxigênio (3 a 5 litros/min) até suporte ventilatório com ventilação mecânica.

1. **Neostigmina:** utilizado como teste na verificação de resposta aos anticolinesterásicos e como terapêutica.
   - *Teste da neostigmina:* aplicar 0,05 mg/kg em crianças ou uma ampola no adulto, por via IV. A resposta é rápida, com melhora evidente do quadro neurotóxico nos primeiros 10 minutos.
   - *Terapêutica de manutenção:* se houver melhora dos fenômenos neuroparalíticos com o teste acima referido, a neostigmina pode ser utilizada na dose de manutenção de 0,05 a 0,1 mg/kg IV, a cada 4 horas ou em intervalos menores, **precedida da administração de atropina** (ampola de 0,5 mg).
2. **Atropina:** é um antagonista competitivo dos efeitos muscarínicos da ACh, e tem como objetivo antagonizar, principalmente, a bradicardia e a hipersecreção brônquica.
   - **Deve ser administrada sempre antes da neostigmina**, nas doses recomendadas.
   - Esquema terapêutico indicado para adultos e crianças:
     - Adultos: 0,4 a 1 mg EV, a cada 1-2 horas, até, no máximo, 2 mg (ampola de 0,25 mg).
     - Crianças: 0,05 mg/kg EV.

> **Cloridrato de edrofônio** (Tensilon®, 1 mL = 10 mg) é um anticolinesterásico de ação rápida utilizado na dose de 10 mg para adulto e 0,25 mg/kg em crianças, por via EV. Apesar de não estar disponível comercialmente no Brasil, é mais seguro e pode substituir o uso da neostigmina como teste (ampola de 10 mg).

Prognóstico

É favorável, desde que haja atendimento adequado quanto à soroterapia específica e assistência ventilatória para os casos necessários. Outras complicações do veneno podem ocorrer, mas nos casos relatados e registrados a evolução foi satisfatória. Em nossso meio não há registro de letalidade.

Acidentes por serpentes não peçonhentas

Os acidentes por serpentes não peçonhentas representam, em média, cerca de 1,4 a 2,9% dos acidentes ofídicos no país.

Os colubrídeos representam cerca de 80% da fauna ofídica brasileira e possuem mais de duzentas espécies, sendo representados por sete famílias. Dentre elas a principal é a *Colubridae*, com 55 gêneros representados (Fig. 1-20). As outras famílias compreendem a *Anomalepididae* (2 gêneros), a *Leptotyphlopidae* (1 gênero) e *Typhlopidae* (1 gênero), que alcançam pouco mais de 30 cm de comprimento, apresentam aspecto vermiforme, liso e brilhante (muitas vezes confundidas com minhocas), cujo nome popular é "**cobra-cega**" ou "**fura-terra**"; *Aniliidae* (1 gênero) alcança pouco mais de 1 metro de comprimento, popularmente conhecida como "**falsa coral**", é encontrada somente na Amazônia e em Goiás e é totalmente inofensiva (Fig. 1-21); *Boidae* (4 gêneros) são as maiores serpentes atuais – as **jiboias**, **salamantas** e **sucuris** (anacondas) – podem ser encontradas, de maneira

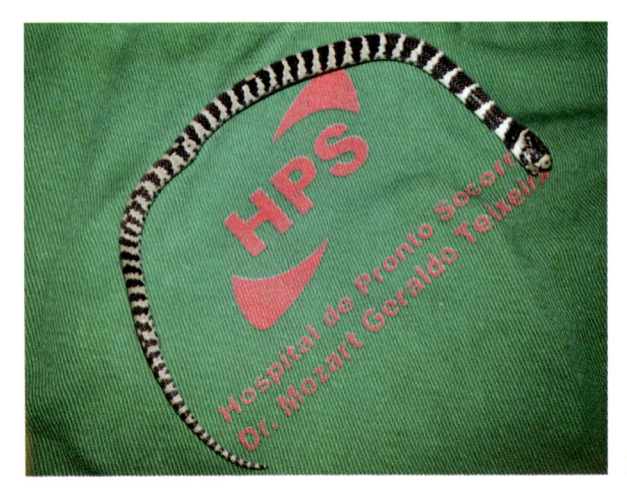

Fig. 1-20. *Colubridae sp.*

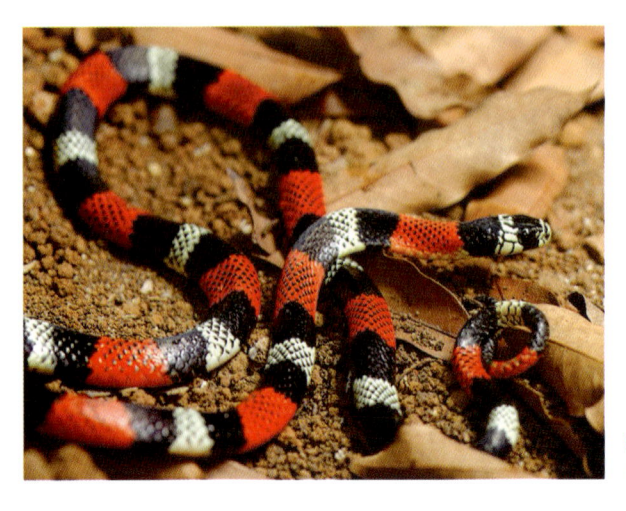

Fig. 1-21. Falsa coral.
Foto de Giuseppe Puorto.

geral, por todo o Brasil, com exceção da região Sul no caso das jiboias e salamantas, outras, somente na região Amazônica (periquitamboia), porém, todas são de porte avantajado e dotadas de muita força muscular; e a família *Tropidopheiidae*.[28,29]

A maioria dos acidentes por colubrídeos é destituída de importância por causarem apenas ferimentos superficiais da pele, não havendo inoculação de peçonha devido, em parte, ao aspecto dos dentes inoculadores, que no caso das serpentes não peçonhentas compreende as áglifas, em que os dentes são aproximadamente do mesmo tamanho, sólidos e sem sulcos; e opistóglifas, em que os dentes são aproximadamente do mesmo tamanho, sólidos, apresentando, posteriormente, um ou mais pares de dentes maiores e sulcados longitudinalmente.[28,29]

Os colubrídeos de importância médica pertencem aos gêneros *Philodryas* (**cobra-verde**, **cobra-cipó**) e *Clelia* (***muçurana***, ***cobra-preta***), com quadros locais semelhantes ao acidente botrópico e laquético, havendo referência de acidentes com manifestações locais também por *Erythrolamprus aesculapii* (Figs. 1-22 e 1-23). A posição posterior das presas inoculadoras desses animais pode explicar a raridade de acidentes com alterações clínicas.[28-30]

A cobra *Philodryas olfersii*, pertencente à família *Dipsadidae*, subfamília *Xenodontinae*, é conhecida como **cobra-cipó**, **cobra de São João**, ou, mais frequentemente, como **cobra-verde** por causa de sua coloração, sendo esta espécie encontrada na Argentina, Paraguai, Uruguai e Brasil. No Brasil, a sua gama de ocorrência vai do sul ao nordeste, sendo comumente encontrada em áreas abertas, como savanas (cerrado) e zonas de vegetação de matagal árido (caatinga), mas é mais provável de ser encontrada em zonas de transição e em florestas (Fig. 1-22).[28,29]

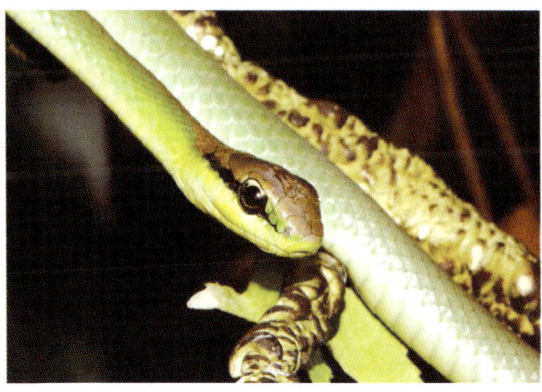

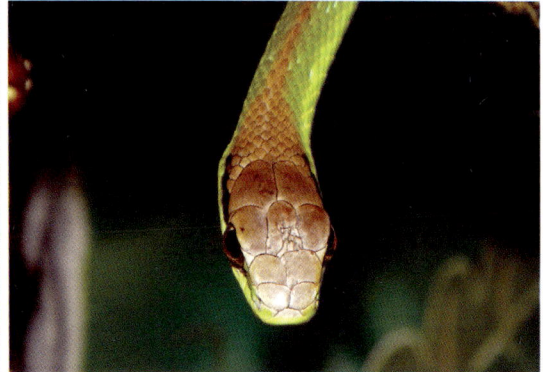

Fig. 1-22. *Philodryas olfersii* – cobra-cipó.

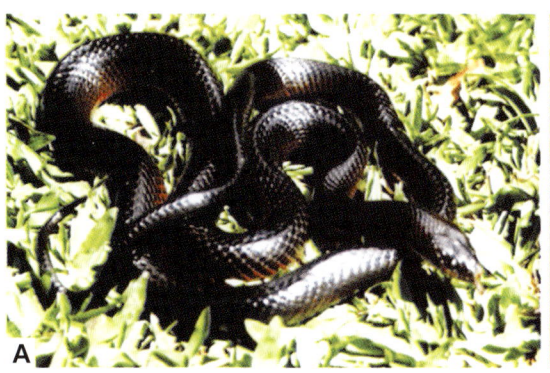

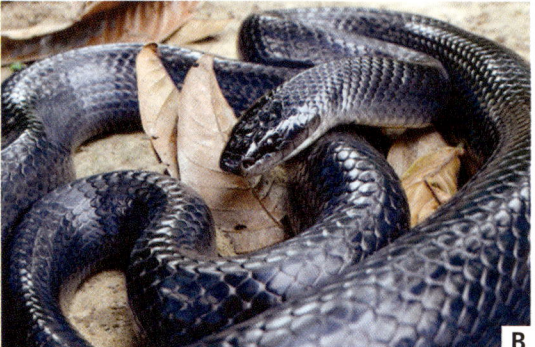

Fig. 1-23. *Clelia occiptolutea*; *Clelia sp* – cobra-preta. Foto A de Santos-Costa *et al.* 2000.[30] Foto B de *Internet 1*. Fonte: https://commons.wikimedia.org/wiki/File:Mussurana2.jpg

Ações do veneno

Muito pouco se conhece das ações dos venenos dos colubrídeos, porém, estudos com animais de experimentação mostraram que o veneno de *Philodryas olfersii* possui atividades hemorrágica, proteolítica, fibrinogenolítica e fibrinolítica, estando ausentes as frações coagulantes. Correia *et al.*, 2010, relataram um caso de acidente de *Philodryas olfersii* caracterizado por importantes complicações locais e choque anafilático com a utilização de soro antibotrópico, demonstrando que esses acidentes não podem ser subestimados.[28] Da mesma forma, Albuquerque *et al.*, 2013, observaram um caso de complicações graves em decorrência da picada desta serpente, com o desenvolvimento de sepse e IRA com necessidade de diálise, sendo que, posteriormente, em casos similares, o resultado, na maioria deles, foi a cura completa no momento da alta hospitalar, mas uma porcentagem significativa de casos persistiu com alguma disfunção orgânica, sendo a insuficiência renal o achado mais frequente.

O veneno de *Philodryas olfersii* é composto de enzimas que são comumente encontradas no veneno botrópico e que são responsáveis por atividades edematogênicas, hiperalgésicas e hemorrágicas, promovendo, assim, eritema, equimose e linfadenopatia regional, com coagulação normal, sendo que a composição de seu veneno é de aproximadamente 75-90% de proteínas. Essas proteínas são as principais responsáveis por causar um rápido processo edematogênico, hemorragia e dor. A dose letal (DL50) observada foi de 62,43 µg/rato, e apesar de alguns componentes de seu veneno atuarem de uma forma biologicamente semelhante ao do veneno botrópico, seus efeitos se desenvolvem mais rapidamente do que nas picadas por *Bothrops*.[29]

Manifestações

Acidentes por serpentes da família *Boidae*, que possuem dentição áglifa, em geral, ao morderem a vítima, deixam na região da picada lesões puntiformes com discreto edema ou lesões lineares semelhantes a arranhaduras com discreto sangramento e edema, podendo evoluir para infecções secundárias.

As características clínicas dos episódios de envenenamento em seres humanos causados por esta cobra incluem edema, eritema e equimoses, linfadenopatia regional, efeitos neurotóxicos e miotóxicas, sendo estes sintomas semelhantes aos do envenenamento botrópico, com edema local importante, equimose e dor, porém, sem distúrbios de coagulação (principalmente por *Philodryas olfersii* e *Cleliae Boiruna maculata*).[28]

Acidentes por colubrídeos podem provocar ferimentos puntiformes (Fig. 1-24).

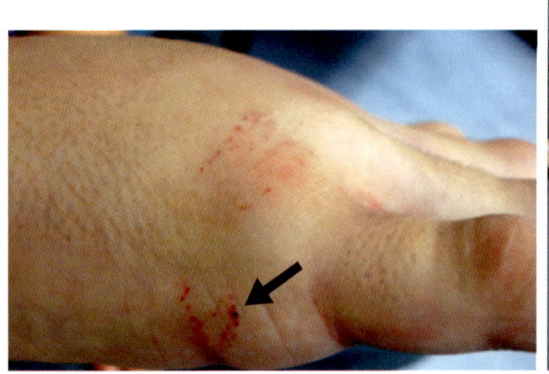

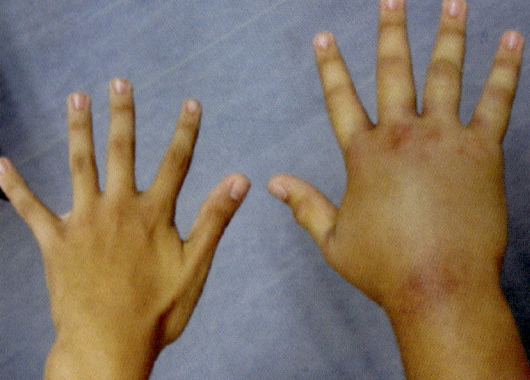

Fig. 1-24. Ferimentos puntiformes e edema local por acidente com colubrídeo. Foto de Correia *et al.*, 2010.[28]

Diagnóstico

O diagnóstico é baseado nos sinais clínicos, e a solicitação de exames laboratoriais consiste nas provas de coagulação, que estarão normais neste tipo de acidente, servindo para ajudar no diagnóstico diferencial com os acidentes botrópicos e laquéticos.

Em geral, para auxílio diagnóstico nos casos em que a serpente não é capturada, nos acidentes por serpentes opistóglifas, é possível observar duas lesões puntiformes associadas a marcas lineares ou em arco, semelhantes a escoriações, decorrente da mordedura provocada pela parte anterior da arcada dentária destes animais; já nas áglifas, podem ser observadas lesões lineares ou em forma de arco na ausência das duas lesões puntiformes. Nos acidentes por boídeos e colubrídeos as lesões são do tipo mordedura. **Nestes acidentes não ocorrem alterações no tempo de coagulação**.

Nos acidentes por serpentes venenosas (*Bothrops*, *Crotalus* e *Lachesis*), em razão da dentição solenóglifa, os dentes penetram na pele como lanças.

Complicações

Em geral, não são observadas complicações nesses casos, à exceção das infecções secundárias e, nos casos com maiores implicações clínicas, pode haver evolução para síndrome compartimental.[29]

Tratamento
Medidas iniciais + medidas específicas

Medidas específicas

O tratamento nestes casos é sintomático com analgésicos e/ou anti-inflamatórios não hormonais.

Tem sido relatada, experimentalmente, a neutralização da ação hemorrágica do veneno de *Philodryas* pelo soro antibotrópico. Este fato sugere a presença de antígenos comuns aos venenos dessas serpentes e algumas espécies de *Bothrops*. Em raros acidentes humanos por esses colubrídeos, o soro antibotrópico foi empregado sem que se possa, até o momento, concluir sobre os eventuais benefícios decorrentes da sua utilização, não sendo recomendada sua administração, sendo esta recomendação divergente na literatura, pois alguns planos de fundo clínicos sem perturbações de coagulação e que se desenvolvem rapidamente só podem ser neutralizados e tratados com soro antibotrópico.[28,29]

Prognóstico

Prognóstico é bom, por se tratar de um acidente com animal detentor de veneno com efeitos gerais leves, ou que não consegue inocular a peçonha, considerado, então, não peçonhento.

O fluxograma a seguir apresenta, resumidamente, as características gerais dos quatro gêneros de serpentes citados neste capítulo, determinantes na diferenciação das peçonhentas e das não peçonhentas (Fig. 1-25 e Quadro 1-8).

CAPÍTULO 1

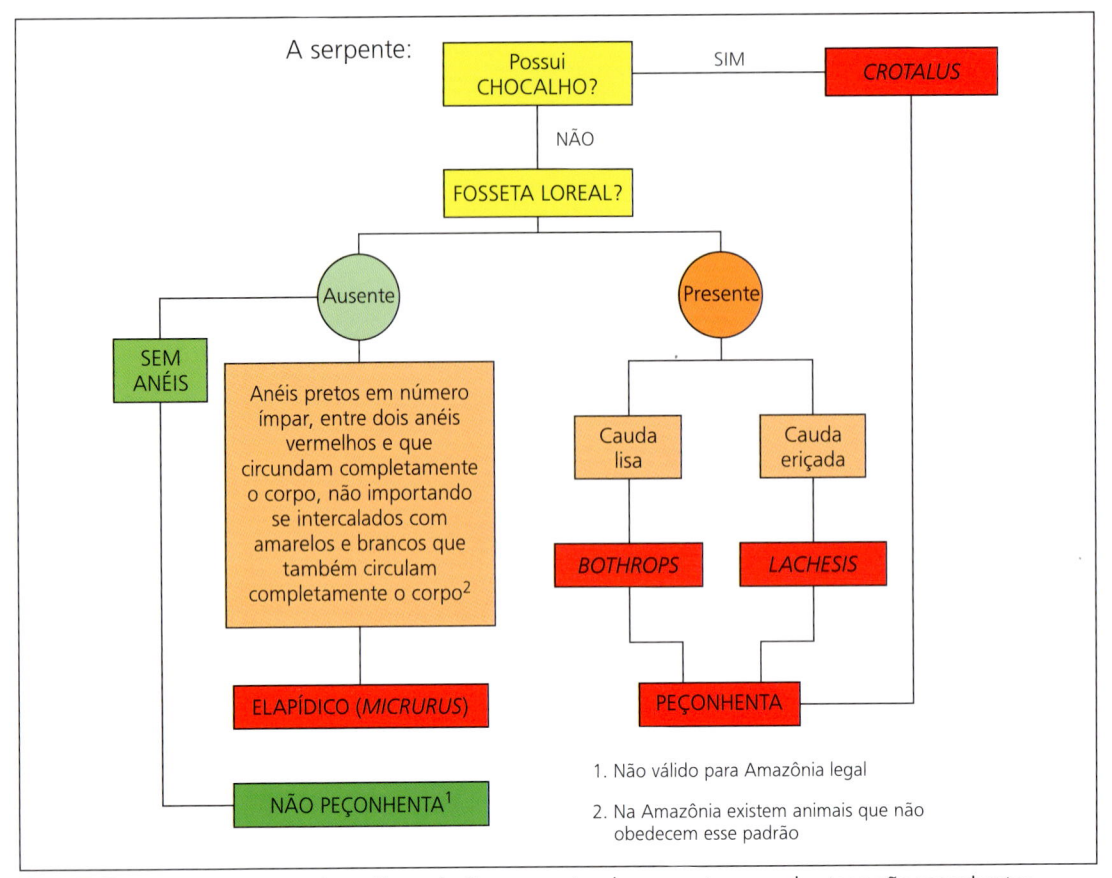

```
A serpente:  Possui CHOCALHO? ──SIM──> CROTALUS
                  │
                 NÃO
                  │
             FOSSETA LOREAL?
             ╱            ╲
         Ausente         Presente
          ╱                ╱    ╲
    SEM            Cauda lisa   Cauda eriçada
    ANÉIS              │             │
         Anéis pretos em número   BOTHROPS   LACHESIS
         ímpar, entre dois anéis       ╲      ╱
         vermelhos e que              PEÇONHENTA
         circundam completamente
         o corpo, não importando
         se intercalados com
         amarelos e brancos que
         também circulam
         completamente o corpo²
                  │
         ELAPÍDICO (MICRURUS)

    NÃO PEÇONHENTA¹

1. Não válido para Amazônia legal
2. Na Amazônia existem animais que não obedecem esse padrão
```

Fig. 1-25. Fluxograma apresentando as diferenciações marcantes das serpentes peçonhentas e não peçonhentas.

Quadro 1-8. Diagnóstico diferencial por sinais e sintomas – acidentes por serpentes – principais acidentes

LESÃO NECROSANTE (LESÃO LOCAL = PROTEOLÍTICA) ■ Edema + bolhas ■ Equimoses	■ Botrópico (p. ex.: jararaca)	Consumo de fatores de coagulação Hemorragias Risco de CIVD
	■ Laquético (p. ex.: surucucu)	= botrópico + efeitos parassimpáticos (bradicardia, diarreia, hipotensão) + áreas florestais
AÇÃO NEUROTÓXICA (FÁSCIES MIASTÊNICA) ■ Paralisia motora/respiratória	■ Micrúrico (p. ex.: coral)	Sem ação miotóxica Sem ação hemorrágica
	■ Crotálico (p. ex.: cascavel)	+ ação miotóxica (fraqueza) + IRA + possibilidade de discreta hemorragia local

CIVD = coagulação intravascular disseminada.

REFERÊNCIAS BIBLIOGRÁFICAS

1. Pinho FM, Burdmann EA. Fatal cerebral hemorrhage and acute renal failure after young Bothrops jararacussu snake bite. *Ren Fail.* 2001 Mar.;23(2):269-77.
2. Ministério da Saúde do Brasil; Fundação Nacional de Saúde. *Manual de diagnóstico e tratamento de acidentes por animais peçonhentos.* Distrito Federal (Brasil), 2001.
3. Pinho FM, Yu L, Burdmann EA. Snakebite-induced kidney injury in Latin America. *Semin Nephrol.* 2008;28:354-62.
4. Silva A. Dangerous snakes, deadly snakes and medically important snakes. *J Venom Anim Toxins Incl Trop Dis.* 2013 Oct. 7;19(1):26.
5. Torres-Huaco FD, Werneck CC, Vicente CP et al. Rapid purification and procoagulant and platelet aggregating activities of Rhombeobin: a thrombin-like/gyroxin-like enzyme from Lachesis muta rhombeata snake venom. *Biomed Res Int.* 2013;2013:903292.
6. Zamudio KR and Greene HW. Phylogeography of the bushmaster (Lachesis muta: Viperidae): implications for neotropical biogeography, systematics, and conservation. *Biological Journal of the Linnean Society.* 1997;62(3):421-42.
7. Domingos TS, Moura LA, Carvalho C et al. Antivenom effects of 1,2,3-triazoles against Bothrops jararaca and Lachesis muta snakes. *Biomed Res Int.* 2013;2013:289-94.
8. Sgrignolli LR, Mendes GEF, Carlos CP et al. Acute kidney injury caused by bothrops snake venom. *Nephron Clin Pract.* 2011;119:131-7.
9. de Paula RC, Castro HC, Rodrigues CR et al. Structural and pharmacological features of phospholipases A2 from snake venoms. *Protein Pep Lett.* 2009;16:899-907.
10. Floriano RS, Nogueira RM, Sakate M et al. Effect of *Mikania glomerata* (Asteraceae) leaf extract combined with anti-venom serum on experimental *Crotalus durissus* (Squamata: Viperidae) envenomation in rats. *Rev Biol Trop.* 2009;57:929-37.
11. Maiorano VA, Marcussi S, Daher MAF et al. Antiophidian properties of the aqueous extract of *Mikania glomerata*. *J Ethnopharmacol.* 2005;102:364-70.
12. Olivo RA, Teixeira CFP, Wallace JL et al. Role of cyclooxygenases in oedema-forming activity of bothropic venoms. *Toxicon.* 2007;49:670-7.
13. Oliveira RB, Ribeiro LA, Jorge MT. Risk factors associated with coagulation abnormalities in Bothrops envenoming. *Rev Soc Bras Med Trop.* 2003 Nov-Dec;36(6):657-63.
14. Gutiérrez JM, Rucavado A. Snake venom metalloproteinases: their role in thepathogenesis of local tissue damage. *Biochimie.* 2000;82:841-50.
15. Araújo AL, Kamiguti A, Bon C. Coagulant and anticoagulant activities of bothrops lanceolatus (Fer de lance) venom. *Toxicon.* 2001;39:371-8.
16. Isla M, Málaga O, Yarlaqué A. Características bioquímicas y acción biológica de una hemorragina del veneno de uma hemorragina del veneno de Bothrops brazili. *An Fac Med Peru.* 2003;64:159-66.
17. Barraviera B. Acidentes ofídicos. In: Veronesi R, Focaccia R, eds. *Tratado de infectologia.* São Paulo: Atheneu; 1996. p. 1562-7.
18. Monteiro HS, da Silva IM, Martins AM et al. Actions of *Crotalus durissus terrificus* venom and crotoxin on the isolated rat kidney. *Braz J Med Biol Res.* 2001;34:1347-52.
19. Otero R, Furtado MF, Gonçalves C et al. Comparative study of the venoms of three subspecies of Lachesis muta (bushmaster) from Brazil, Colombia and Costa Rica. *Toxicon.* 1998;36(12):2021-7.
20. Rucavado A, Flores-Sanchéz E, Franceschi A et al. Characterization of the local tissue damage induced by LHF-II, a metalloproteinase with weak hemorrhagic activity isolated from Lachesis muta muta snake venom. *Toxicon.* 1999;37(9):1297-312.
21. Jorge MT, Sano-Martins IS, Tomy SC et al. Snakebite by the bushmaster (Lachesismuta) in Brazil: case report and review of the literature. *Toxicon.* 1997;35(4):545-54.
22. Nunes ES, Souza MA, Vaz AF et al. Cytotoxic effect and apoptosis induction by Bothrops leucurus venom lectin on tumor cell lines. *Toxicon.* 2012 June 1;59(7-8):667-71.
23. Norris RL, Dart RC. Apparent coral snake envenomation in a patient without visible fang marks. *Am J Emerg Med.* 1989;7:402-5.
24. Ranawaka UK, Lalloo DG, de Silva HJ. Neurotoxicity in snakebite – The limits of our knowledge. *PLoS Negl Trop Dis.* 2013 Oct. 10;7(10):e2302.

25. Francis BR, da Silva Júnior NJ, Seebart C et al. Toxins isolated from the venom of the Brazilian coral snake (*Micrurus frontalis frontalis*) include hemorrhagic type phospholipases A2 and postsynaptic neurotoxins. *Toxicon*. 1997;35:1193-203.
26. Barros AC, Fernandes DP, Ferreira LC et al. Local effects induced by venoms from five species of genus *Micrurus* sp. (coral snakes). *Toxicon*. 1994;32:445-52.
27. Tambourgi DV, dos Santos MC, Furtado Mde F et al. Pro-inflammatory activities in elapid snake venoms. *Br J Pharmacol*. 1994;112:723-27.
28. Correia JM, Santana NPL, Pinho MSS et al. Poisoning due to Philodryas olfersii (Lichtenstein, 1823) attended at Restauração Hospital in Recife, State of Pernambuco, Brazil: case report. *Rev Soc Bras Med Trop*. 2010 June 43(3):336-8.
29. Teixeira da Rocha MM, Furtado MFD. Análise das atividades biológicas dos venenos de *Philodryas olfersii* (Lichtenstein) e *P. patagoniensis* (Girard) (Serpentes, Colubridae). *Rev Bras Zool*. 2007;24:410-8.
30. dos Santos-Costa MC, Outeiral AB, D'Agostini FM et al. Envenomation by the neotropical colubrid Boiruna maculata (Boulenger, 1896): a case report. *Rev Inst Med Trop*. São Paulo. 2000 Oct.;42(5):283-6.

LEITURA RECOMENDADA

Açikalin A, Gökel Y, Kuvandik G et al. The efficacy of low-dose antivenom therapy on morbidity and mortality in snakebite cases. *Am J Emerg Med*. 2008 May;26(4):402-7.

Ahmed SM, Khan M, Zaka-Ur-Rab Z et al. Hypertensive encephalopathy following snake bite in a child: a diagnostic dilemma. *Indian J Crit Care Med*. 2013 Mar.;17(2):111-2.

Albuquerque HN, Costa TBG, Cavalcanti MLF. Estudo dos acidentes ofídicos provocados por serpentes do gênero *Bothrops* notificados no Estado da Paraíba. *Rev Bio Ciênc Terra*. 2004;5:1-7.

Amaral CF, Campolina D, Dias MB et al. Tourniquet ineffectiveness to reduce the severity of envenoming after Crotalus durissus snake bite in Belo Horizonte, Minas Gerais, Brazil. *Toxicon*. 1998 May;36(5):805-8.

Anz AW, Schweppe M, Halvorson J et al. Management of venomous snakebite injury to the extremities. *J Am Acad Orthop Surg*. 2010 Dec.;18(12):749-59.

Asega AF, Oliveira AK, Menezes MC et al. Interaction of Bothrops jararaca venom metalloproteinases with protein inhibitors. *Toxicon*. 2014 Mar.;80:1-8.

Ashwin PT, Mehta P, Tailor R et al. Challenges in the management of ocular snake-bite injuries. *Int Ophthalmol*. 2010 Dec.;30(6):633-5.

Azevedo-Marques MM, Hering SE, Cupo P. Evidence that Crotalus durissus terrificus (South American rattlesnake) envenomation in humans causes myolysis rather than hemolysis. *Toxicon*. 1987;25(11):1163-8.

Baldé MC, Chippaux JP, Boiro MY et al. Use of antivenoms for the treatment of envenomation by Elapidae snakes in Guinea, SubSaharan Africa. *J Venom Anim Toxins Incl Trop Dis*. 2013 Mar. 28;19(1):6.

Barone JM, Frezzatti R, Silveira PF. Effects of N-acetyl-L-cysteine on redox status and markers of renal function in mice inoculated with Bothropsjararaca and Crotalus durissus terrificus venoms. *Toxicon*. 2014 Mar.;79:1-10.

Barraviera B, Bonjorno Júnior JC, Arkaki D et al. A retrospective study of 40 victims of crotalus snake bites. Analysis of the hepatic necrosis observed in one patient. *Rev Soc Bras Med Trop*. 1989 Jan.-Mar.;22(1):5-12.

Bjarnason JB, Fox JW. Hemorrhagic metalloproteinases from snake venoms. *Pharmacol Ther*. 1994;62:325-72.

Bobány Dde M, Muniz IM, de Queiroz GB et al. What is your diagnosis? Snakebite injury. *J Avian Med Surg*. 2013 Dec.;27(4):319-21.

Boldrini-França J, Corrêa-Netto C, Silva MM et al. Snake venomics and antivenomics of Crotalus durissus subspecies from Brazil: assessment of geographic variation and its implication on snakebite management. *J Proteomics*. 2010 Aug. 5;73(9):1758-76.

Bortoleto RK, Ward RJ, Giglio JR et al. Crystallization of bothropstoxin II isolated from the venom of Bothrops jararacussu. *Toxicon*. 1996 May;34(5):614-7.

Bregge-Silva C, Nonato MC, de Albuquerque S et al. Isolation and biochemical, functional and structural characterization of a novel L-amino acid oxidase from Lachesis muta snake venom. *Toxicon*. 2012 Dec. 1;60(7):1263-76.

Bucaretchi F, De Capitani EM, Branco MM et al. Coagulopathy as the main systemic manifestation after envenoming by a juvenile South American rattlesnake (Crotalus durissus terrificus): case report. *Clin Toxicol* (Phila). 2013 July;51(6):505-8.

Bucaretchi F, de Capitani EM, Hyslop S et al. Compartment syndrome after Bothrops jararaca snakebite: monitoring, treatment, and outcome. *Clin Toxicol* (Phila). 2010 Jan.;48(1):57-60.

Bucaretchi F, Hyslop S, Mello SM, Vieira RJ. Bothrops snakebite on the head: case report and review of the literature. *Ann Trop Med Parasitol*. 2007 Dec.;101(8):733-43.

Calvete JJ. Snake venomics: from the inventory of toxins to biology. *Toxicon*. 2013 Dec. 1;75:44-62.

Campos LB, Pucca MB, Roncolato EC et al. In vitro comparison of enzymatic effects among Brazilian Bothrops spp. venoms. *Toxicon*. 2013 Dec. 15;76:1-10.

Campos LB, Pucca MB, Roncolato EC et al. Analysis of phospholipase A2, L-amino acid oxidase, and proteinase enzymatic activities of the Lachesis muta rhombeata venom. *J Biochem Mol Toxicol*. 2012 Aug.;26(8):308-14.

Carbajal-Saucedo A, Floriano RS, Dal Belo CA et al. Neuromuscular activity of Micrurus laticollaris (Squamata: Elapidae) venom *in vitro*. *Toxins* (Basel). 2014 Jan. 17;6(1):359-70.

Cardoso JL, Fan HW, França FO et al. Randomized comparative trial of three antivenoms in the treatment of envenoming by lance-headed vipers (Bothrops jararaca) in São Paulo, Brazil. *Q J Med*. 1993 May;86(5):315-25.

Cardoso JLC, França FOS, Wen FH et al. *Animais peçonhentos no Brasil. Biologia, clínica e terapêutica dos acidentes*. 2. ed. São Paulo: Sarvier; 2009.

Caricati CP, Oliveira-Nascimento L, Yoshida JT et al. Safety of snake antivenom immunoglobulins: efficacy of viral inactivation in a complete downstream process. *Biotechnol Prog*. 2013 July-Aug.;29(4):972-9.

Chávez-Olórtegui C, Penaforte CL, Silva RR et al. An enzyme-linked immunosorbent assay (ELISA) that discriminates between the venoms of Brazilian Bothrops species and Crotalus durissus. *Toxicon*. 1997 Feb.;35(2):253-60.

Cherian AM, Girish TS, Jagannati M, Lakshmi M. High or low a trial of low dose anti snake venom in the treatment of poisonous snakebites. *J Assoc Physicians India*. 2013 June;61(6):387-9, 396.

Chu ER, Weinstein SA, White J, Warrell DA. Venom ophthalmia caused by venoms of spitting elapid and other snakes: report of ten cases with review of epidemiology, clinical features, pathophysiology and management. *Toxicon*. 2010 Sept. 1;56(3):259-72.

Collaço Rde C, Cogo JC, Rodrigues-Simioni L et al. Protection by Mikania laevigata (guaco) extract against the toxicity of Philodryas olfersii snake venom. *Toxicon*. 2012 Sept. 15;60(4):614-22.

Collares-Buzato CB, da Cruz-Höfling MA. Disarray of glomerular and tubular cell adhesion molecules in the course of experimental Bothrops moojenienvenomation. *Toxicon*. 2014 Feb.;78:41-6.

Cordasco R, Jones W, Liddell W. Treatment of the pediatric snakebite victim. *Air Med J*. 2001 Mar.-Apr.;20(2):32-4.

Coronado MA, Georgieva D, Buck F et al. Purification, crystallization and preliminary X-ray diffraction analysis of crotamine, a myotoxic polypeptide from the Brazilian snake Crotalus durissus terrificus. *Acta Crystallogr Sect F Struct Biol Cryst Commun*. 2012 Sept. 1;68(Pt 9):1052-4.

Cremonez CM, Leite FP, Bordon Kde C et al. Experimental Lachesis muta rhombeata envenomation and effects of soursop (Annona muricata) as natural antivenom. *J Venom Anim Toxins Incl Trop Dis*. 2016 Mar. 22:12.

Cubitt M, Armstrong J, McCoubrie D et al. Point-of-care testing in snakebite: an envenomed case with false negative coagulation studies. *Emerg Med Australas*. 2013 Aug.;25(4):372-3.

Cupo P, de Azevedo-Marques MM, Hering SE. Absence of myocardial involvement in children victims of Crotalus durissus terrificus envenoming. *Toxicon*. 2003 Dec.;42(7):741-5.

de Araújo ME, dos Santos AC. Cases of human envenoming caused by Philodryas olfersii and Philodryas patagoniensis (Serpentes:Colubridae). *Rev Soc Bras Med Trop*. 1997 Nov-Dec;30(6):517-9.

de Medeiros CR, Hess PL, Nicoleti AF et al. Bites by the colubrid snake Philodryas patagoniensis: a clinical and epidemiological study of 297 cases. *Toxicon*. 2010 Nov.;56(6):1018-24.

de Morais IC, Torres AF, Pereira GJ et al. Bothrops leucurus venom induces nephrotoxicity in the isolated perfused kidney and cultured renal tubular epithelia. *Toxicon*. 2013. Jan.;61:38-46.

de Morais NC, Neves Mamede CC, Fonseca KC et al. Isolation and characterization of moojenin, an acid-active, anticoagulant metalloproteinase from Bothrops moojeni venom. *Toxicon*. 2012 Dec. 1;60(7):1251-8.

de Oliveira EC, Anholeti MC, Domingos TF et al. Inhibitory effect of the plant Clusia fluminensis against biological activities of Bothrops jararaca snake venom. *Nat Prod Commun*. 2014 Jan.;9(1):21-5.

de Oliveira EC, Fernandes CP, Sanchez EF et al. Inhibitory effect of plant Manilkara subsericea against biological activities of Lachesis muta snake venom. *Biomed Res Int*. 2014;2014:408068.

de Oliveira Junior NG, e Silva Cardoso MH, Franco OL. Snake venoms: attractive antimicrobial proteinaceous compounds for therapeutic purposes. *Cell Mol Life Sci*. 2013 Dec.;70(24):4645-58.

de Rezende NA, Torres FM, Dias MB et al. South American rattlesnake bite (Crotalus durissus SP) without envenoming: insights on diagnosis and treatment. *Toxicon*. 1998 Dec.;36(12):2029-32.

de Sousa FC, Jorge AR, de Menezes RR et al. Bothrops erythromelas venom induces apoptosis on renal tubular epithelial cells. *Toxicon*. 2016 Apr. 23;118:82-5.

Del Brutto OH. Neurological effects of venomous bites and stings: snakes, spiders, and scorpions. *Handb Clin Neurol*. 2013;114:349-68.

Dharod MV, Patil TB, Deshpande AS et al. Clinical predictors of acute kidney injury following snake bite envenomation. *N Am J Med Sci*. 2013 Oct.;5(10):594-9.

Dias GS, Kitano ES, Pagotto AH et al. Individual variability in the venom proteome of juvenile Bothrops jararaca specimens. *J Proteome Res.* 2013 Oct. 4;12(10):4585-98.

Duarte MR, Menezes FA. Is the population of Crotalus durissus (Serpentes, Viperidae) expanding in Brazil? *J Venom Anim Toxins Incl Trop Dis.* 2013 Dec. 5;19(1):30.

Evans DD, Nelson LW. Treating venomous snakebites in the United States: a guide for nurse practitioners. *Nurse Pract.* 2013 July 10;38(7):13-22.

Faioli CN, Domingos TF, de Oliveira EC et al. Appraisal of antiophidic potential of marine sponges against Bothrops jararaca and Lachesis muta venom. *Toxins* (Basel). 2013 Oct. 17;5(10):1799-813.

Fan HW, Marcopito LF, Cardoso JL et al. Sequential randomised and double blind trial of promethazine prophylaxis against early anaphylactic reactions to antivenom for bothrops snake bites. *BMJ.* 1999 May 29;318(7196):1451-2.

Fernandes CA, Comparetti EJ, Borges RJ et al. Structural bases for a complete myotoxic mechanism: crystal structures of two non-catalytic phospholipases A2-like from Bothrops brazili venom. *Biochim Biophys Acta.* 2013 Dec.;1834(12):2772-81.

Fernandes de Oliveira LM, Ullah A, Masood R et al. Rapid purification of serine proteinases from Bothrops alternatus and Bothrops moojeni venoms. *Toxicon.* 2013 Dec. 15;76:282-90.

Ferraz MC, Yoshida EH, Tavares RV et al. An isoflavone from Dipteryx alata Vogel is active against the *in vitro* neuromuscular paralysis of Bothrops jararacussu snake venom and bothropstoxin I, and prevents venom-induced myonecrosis. *Molecules.* 2014 May 6;19(5):5790-805.

Forks TP. Evaluation and treatment of poisonous snakebites. *Am Fam Physician.* 1994 July;50(1):123-30, 135.

Fortes-Dias CL, Ortolani PL, Fernandes CA et al. Insights on the structure of native CNF, an endogenous phospholipase A2 inhibitor from Crotalus durissus terrificus, the South American rattlesnake. *Biochim Biophys Acta.* 2014 May 9. pii: S1570-9639(14)00116-2.

Franco AT, Silva LM, Costa MS et al. Effect of photobiomodulation on endothelial cell exposed to Bothrops jararaca venom. *Lasers Med Sci.* 2016 July;31(5):1017-25. Doi 10.1007/s10103-016-1941-8 Epub 2016 May 4.

Furtado JL, Oliveira GA, Pontes AS et al. Activation of J77A.1 macrophages by three phospholipases A2 isolated from Bothrops atrox snake venom. *Biomed Res Int.* 2014;2014:683123.

Gaus DP, Herrera DF, Troya CJ, Guevara AH. Management of snakebite and systemic envenomation in rural Ecuador using the 20-minute whole blood clotting test. *Wilderness Environ Med.* 2013 Dec.;24(4):345-50.

Gilio JM, Portaro FC, Borella MI et al. A bradykinin-potentiating peptide (BPP-10c) from Bothrops jararaca induces changes in seminiferous tubules. *J Venom Anim Toxins Incl Trop Dis.* 2013 Nov. 6;19(1):28.

Girish KS, Kemparaju K. Overlooked issues of snakebite management: time for strategic approach. *Curr Top Med Chem.* 2011;11(20):2494-508.

Gremski LH, Chaim OM, Paludo KS et al. Cytotoxic, thrombolytic and edematogenic activities of leucurolysina, a metalloproteinase from Bothrops leucurus snake venom. *Toxicon.* 2007 July;50(1):120-34.

Gutiérrez JM, Lomonte B. Phospholipase A2 myotoxins from Bothrops snake venoms. *Toxicon.* 1995 Nov.;33(11):1405-24.

Haditsch M. Management of snake bites in the tropics – based on the example of Papua New Guinea. *Wien Klin Wochenschr.* 2009 Oct.;121(Suppl 3):53-6.

Hage-Melim LI, Sampaio SV, Taft CA, Silva CH. Phospholipase A2 inhibitors isolated from medicinal plants: alternative treatment against snakebites. *Mini Rev Med Chem.* 2013 July;13(9):1348-56.

Harrison RA, Cook DA, Renjifo C et al. Research strategies to improve snakebite treatment: challenges and progress. *J Proteomics.* 2011 Aug. 24;74(9):1768-80.

Heiner JD, Bebarta VS, Varney SM et al. Clinical effects and antivenom use for snake bite victims treated at three US hospitals in Afghanistan. *Wilderness Environ Med.* 2013 Dec.;24(4):412-6.

Hochedez P, Thomas L, Mehdaoui H. Hyperbaric oxygen therapy after Bothrops lanceolatus snake bites in Martinique: a brief report. *Undersea Hyperb Med.* 2010 Nov.-Dec.;37(6):399-403.

Hodgson PS, Davidson TM. Biology and treatment of the mamba snakebite. *Wilderness Environ Med.* 1996 May;7(2):133-45.

Holve S. Treatment of snake, insect, scorpion, and spider bites in the pediatric emergency department. *Curr Opin Pediatr.* 1996 June;8(3):256-60.

Isbister GK, Brown SG, Page CB et al. Snakebite in Australia: a practical approach to diagnosis and treatment. *Med J Aust.* 2013 Dec. 16;199(11):763-8.

Johnson C, Rimmer J, Mount G et al. Challenges of managing snakebite envenomation in a deployed setting. *J R Army Med Corps.* 2013 Dec.;159(4):307-11.

Jorge MT, Malaque C, Ribeiro LA et al. Failure of chloramphenicol prophylaxis to reduce the frequency of abscess formation as a complication of envenoming by Bothrops snakes in Brazil: a double-blind randomized controlled trial. *Trans R Soc Trop Med Hyg.* 2004 Sept.;98(9):529-34.

Jorge MT, Ribeiro LA, O'Connell JL. Prognostic factors for amputation in the case of envenoming by snakes of the Bothrops genus (Viperidae). *Ann Trop Med Parasitol.* 1999 June;93(4):401-8.

Jorge MT, Ribeiro LA. Antivenom serum doses in the treatment of poisoning by a venomous snake of the genus Bothrops. *Rev Assoc Med Bras.* 1997 Jan.-Mar.;43(1):74-6.

Jorge MT, Sano-Martins IS, Tomy SC *et al.* Snakebite by the bushmaster (Lachesis muta) in Brazil: case report and review of the literature. *Toxicon.* 1997 Apr.;35(4):545-54.

Khimani A, McNierney A, Surani S, Surani S. Snake envenomation causing distant tracheal myonecrosis. *Case Rep Pulmonol.* 2013;2013:364195.

Krysa-Clark J, Lewis S, Waterworth TA. Management of a snake bite in the field. *J R Army Med Corps.* 2004 June;150(2):97-8.

Kularatne SA, Senanayake N. Venomous snake bites, scorpions, and spiders. *Handb Clin Neurol.* 2014;120:987-1001.

Laohawiriyakamol S, Sangkhathat S, Chiengkriwate P, Patrapinyokul S. Surgery in management of snake envenomation in children. *World J Pediatr.* 2011 Nov.;7(4):361-4.

Larréché S, Imbert P, Mornand P *et al.* Envenomation by Bothrops atrox in a traveler to Manaus, Brazil. *Travel Med Infect Dis.* 2013 May-June;11(3):194-6.

Leite dos Santos GG, Casais e Silva LL, Pereira Soares MB, Villarreal CF. Antinociceptive properties of Micrurus lemniscatus venom. *Toxicon.* 2012 Nov.;60(6):1005-12.

León G, Herrera M, Segura Á *et al.* Pathogenic mechanisms underlying adverse reactions induced by intravenous administration of snakeantivenoms. *Toxicon.* 2013 Dec. 15;76:63-76.

Liebelt EL. New drug therapies for diseases in children: from atypical antipsychotics to antivenom for snakebites. *Curr Opin Pediatr.* 2005 Apr.;17(2):221-2.

Little M. Treatment of snakebite in Australia: gathering the evidence. *Med J Aust.* 2013 Dec. 16;199(11):723-4.

Lomeo RD, Gonçalves AP, Silva CN *et al.* Crotoxin from Crotalus durissus terrificus snake venom induces the release of glutamate from cerebrocortical synaptosomes via N and P/Q calcium channels. *Toxicon.* 2014 Apr. 19;85C:5-16.

Maduwage K, O'Leary MA, Isbister GK. Diagnosis of snake envenomation using a simple phospholipase A2 assay. *Sci Rep.* 2014 Apr. 29;4:4827.

Mamede CC, de Queiroz MR, Fonseca KC *et al.* Histological and ultrastructural analyses of muscle damage induced by a myotoxin isolated from Bothrops alternatus snake venom. *Protein Pept Lett.* 2013 Feb.;20(2):192-9.

Manock SR, Suarez G, Graham D *et al.* Neurotoxic envenoming by South American coral snake (Micrurus lemniscatus helleri): case report from eastern Ecuador and review. *Trans R Soc Trop Med Hyg.* 2008 Nov.;102(11):1127-32.

Marangoni FA, Ponce-Soto LA, Marangoni S, Landucci EC. Unmasking snake venom of Bothrops leucurus: purification and pharmacological and structural characterization of new PLA2 Bleu TX-III. *Biomed Res Int.* 2013;2013:941467.

Markland FS. Snake venoms and the hemostatic system. *Toxicon.* 1998;36:1749-800.

McCleary RJ, Kini RM. Snake bites and hemostasis/thrombosis. *Thromb Res.* 2013 Dec.;132(6):642-6.

McGrath T, Hamilton R. Hyperbaric oxygen in the treatment of venomous snake bites. *Undersea Hyperb Med.* 2010 Nov-Dec.;37(6):393-4.

Menaldo DL, Bernardes CP, Pereira JC *et al.* Effects of two serine proteases from Bothrops pirajai snake venom on the complement system and the inflammatory response. *Int Immunopharmacol.* 2013 Apr.;15(4):764-71.

Mendes MM, Vieira SA, Gomes MS *et al.* Triacontyl p-coumarate: an inhibitor of snake venom metalloproteinases. *Phytochemistry.* 2013 Feb.;86:72-82.

Milani Júnior R, Jorge MT, de Campos FP *et al.* Snake bites by the jararacuçu (Bothrops jararacussu): clinicopathological studies of 29 proven cases in São Paulo State, Brazil. *QJM.* 1997 May;90(5):323-34.

Morais V, Berasain P, Ifrán S *et al.* Humoral immune responses to venom and antivenom of patients bitten by Bothrops snakes. *Toxicon.* 2012 Feb.;59(2):315-9.

Moreira V, Lomonte B, Vinolo MA *et al.* An Asp49 Phospholipase A2 from snake venom induces cyclooxygenase-2 expression and prostaglandin E2 production via activation of NF-êB, k38MAPK, and PKC in macrophages. *Mediators Inflamm.* 2014;2014:105879.

Mosquera A, Idrovo LA, Tafur A, Del Brutto OH. Stroke following Bothrops spp. snakebite. *Neurology.* 2003 May 27;60(10):1577-80.

Moujahid A, Laoutid J, Hajbi H *et al.* Plasma exchange therapy in a severe snake bite victim. *Ann Fr Anesth Reanim.* 2009 Mar.;28(3):258-60.

Moura-da-Silva AM, Baldo C. Jararhagin, a hemorrhagic snake venom metalloproteinase from Bothrops jararaca. *Toxicon.* 2012 Sept. 1;60(3):280-9.

Naumann GB, Silva LF, Silva L *et al.* Cytotoxicity and inhibition of platelet aggregation caused by an l-amino acid oxidase from Bothrops leucurus venom. *Biochim Biophys Acta.* 2011 July;1810(7):683-94.

Nishijima CM, Rodrigues CM, Silva MA *et al.* Anti-hemorrhagic activity of four Brazilian vegetable species against Bothrops jararaca venom. *Molecules.* 2009 Mar. 9;14(3):1072-80.

O'Connor AD, Ruha AM, Levine M. Pressure immobilization bandages not indicated in the pre-hospital management of North American snakebites. *J Med Toxicol.* 2011 Sept.;7(3):251.

Okamoto DN, Kondo MY, Oliveira LC et al. P-I class metalloproteinase from Bothrops moojeni venom is a post-proline cleaving peptidase with kininogenase activity: insights into substrate selectivity and kinetic behavior. *Biochim Biophys Acta*. 2014 Mar.;1844(3):545-52.

Ownby CL, Reisbeck SL, Allen R. Levels of therapeutic antivenin and venom in a human snakebite victim. *South Med J*. 1996 Aug.;89(8):803-6.

Ozay G, Bosnak M, Ece A et al. Clinical characteristics of children with snakebite poisoning and management of complications in the pediatric intensive care unit. *Pediatr Int*. 2005 Dec.;47(6):669-75.

Pantanowitz L, Guidozzi F. Management of snake and spider bite in pregnancy. *Obstet Gynecol Surv*. 1996 Oct.;51(10):615-20.

Pardal PP, Souza SM, Monteiro MR et al. Clinical trial of two antivenoms for the treatment of Bothrops and Lachesis bites in the north eastern Amazon region of Brazil. *Trans R Soc Trop Med Hyg*. 2004 Jan.;98(1):28-42.

Parker-Cote JL, O'Rourke DP, Miller SN et al. Trypsin and rosmarinic acid reduce the toxicity of Micrurus fulvius venom in mice. *Clin Toxicol* (Phila). 2014 Feb.;52(2):118-20.

Pearson CA. High-voltage shock treatment for snake bite. *Lancet*. 1986 Aug. 23;2(8504):461.

Peichoto ME, Tavares FL, Santoro ML, Mackessy SP. Venom proteomes of South and North American opisthoglyphous (Colubridae and Dipsadidae) snake species: a preliminary approach to understanding their biological roles. *Comp Biochem Physiol Part D Genomics Proteomics*. 2012 Dec.;7(4):361-9.

Pidde-Queiroz G, Furtado Mde F, Filgueiras CF et al. Human complement activation and anaphylatoxins generation induced by snake venom toxins from Bothropsgenus. *Mol Immunol*. 2010 Oct.;47(16):2537-44.

Pinho FM, Zanetta DM, Burdmann EA. Acute renal failure after Crotalus durissus snakebite: a prospective survey on 100 patients. *Kidney Int*. 2005 Feb.;67(2):659-67.

Pla D, Sanz L, Molina-Sánchez P, Zorita V et al. Snake venomics of Lachesis muta rhombeata and genus-wide antivenomics assessment of the paraspecific immunoreactivity of two antivenoms evidence the high compositional and immunological conservation across Lachesis. *J Proteomics*. 2013 Aug. 26;89:112-23.

Pochanugool C, Limthongkul S, Wilde H. Management of thai cobra bites with a single bolus of antivenin. *Wilderness Environ Med*. 1997 Feb.;8(1):20-3.

Prabhakar A, Gupta V, Bhansali A et al. Hypopitutarism secondary to snake envenomation. *Neurol India*. 2013 May-June;61(3):310-1.

Rao CP, Shivappa P, Mothi VR. Fatal snake bites – sociodemography, latency pattern of injuries. *J Occup Med Toxicol*. 2013 Mar. 25;8(1):7.

Rey-Suárez P, Floriano RS, Rostelato-Ferreira S et al. Mipartoxin-I, a novel three-finger toxin, is the major neurotoxic component in the venom of the redtail coral snake Micrurus mipartitus (Elapidae). *Toxicon*. 2012 Oct.;60(5):851-63.

Ribeiro CB, dos Santos JC, Silva JM et al. Crotalus durissus collilineatus venom induces TNF-α and IL-10 production in human peripheral blood mononuclear cells. *ISRN Inflamm*. 2014 Jan. 19;2014:563628.

Ribeiro LA, Puorto G, Jorge MT. Bites by colubrid snake *Philodryas olfersii*: a clinical and epidemiological study of 43 cases. *Toxicon*. 1999;37:943-8.

Ribeiro LA, Jorge MT. Bites by snakes in the genus Bothrops: a series of 3,139 cases. *Rev Soc Bras Med Trop*. 1997 Nov.-Dec.;30(6):475-80.

Ribeiro LA, Puorto G, Jorge MT. Bites by the colubrid snake Philodryas olfersii: a clinical and epidemiological study of 43 cases. *Toxicon*. 1999 June;37(6):943-8.

Rocha MM, Paixão-Cavalcante D, Tambourgi DV, Furtado Mde F. Duvernoy's gland secretion of Philodryas olfersii and Philodryas patagoniensis (Colubridae): neutralization of local and systemic effects by commercial bothropic antivenom (Bothrops genus). *Toxicon*. 2006 Jan.;47(1):95-103.

Roncolato EC, Pucca MB, Funayama JC et al. Human antibody fragments specific for Bothrops jararacussu venom reduce the toxicity of other Bothrops sp. venoms. *J Immunotoxicol*. 2013 Apr.-June;10(2):160-8.

Rosenthal R, Meier J, Koelz A et al. Intestinal ischemia after bushmaster (Lachesis muta) snakebite – a case report. *Toxicon*. 2002 Feb.;40(2):217-20.

Salvador GH, Cavalcante WL, dos Santos JI et al. Structural and functional studies with mytoxin II from Bothrops moojeni reveal remarkable similarities and differences compared to other catalytically inactive phospholipases A2-like. *Toxicon*. 2013 Sept.;72:52-63.

Sánchez M, Timoniuk A, Maruñak S et al. Biochemical and biological analysis of Philodryas baroni (baron's green racer; Dipsadidae) venom: relevance to the findings of human risk assessment. *Hum Exp Toxicol*. 2014 Jan.;33(1):22-31.

Sano-Martins IS, Tomy SC, Campolina D et al. Coagulopathy following lethal and non-lethal envenoming of humans by the South American rattlesnake (Crotalusdurissus) in Brazil. *QJM*. 2001 Oct.;94(10):551-9.

Santhosh MS, Hemshekhar M, Sunitha K et al. Snake venom induced local toxicities: plant secondary metabolites as an auxiliary therapy. *Mini Rev Med Chem*. 2013 Jan.;13(1):106-23.

Santhosh MS, Sundaram MS, Sunitha K et al. Viper venom-induced oxidative stress and activation of inflammatory cytokines: a therapeutic approach for overlooked issues of snakebite management. *Inflamm Res.* 2013 July;62(7):721-31.

Sasaki J, Khalil PA, Chegondi M et al. Coral snake bites and envenomation in children: a case series. *Pediatr Emerg Care.* 2014 Apr.;30(4):262-5.

Satish R, Kanchan R, Yashawant R et al. Acute MI in a stented patient following snake bite-possibility of stent thrombosis – a case report. *Indian Heart J.* 2013 May-June;65(3):327-30.

Saul ME, Thomas PA, Dosen PJ et al. A pharmacological approach to first aid treatment for snakebite. *Nat Med.* 2011 June 26;17(7):809-11.

Schneider FS, Nguyen DL, Castro KL et al. Use of a synthetic biosensor for neutralizing activity-biased selection of monoclonal antibodies against atroxlysin-I, an hemorrhagic metalloproteinase from Bothrops atrox snake venom. *PLoS Negl Trop Dis.* 2014 Apr. 24;8(4):e2826.

Senthilkumaran S, Menezes RG, Pant S, Thirumalaikolundusubramanian P. Acute acalculous cholecystitis: a rare complication of snake bite. *Wilderness Environ Med.* 2013 Sept.;24(3):277-9.

Setubal Sda S, Pontes AS, Nery NM et al. Effect of Bothrops bilineata snake venom on neutrophil function. *Toxicon.* 2013 Dec. 15;76:143-9.

Setúbal SS, Pontes AS, Furtado JL et al. Action of two phospholipases A2 purified from Bothrops alternatus snake venom on macrophages. *Biochemistry* (Mosc). 2013 Feb.;78(2):194-203.

Sieber M, Bosch B, Hanke W, Fernandes de Lima VM. Membrane-modifying properties of crotamine, a small peptide-toxin from Crotalus durissus terifficus venom. *Biochim Biophys Acta.* 2014 Mar.;1840(3):945-50.

Silveira LB, Marchi-Salvador DP, Santos-Filho NA et al. Isolation and expression of a hypotensive and anti-platelet acidic phospholipase A2 from Bothrops moojeni snakevenom. *J Pharm Biomed Anal.* 2013 Jan. 25;73:35-43.

Singh A, Biswal N, Nalini P et al. Acute pulmonary edema as a complication of anti-snake venom therapy. *Indian J Pediatr.* 2001 Jan.;68(1):81-2.

Stell IM. Management of snake bite. *J Accid Emerg Med.* 1997 Sept.;14(5):349.

Tanaka GD, Pidde-Queiroz G, de Fátima D Furtado M et al. Micrurus snake venoms activate human complement system and generate anaphylatoxins. *BMC Immunol.* 2012 Jan. 16;13:4.

Theakston RD, Fan HW, Warrell DA et al. Use of enzyme immunoassays to compare the effect and assess the dosage regimens of three Brazilian Bothrops antivenoms. The Butantan Institute Antivenom Study Group (BIASG). *Am J Trop Med Hyg.* 1992 Nov.;47(5):593-604.

Toschlog EA, Bauer CR, Hall EL et al. Surgical considerations in the management of pit viper snake envenomation. *J Am Coll Surg.* 2013 Oct.;217(4):726-35.

Tribuiani N, da Silva AM, Ferraz MC et al. Vellozia flavicans Mart. ex Schult. hydroalco-holic extract inhibits the neuromuscular blockade induced by Bothrops jararacussu venom. *BMC Complement Altern Med.* 2014 Feb. 8;14:48.

Varalaxmi B, Ram R, Sandeep P, Siva Kumar V. Posterior reversible encephalopathy syndrome in a patient of snake bite. *J Postgrad Med.* 2014 Jan.-Mar.;60(1):89-90.

Vargas LS, Lara MV, Gonçalves R et al. The intra-hippocampal infusion of crotamine from Crotalus durissus terrificus venom enhances memory persistence in rats. *Toxicon.* 2014 May 9;85C:52-58.

Vieira LF, Magro AJ, Fernandes CA et al. Biochemical, functional, structural and phylogenetic studies on Intercro, a new isoform phospholipase A2 from Crotalus durissus terrificus snake venom. *Biochimie.* 2013 Dec.;95(12):2365-75.

Wall C. British Military snake-bite guidelines: pressure immobilization. *J R Army Med Corps.* 2012 Sept.;158(3):194-8.

Warrell DA. Commissioned article: management of exotic snakebites. *QJM.* 2009 Sept.;102(9):593-601.

Warrell DA. Treatment of bites by adders and exotic venomous snakes. *BMJ.* 2005 Nov. 26;331(7527):1244-7.

Weinstein SA, White J, Keyler DE, Warrell DA. Non-front-fanged colubroid snakes: a current evidence-based analysis of medical significance. *Toxicon.* 2013 July;69:103-13.

Yamashita KM, Alves AF, Barbaro KC, Santoro ML. Bothrops jararaca venom metalloproteinases are essential for coagulopathy and increase plasma tissue factor levels during envenomation. *PLoS Negl Trop Dis.* 2014 May 15;8(5):e2814.

Yonamine CM, Kondo MY, Juliano MA et al. Kinetic characterization of gyroxin, a serine protease from Crotalus durissus terrificus venom. *Biochimie.* 2012 Dec.;94(12):2791-3.

Yonamine CM, Kondo MY, Nering MB et al. Enzyme specificity and effects of gyroxin, a serine protease from the venom of the South American rattlesnake Crotalus durissus terrificus, on protease-activated receptors. *Toxicon.* 2014 Mar.;79:64-71.

Zaqueo KD, Kayano AM, Simões-Silva R et al. Isolation and biochemical characterization of a new thrombin-like serine protease from Bothrops pirajai snakevenom. *Biomed Res Int.* 2014;2014:595186.

Zengin S, Al B, Yarbil P et al. Oxidant/antioxidant status in cases of snake bite. *J Emerg Med.* 2013 July;45(1):39-45.

Zengin S, Yilmaz M, Al B et al. Plasma exchange as a complementary approach to snake bite treatment: an academic emergency department's experiences. *Transfus Apher Sci.* 2013 Dec.;49(3):494-8.

Zingali RB, Ferreira MS, Assafim M et al. Bothrojaracin, a Bothrops jararaca snake venom-derived (pro)thrombin inhibitor, as an anti-thrombotic molecule. *Pathophysiol Haemost Thromb.* 2005;34(4-5):160-3.

ESCORPIONISMO

ASPECTOS GERAIS

Introdução

O nome "escorpião" é derivado do latim – *scorpio/scorpionis* –, e são artrópodes quelicerados, pertencentes ao *Filo Arthropoda* (pernas articuladas), à classe *Arachnida* (por apresentarem oito pernas) e à ordem *Scorpiones*. Em certas regiões brasileiras, os escorpiões são chamados de "lacraus", gerando confusão com as lacraias e centopeias, sendo também confundidos com tesourinhas ou lacrainhas, insetos inofensivos cujo corpo termina em pinça. O envenenamento é causado pela inoculação de toxinas, através de seu "ferrão", podendo determinar alterações locais e sistêmicas.

Existem cerca de 1.500 espécies distribuídas pelo mundo, tendo representantes em todos os continentes, com exceção da Antártida, sendo encontrados em todas as zonas tropicais do planeta. Das seis famílias existentes e entre as centenas de espécies, aproximadamente 30 são de importância médica, pertencentes à família *Buthidae* e *Hemiscorpiidae*.

De acordo com dados epidemiológicos recentes, existem, mundialmente, pelo menos 1,2 milhões de acidentes com escorpiões anualmente e mais de 3.000 mortes registradas, sendo que a letalidade potencial é variada entre as espécies do Novo e do Velho Mundo. Os acidentes usualmente, não fatais e potencialmente fatais, respectivamente, nestas regiões (Fig. 2-1).[1-3]

No mundo muitas espécies estão relacionadas com envenenamentos, como as do gênero *Centruroides*, na América do Norte, *Tityus*, na América do Sul, *Androctonus* e *Buthus*, no norte da África, *Buthotus* e *Leiurus*, no Oriente Médio e *Mesobuthus tamulus*, na Índia.[4]

No Brasil o escorpionismo constitui um sério problema de saúde pública em razão da alta toxicidade do veneno de algumas das espécies presentes no país, a potencial gravidade em seus acidentes, principalmente em crianças picadas pelo *Tityus serrulatus*, e suas enormes populações encontradas em ambientes urbanizados. Entre os anos de 1990 e 1993, por exemplo, foram 24.826 acidentes notificados, com 143 óbitos, sendo cerca de 55% registrados somente no Estado de Minas Gerais, apesar de as regiões Sudeste e Nordeste do Brasil estarem entre as regiões mundiais consideradas com maior incidência de acidente escorpiônico, chegando a cerca de 7.000 casos por ano.

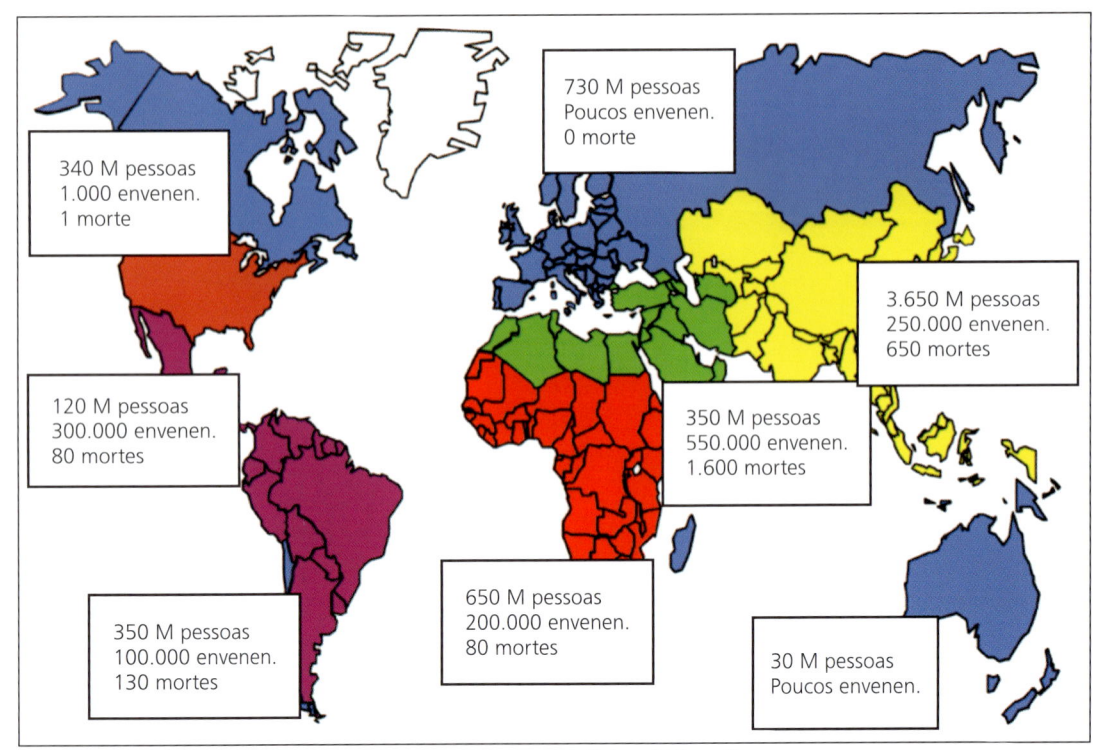

Fig. 2-1. Incidência mundial e mortalidade dos acidentes escorpiônicos.[3] M = milhões; envenen. = envenenamento.

Epidemiologia

No Brasil, a partir da implantação da notificação dos acidentes escorpiônicos no país, desde 1988, vem-se verificando um aumento significativo no número de casos. Sua ocorrência tem caráter predominantemente urbano, tendo-se elevado nos últimos anos, particularmente nos estados do Nordeste e Sudeste, chegando a mais de 35.000 acidentes em 2005, um aumento de 55% em relação ao ano de 2004, baixando para 33.000 casos em 2006; em 2007, o número de notificações no país foi de 37.441, aumentando para 51.457 casos em 2010; já em 2012 ultrapassou 65.000 notificações, representando 45% do total de notificações por acidentes com animais peçonhentos no ano. A maior incidência também ocorre no Nordeste: 31,5 casos por 100.000 habitantes, superando a média de incidência nacional de 2012, de 26,3/100.000 habitantes. A maioria dos acidentes é classificada como leve e não requer soroterapia, podendo ser tratados na unidade de saúde mais próxima do local de ocorrência.

Existem seis superfamílias de escorpiões, sendo que 16 a 20 famílias possuem glândulas venenosas. Estão presentes, geralmente, em regiões temperadas e tropicais, especialmente nas latitudes mais ou menos 50 graus Norte e Sul. São artrópodes pertencentes à classe *Arachnida* e ordem *Scorpiones*. Existem, no mundo, cerca de 1.500 espécies. Atualmente são reconhecidas cerca de 20 famílias e 165 gêneros. As espécies mais perigosas para o homem, em nosso país, pertencem a quatro famílias, sendo *Buthidae* a mais importante; ela possui cerca de 550 espécies, sendo que apenas 25 têm veneno com potencialidade para provocar acidentes importantes no ser humano. No gênero *Tityus*, encontram-se as espécies causadoras dos acidentes mais graves. Os acidentes por *Tityus serrulatus* (escorpião amarelo) são mais graves que os provocados por outras espécies deste gênero no Brasil. Por possuírem veneno mais potente, podem, inclusive, causar muitos óbitos, principalmente em crianças com idade inferior a 7 anos, ou desnutridas ou que apresentem cardiopatia prévia.

Os escorpiões existem há centenas de milhões de anos e estão altamente adaptados ao meio ambiente, possuindo grande capacidade de sobrevivência e resistência aos produtos químicos disponíveis para seu controle. Os pesticidas anteriormente utilizados para estas finalidades foram proibidos em decorrência de sua toxicidade e permanência prolongada no meio ambiente. Durante o dia, os escorpiões permanecem sob pedras e troncos podres, na proximidade de construções, lixos domésticos, entulho, dentro de caixas de gordura e esgoto, porões, cemitérios, terrenos baldios e galerias de esgoto, com fartura de baratas para sua alimentação e sem predadores naturais. Possuem hábitos noturnos e também podem ser encontrados dentro das casas, sob tábuas do assoalho, e, frestas das paredes ou junto a rodapés. Escondem-se também dentro de roupas e calçados. Vivem por três a cinco anos, podem passar vários meses sem água ou alimento e crescem através da troca sucessiva de seu exoesqueleto. Alimentando-se de insetos, encontram, nas cidades, um ambiente altamente favorável para sua sobrevivência com muitos locais para se esconderem. O crescimento desordenado e a limpeza urbana desorganizada, e às vezes ausente, fazem do meio urbano seu *habitat* principal nos dias atuais.

As picadas ocorrem mais frequentemente nos períodos quentes e chuvosos, principalmente por causa do desalojamento dos escorpiões de seus esconderijos, ocasionado pela água da chuva, e à maior mobilização, ao saírem à caça de insetos.

O escorpionismo (envenenamento por picada de escorpião ou quadro clínico resultante dela) é uma questão de saúde pública, pela frequência e/ou gravidade dos casos. Logo, sua notificação é obrigatória e deverá seguir uma normatização legal.[5]

Como qualquer outro acidente com animal peçonhento, este evento deverá seguir as mesmas orientações quanto à notificação, porém, deverá ser enquadrado no modelo do SINAN (Sistema de Informação de Agravos de Notificação – Anexo 4) como "Escorpião" (item 45 – número 3). Cabe ressaltar que pode tratar-se de acidente de trabalho e seu devido registro deverá ser observado (Anexo 5 e 6).

Distribuição

Os Estados de Minas Gerais, Bahia e São Paulo são responsáveis pelo maior número de notificações do país, aproximadamente 50% do total, porém, Estados como Pernambuco, Alagoas, Rio Grande do Norte, Paraíba, Espírito Santo e Ceará têm tido aumento significativo nos registros (Quadros 2-1 e 2-2).

O fato de a espécie *Tityus serrulatus* se reproduzir por partenogênese explica, em parte, do ponto de vista de saúde pública, o preocupante aumento da dispersão da espécie, sendo encontrada em Minas Gerais (responsável pela maioria dos acidentes fatais nessa região), na periferia da cidade de São Paulo, no interior do Estado de São Paulo, Recôncavo Baiano, Distrito Federal e norte do Paraná.

A cada dia novas espécies têm sido relatadas como causadoras de acidentes, como o *Tityus adrianoi Lourenço*, reconhecido em 1960 na Serra do Cipó – MG, que foi descrito, recentemente, como causador de acidentes na região metropolitana de Belo Horizonte.

Há relatos de óbitos provocados por *T. stigmurus* (escorpião amarelo) no estado de Pernambuco, espécie que também tem sido capturada em Alagoas. O *T. paraensis* (escorpião preto) é a espécie mais frequente na Amazônia Ocidental (Pará e Marajó), embora quase não haja registro de acidentes por esta espécie.

Vale ressaltar a importância da notificação de todos os casos.

Quadro 2-1. Acidentes por animais peçonhentos

Notificações Registradas no Sistema de Informação de Agravos de Notificação – Sinan Net		
Notificações por UF de Ocorrência e Tipo de Acidente		
Tipo de Acidente: Escorpião		
Período: 2007-2012		
UF de Ocorrência	Escorpião	Total
Rondônia	606	606
Acre	640	640
Amazonas	1.355	1.355
Roraima	286	286
Pará	9.567	9.567
Amapá	806	806
Tocantins	2.325	2.325
Maranhão	1.548	1.548
Piauí	3.275	3.275
Ceará	7.583	7.583
Rio Grande do Norte	13.017	13.017
Paraíba	9.378	9.378
Pernambuco	33.794	33.794
Alagoas	25.872	25.872
Sergipe	3.100	3.100
Bahia	49.743	49.743
Minas Gerais	70.572	70.572
Espírito Santo	8.942	8.942
Rio de Janeiro	1.502	1.502
São Paulo	39.380	39.380
Paraná	4.866	4.866
Santa Catarina	1.219	1.219
Rio Grande do Sul	695	695
Mato Grosso do Sul	2.873	2.873
Mato Grosso	3.356	3.356
Goiás	4.819	4.819
Distrito Federal	1.581	1.581
Total	302.700	302.700

Quadro 2-2. Acidentes por animais peçonhentos

Notificações Registradas no Sistema de Informação de Agravos de Notificação – Sinan Net		
Notificações por UF de Ocorrência e Tipo de Acidente		
Tipo de Acidente: Escorpião		
Período: 2012		
UF de Ocorrência	Escorpião	Total
Rondônia	173	173
Acre	161	161
Amazonas	345	345
Roraima	82	82
Pará	1.806	1.806
Amapá	154	154
Tocantins	551	551
Maranhão	356	356
Piauí	830	830
Ceará	2.353	2.353
Rio Grande do Norte	3.007	3.007
Paraíba	2.451	2.451
Pernambuco	5.694	5.694
Alagoas	5.449	5.449
Sergipe	710	710
Bahia	9.020	9.020
Minas Gerais	14.209	14.209
Espírito Santo	2.112	2.112
Rio de Janeiro	305	305
São Paulo	9.123	9.123
Paraná	1.031	1.031
Santa Catarina	207	207
Rio Grande do Sul	164	164
Mato Grosso do Sul	1.071	1.071
Mato Grosso	810	810
Goiás	1.259	1.259
Distrito Federal	424	424
Total	63.857	63.857

Sazonalidade e ambiente

Todos os escorpiões atuais são terrestres e podem ser encontrados nos mais variados ambientes. São animais carnívoros, alimentando-se, principalmente, de insetos como grilos e baratas. Seus predadores incluem lacraias, aranhas, formigas, lagartos, serpentes, rãs e sapos, aves e alguns mamíferos. Muitas espécies vivem em áreas urbanas, onde encontram abrigo dentro ou próximo das casas, onde dispõem de farta alimentação. São, em geral, animais sedentários, passando cerca de 97% do seu tempo em suas tocas.

Nas cidades, o alimento mais consumido são as baratas. Dessa forma, controlar sua proliferação e evitar os ambientes favoráveis descritos são medidas de controle de escorpiões nesses ambientes. Medidas de controle químico não são efetivas e causam efeitos desalojantes e irritantes nos escorpiões, aumentando o contato com humanos. Um estudo de Albuquerque *et al.*, em 2009, focando a frequência e mortalidade de escorpiões, demonstrou que após a aplicação de inseticidas, 42% dos imóveis estudados apresentaram incidência escorpiônica com uma média de 3 indivíduos/casa, sendo que o maior índice de incidência foi registrado na primeira semana após o tratamento e apenas 7% dos espécimes foram encontrados mortos.

Podem sobreviver vários meses sem alimento ou água, o que torna seu controle muito difícil, porém, ao encontrarem condições favoráveis nas cidades, se instalam onde conseguem seu alimento e abrigo. As espécies que se domiciliam com maior facilidade têm maior probabilidade de ocasionar acidentes em humanos. Os *Tityus serrulatus* vivem de 3 a 5 anos e podem sobreviver vários meses sem alimento e água.

Possuem hábitos noturnos e podem esconder-se da claridade do dia dentro de calçados ou sob peças de roupas deixadas no chão, provocando acidentes. Também se instalam em locais com acúmulo de lixo doméstico, entulhos, materiais de construção como tijolos, telhas e também em sistemas de esgotos, geralmente saindo através dos ralos, caixas de gordura, sob rodapés e assoalhos quebrados e madeiras, podendo ser encontrados tanto em áreas desérticas como em florestas úmidas.

A distribuição do escorpionismo ao longo do ano não é uniforme, porém, coincide com a sazonalidade dos acidentes ofídicos na região sudeste do Brasil. Possui incremento no número de casos nas épocas de calor e chuvas, quando o número de insetos é abundante, coincidindo com o período de maior atividade biológica dos escorpiões e seu período de reprodução, e, por serem mais ativos durante os meses mais quentes do ano, e devido às alterações climáticas do globo, esses animais mantém-se ativos durante o ano todo.

Gêneros envolvidos

Os principais escorpiões de importância médica no Brasil são: *T. serrulatus*, responsável por acidentes de maior gravidade, *T. bahiensis*, *T. stigmurus* e *T. paraensis*.

Faixa etária e sexo

Os acidentes ocorrem com uma leve predominância no sexo masculino, principalmente em indivíduos com idade entre 21-50 anos, enquanto os óbitos ocorrem com maior frequência em acidentes causados por *T. serrulatus*, mais comumente em crianças com menos de 15 anos.

Localização das lesões

As picadas atingem, predominantemente, os membros superiores (52%), principalmente mãos (45%), e membros inferiores (39%), principalmente pés (29%), porém, é possível haver acidentes nos locais mais inusitados, ocorrendo até mesmo em cabeça e região genital.

Gravidade e letalidade

A maioria dos casos tem curso benigno, situando-se a letalidade em 0,2%. Os casos graves e óbitos são mais frequentemente associados a acidentes por *T. serrulatus* em crianças.

Apesar da baixa letalidade, crianças abaixo de 10 anos têm risco mais elevado de evoluir para óbito (0,7%), apesar de alguns autores citarem valores em torno de 2-8%.[6] No ano de 2008, foram registrados 86 óbitos, sendo 52,3% em menores de 14 anos.

Em 2016, Furtado *et al.*, analisando 11.134 acidentes escorpiônicos no Ceará, chegaram a valores similares a outras regiões do Brasil, com casos leves (93,77%), moderados (3,28%) e graves (0,15%), respectivamente.

A título de curiosidade, um estudo realizado por Bucaretichi *et al.*, em 1995, comparou os acidentes causados por *T. Serrulatus* e *T. Bahiensis*, concluindo que a gravidade dos acidentes com o *T. Serrulatus* seria responsável por uma frequência 26,2 vezes maior que os causados por *T. Bahiensis*, com 4,3% e 0,4% dos acidentes e, no caso de acidentes por *T. Serrulatus*, mortalidade de 1% em crianças e 0,4% do total de casos de envenenamentos por esta espécie.[7]

Dessa forma, apesar da intensidade de as manifestações clínicas serem dependentes da quantidade de veneno inoculada, em geral, os adultos apresentam quadro local benigno, enquanto crianças constituem o grupo mais suscetível ao envenenamento sistêmico grave e morte. O atraso no primeiro atendimento também é um fator relacionado com maior chance de evoluir para o óbito (Quadros 2-3 a 2-5).

Quadro 2-3. Acidentes por animais peçonhentos

Notificações Registradas no Sistema de Informação de Agravos de Notificação – Sinan Net					
Notificações por Tipo de Acidente e Classificação Final					
Tipo de Acidente: Escorpião					
Período: 2007-2012					
Tipo de Acidente	**Ign/Branco**	**Leve**	**Moderado**	**Grave**	**Total**
Escorpião	14.686	252.671	31.294	4.049	302.700
Total	14.686	252.671	31.294	4.049	302.700

Quadro 2-4. Acidentes por animais peçonhentos

Notificações Registradas no Sistema de Informação de Agravos de Notificação – Sinan Net		
Notificações por UF de Ocorrência e Tipo de Acidente		
Tipo de Acidente: Escorpião		
Evolução Caso: Óbito pelo Agravo Notificado		
Período: 2007-2012		
UF Ocorrência	**Escorpião**	**Total**
Rondônia	5	5
Amazonas	5	5
Pará	28	28
Maranhão	3	3
Piauí	6	6
Ceará	4	4
Rio Grande do Norte	8	8
Paraíba	9	9
Pernambuco	40	40
Alagoas	2	2
Sergipe	4	4
Bahia	138	138
Minas Gerais	158	158
Espírito Santo	17	17
Rio de Janeiro	4	4
São Paulo	15	15
Rio Grande do Sul	1	1
Mato Grosso do Sul	2	2
Mato Grosso	6	6
Goiás	12	12
Total	467	467

Quadro 2-5. Acidentes por animais peçonhentos

Notificações Registradas no Sistema de Informação de Agravos de Notificação – Sinan Net		
Notificações por UF de Ocorrência e Tipo de Acidente		
Tipo de Acidente: Escorpião		
Evolução Caso: Óbito pelo Agravo Notificado		
Período: 2012		
UF Ocorrência	Escorpião	Total
Rondônia	2	2
Amazonas	3	3
Pará	6	6
Maranhão	1	1
Piauí	1	1
Ceará	2	2
Rio Grande do Norte	4	4
Paraíba	1	1
Pernambuco	13	13
Alagoas	1	1
Bahia	22	22
Minas Gerais	21	21
Espírito Santo	5	5
São Paulo	3	3
Mato Grosso	2	2
Goiás	2	2
Total	89	89

Imunidade e suscetibilidade

Todas as espécies de escorpiões possuem veneno e podem injetá-lo pelo ferrão localizado na extremidade do telson, sendo a toxicidade do veneno em relação ao homem um dos principais fatores determinantes para a periculosidade de uma espécie. Já a gravidade dos acidentes provocados por espécies perigosas, depende da quantidade de veneno injetada, do local da picada e da sensibilidade da pessoa ao veneno, que geralmente é maior quanto mais jovem for a pessoa.

A suscetibilidade está relacionada com a ocorrência de qualquer espécie de escorpião em zonas com contato humano. Áreas com condições favoráveis, como disponibilidade de alimento, abrigo de predação e clima adequado, possuem maior probabilidade de ocorrência de escorpiões, sendo que não existe imunidade adquirida após o acidente escorpiônico (Fig. 2-2).

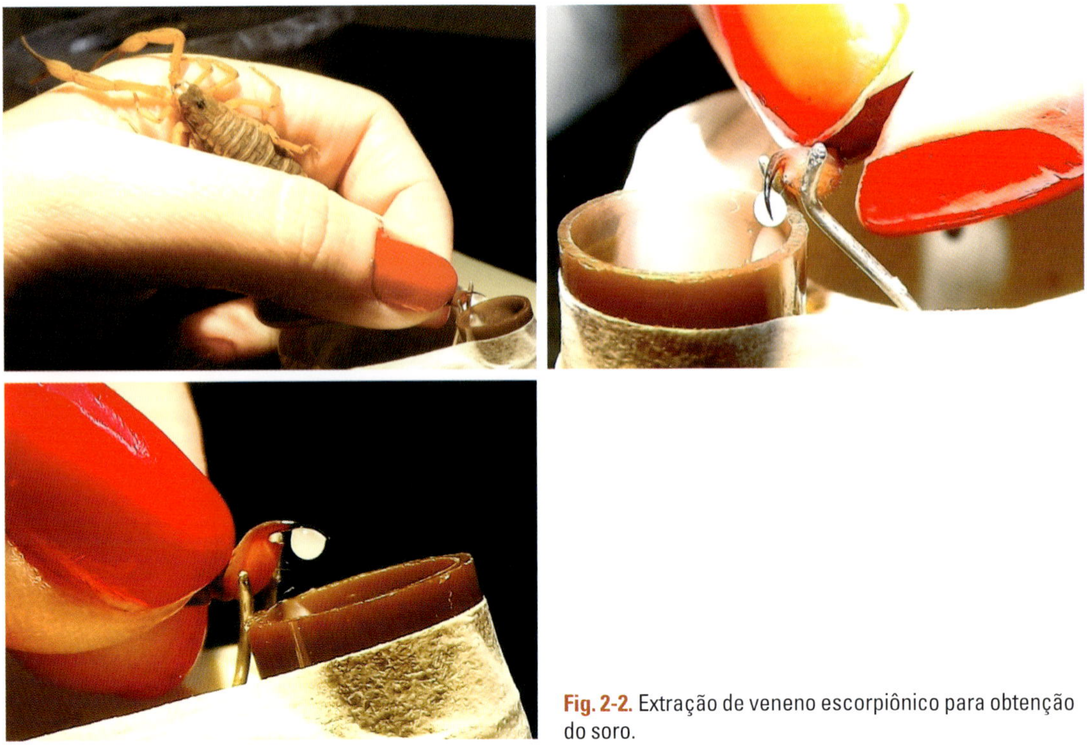

Fig. 2-2. Extração de veneno escorpiônico para obtenção do soro.

ESCORPIÕES DE IMPORTÂNCIA MÉDICA NO BRASIL

Existem cerca de 160 espécies de escorpiões no Brasil, sendo que dessas, os escorpiões de importância médica para o Brasil pertencem ao gênero *Tityus*, com aproximadamente 30 espécies descritas, sendo as principais causadoras do envenenamento humano as seguintes espécies:

A) *Tityus serrulatus* (escorpião-amarelo).
B) *Tityus bahiensis* (escorpião-marrom).
C) *Tityus stigmurus*, espécie mais comum no Nordeste.
D) *Tityus paraensis* (escorpião-preto).

CARACTERÍSTICAS DOS GÊNEROS DE ESCORPIÕES NO BRASIL

Todos os escorpiões atuais são terrestres, sendo encontrados nos mais variados ambientes, escondidos junto às áreas urbanas, onde encontram abrigo dentro ou próximo das casas, dispondo de farta alimentação; além disso, podem sobreviver vários meses sem alimento ou água, o que torna seu controle muito difícil.

Família *Buthidae*
Gênero *Tityus serrulatus*

Conhecido popularmente como **escorpião-amarelo**, o *Tityus serrulatus*; representa a espécie de maior interesse médico pela sua alta adaptação ao meio urbano, grande potencial de gravidade do envenenamento e facilidade de proliferação e reprodução por partenogênese (existem somente fêmeas).

Possui ampla distribuição desde o Paraná até o norte da Bahia, tendo relatos em Sergipe e Alagoas, e região central do país.

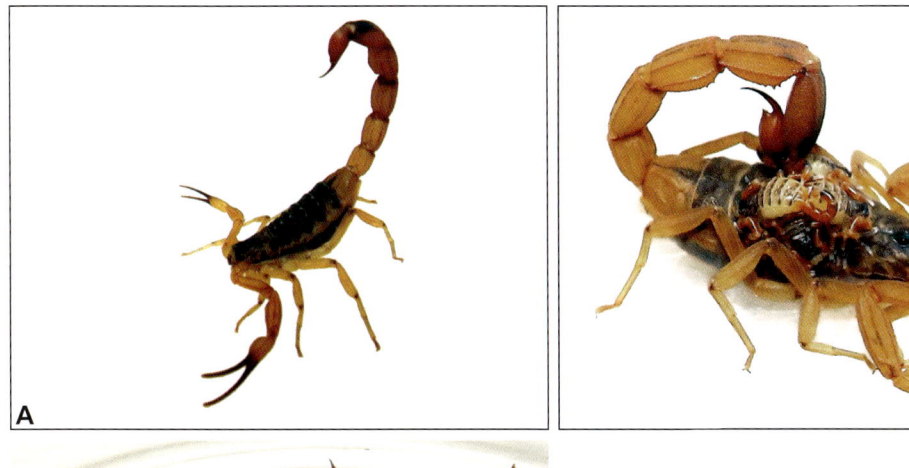

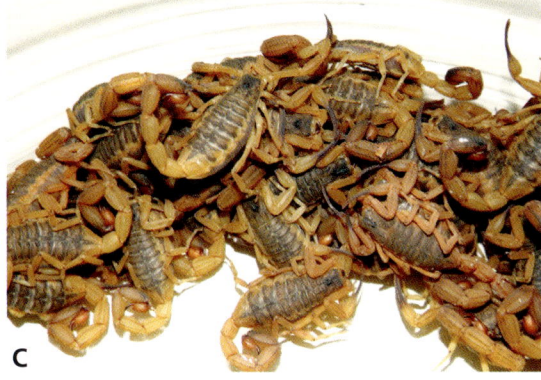

Fig. 2-3. (**A**) *Tytius serrulatus*. (**B**) *Tytius serrulatus* com filhotes em seu dorso. (**C**) *Tytius serrulatus* após a obtenção do veneno.

Os adultos possuem comprimento de 6 a 7 cm com tronco marrom-escuro e pedipalpos, patas e cauda amarelados. Esta última apresenta uma serrilha dorsal em seus dois últimos segmentos, de onde vem o nome *Tityus serrulatus*, e uma mancha escura no lado ventral da vesícula (Fig. 2-3).

Distribuição geográfica

Minas Gerais, Bahia, Espírito Santo, Goiás, Paraná, Rio de Janeiro, Distrito Federal e São Paulo.

Gênero Tityus bahiensis

Conhecido como **escorpião-marrom**, é encontrado em todo o país com exceção da região Norte. É a espécie que mais provoca acidentes no Estado de São Paulo. Os adultos possuem comprimento de 6 a 7 cm e possuem polimorfismo na tonalidade das manchas, porém, em geral, apresentam tronco marrom-escuro, com patas e pedipalpos apresentando manchas escuras, sendo que, nos pedipalpos, as manchas estão situadas nos fêmures e nas tíbias (Fig. 2-4).

Distribuição geográfica

Minas Gerais, Goiás, São Paulo, Mato Grosso do Sul, Paraná, Rio Grande do Sul e Santa Catarina.

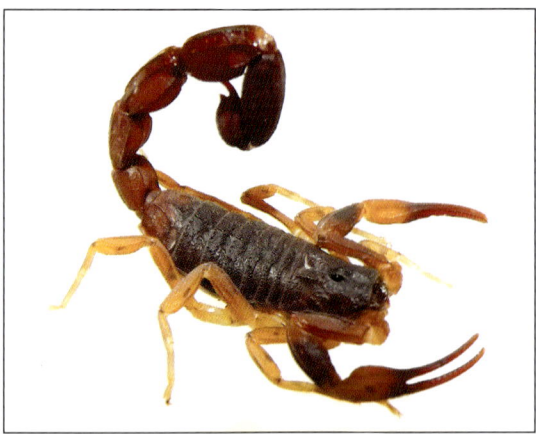

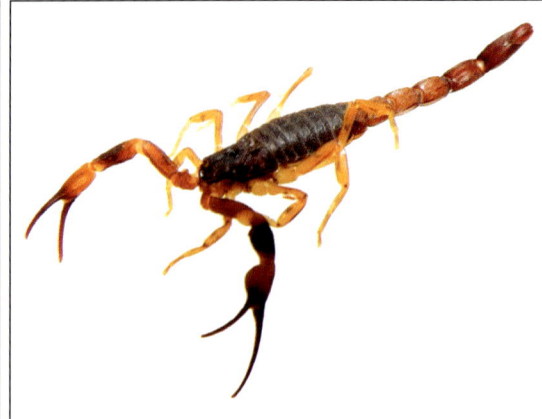

Fig. 2-4. *Tytius bahiensis.*

Gênero *Tityus stigmurus*

É a espécie mais comum no Nordeste e é encontrada em 8 dos 26 Estados brasileiros. Nos adultos seu comprimento varia entre 6 e 7 cm. Possuem tronco amarelo-escuro, semelhante ao *Tityus serrulatus*, apresentando um triângulo negro no cefalotórax no vértice posterior, uma mancha longitudinal escura mediana (estigma de onde vem o nome) e manchas laterais escuras nos tergitos (Fig. 2-5).

Distribuição geográfica

Norte de Minas Gerais e estados da região Nordeste do Brasil.

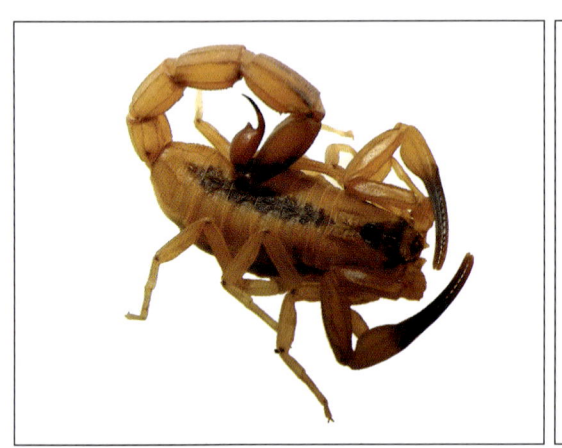

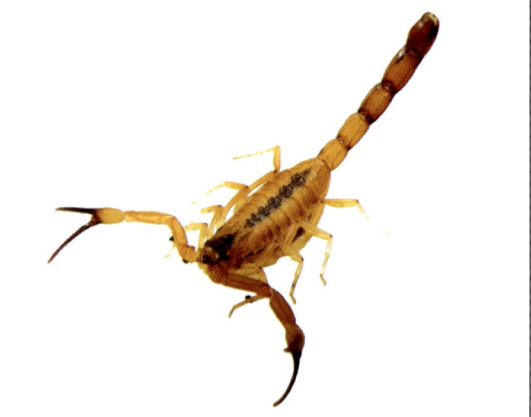

Fig. 2-5. *Tytius stigmurus.*

Gênero *Tityus paraensis*

É detentor de grande variedade de nomenclaturas, e, dependendo da referência, é conhecido no meio acadêmico também como: *Tityus cambridgei, Tityus amazonicus, Tityus obscurus, Tityus sampaio-crulsi, Tityus piceus* e *Tityus werneri*. Possui tronco e pernas escuros, quase negros, sendo que os adultos chegam a ter seu comprimento em torno de 8,5 cm, sendo considerados escorpiões de grande porte (Fig. 2-6).

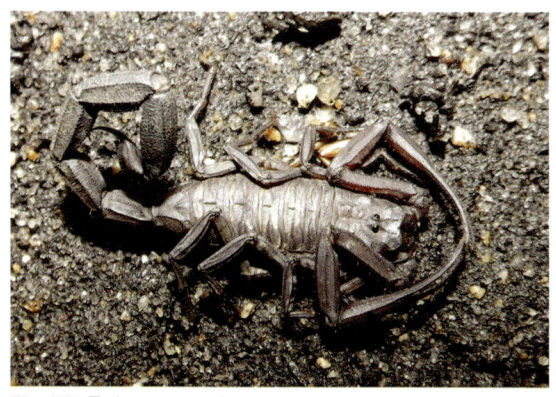

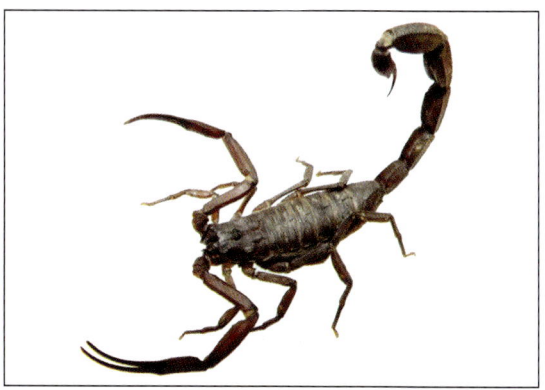

Fig. 2-6. *Tytius paraensis.*

Distribuição geográfica

Região Amazônica e leste do Pará.

Outros escorpiões de menor importância médica também são encontrados no Brasil e estão distribuídos entre outros membros da família *Buthidae* como por exemplo:

Gênero Tityus metuendus

Possuem tronco vermelho-escuro, quase negro, com manchas confluentes amarelo-avermelhadas; patas com manchas amareladas; cauda da mesma cor do tronco apresentando um espessamento dos últimos dois artículos, sendo que os adultos possuem comprimento de 6 a 7 cm (Fig. 2-7).

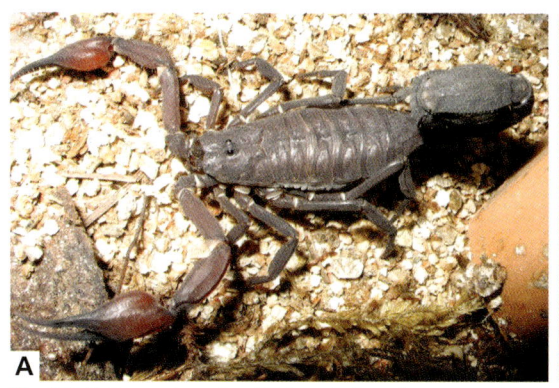

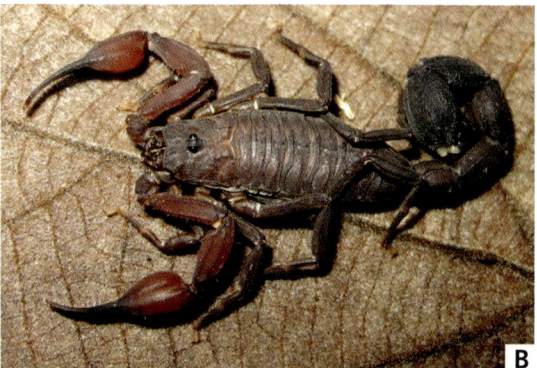

Fig. 2-7. *Tytius metuendus.* (**A**) Foto de http://www.arachnoboards.com/ab/showthread.php?68232-Tityus-Thread/page5 (**B**) Foto de http://scorpiones.pl/forum/viewtopic.php?f=27&t=829

Distribuição geográfica

Amazonas, Acre, oeste do Pará, norte de Rondônia e sul de Roraima.

> Acidentes com:
> - *T. costatus* são relatados nas regiões de MG, ES, RJ, SP, PR, SC, RS.
> - *T. fasciolatus*, nas regiões de GO, DF.
> - *T. silvestris*, nas regiões de AC, AM, AP, PA.
>
> Também são encontradas no Brasil espécies do gênero *Ananteris, Rhopalurus, Bothriurus, Thestylus* e *Broteas*.

CARACTERÍSTICAS DE UM ESCORPIÃO

Os escorpiões ou lacraus possuem uma aparência característica, apresentando **corpo** formado pelo: 1) **tronco**, com **prossoma** (ou cefalotórax), uma carapaça indivisa onde estão situados os olhos e onde são articuladas os quatro pares de pernas, um par de quelíceras e um par de pedipalpos; e **mesossoma** [constituído por placas chamadas tergitos (no dorso e em número de sete) e esternitos (no ventre e em número de cinco)]; e pela 2) **cauda (metassoma):** formada por cinco segmentos, sendo que em seu final situa-se o telson, composto de vesícula e aguilhão (ferrão). A vesícula contém um par de glândulas que produzem e armazenam o veneno que é inoculado pelo ferrão. Esta vesícula de veneno é rodeada por uma camada facilitadora muscular estriada que regula a ejeção de veneno. Esta capacidade explica, em parte, a variação na intensidade dos sintomas e a possibilidade de picadas "secos", ou seja, sem inoculação de veneno (Fig. 2-8).[3]

Escorpiões perigosos tendem a ter pinças aparentemente frágeis, corpos afinados e caudas grossas, características das espécies do gênero *Tityus*. Em oposto, escorpiões com pinças e corpos robustos e caudas finas são característicos de escorpiões não letais.[8]

No Brasil, os escorpiões de importância médica pertencem ao gênero *Tityus*, que é o mais rico em espécies, representando cerca de 60% da fauna escorpiônica neotropical.

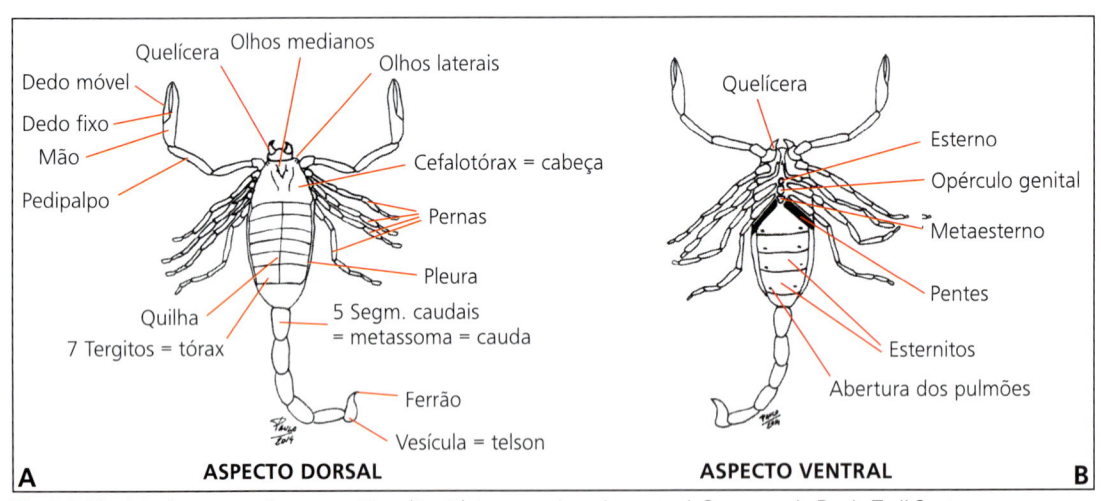

Fig. 2-8. Morfologia externa dos escorpiões. (**A** e **B**) Aspecto dorsal e ventral. Gravuras de Paulo Tedi Costa.

EXAMES COMPLEMENTARES

Diagnóstico

O diagnóstico é eminentemente clínico-epidemiológico e não existe exame laboratorial para confirmação, porém, exames complementares são úteis no acompanhamento de pacientes com manifestações sistêmicas.

Os sintomas desenvolvem-se rapidamente, em poucas horas, levando a uma série de quadros clínicos de acordo com as espécies de escorpião, sendo que, nos casos de manifestações sistêmicas, os distúrbios biológicos mais frequentes são leucocitose, hiperglicemia e acidose láctica, porém, há aumento significativo de biomarcadores para a necrose muscular, (aspartato transaminase, CPK e troponina I), hepática (alanina transaminase, gama glutamil transferase, fosfatase alcalina), especialmente cardíaca e pâncreas (lipases, amilases), dos quais o último tende a ser mais frequente após o envenenamento pelas espécies de *Tityus* sul-americanos. Os eletrólitos são alterados, podendo ocorrer hiponatremia, hipocalcemia, hipercalemia, especialmente no envenenamento grave, anunciando mau prognóstico, enquanto a saturação arterial de oxigênio (SaO_2) é provável que seja inferior a 90%.[3]

Laboratório de apoio

A) **Testes de coagulação:** normalmente não há alteração nos testes de coagulação.
B) **Hemograma completo:** o hemograma costuma apresentar, à admissão do paciente, hiperglicemia (nas formas moderadas e graves nas primeiras horas após a picada), hipopotassemia e leucocitose com neutrofilia (nas formas graves e em cerca de 50% das moderadas), que se normalizam, normalmente, nas primeiras horas após a soroterapia.
C) **Elementos anormais de sedimentação com proteinúria e hematúria quantitativa (EAS + PHQ):** normalmente há glicosúria, podendo ser acompanhada de cetonúria, sendo que nos pacientes graves a mioglobinúria pode ser detectada nas primeiras horas após o acidente.
D) **Eletrólitos (sódio e potássio):** distúrbios como a hipopotassemia se normalizam, normalmente, nas primeiras horas após a soroterapia. Dosagens de magnésio, cálcio, sódio e potássio devem ser solicitadas em razão da relativa frequência de alterações em seus valores.
E) **Ureia e creatinina:** visa a possibilidade de detecção da insuficiência renal aguda através da elevação das escórias.
F) **Outros exames de sangue:** hiperglicemia pode ser encontrada. A amilase apresenta aumentos tardios (elevada em metade dos casos moderados e em cerca de 80% dos casos graves), detectados em dosagens frequentes. Nos casos graves, LDH, CK, CK-MB, troponina I e TGO podem estar normais ou levemente aumentados à admissão, aumentando progressivamente e com perfil enzimático semelhante ao apresentado em um infarto agudo do miocárdio. Hemoglobinemia pode estar presente nas primeiras horas após acidente grave. Nos casos de lesão miocárdica, os níveis de troponina cardíaca, marcador biológico de necrose miocárdica, aumentam entre 24 e 36 horas após a picada.
G) **Métodos de imunodiagnóstico:** o método ELISA pode ser utilizado para quantificar o veneno inoculado, demonstrando o veneno circulante em pacientes apresentando formas moderadas e graves de escorpionismo, porém, exames bioquímicos comuns podem confirmar o diagnóstico.
H) **Gasometria arterial:** podem ocorrer nos pacientes que apresentam vômitos profusos e nos pacientes que evoluem com insuficiência respiratória.
I) **Eletrocardiograma:** taqui ou bradicardia sinusal, extrassístoles ventriculares, distúrbios na repolarização ventricular como inversão da onda T em várias derivações, presença de ondas U proeminentes, alterações semelhantes às observadas no infarto agudo do miocárdio (presença de ondas Q e supra ou infradesnivelamento do segmento ST) e bloqueio na condução atrioventricular ou intraventricular do estímulo. Estas alterações desaparecem em três dias na grande maioria dos casos, mas podem persistir por sete ou mais dias. O ECG inicial geralmente está alterado, normalmente de baixa qualidade em razão da agitação do paciente, devendo ser repetido de maneira seriada por conta das alterações que, em geral, são rapidamente mutáveis.
J) **Radiografia de tórax:** aumento da área cardíaca e sinais de edema pulmonar agudo, com ou sem cardiomegalia.
K) **Ecocardiografia:** evidencia, nas formas graves, disfunção diastólica do ventrículo esquerdo em variados graus, diminuição da fração de ejeção, hipocinesia transitória do septo interventricular e de parede posterior do ventrículo esquerdo, às vezes associadas à regurgitação mitral, sendo estes sinais reversíveis na primeira semana após o acidente.
L) **Tomografia computadorizada:** nos raros casos de pacientes com hemiplegia, a tomografia cerebral computadorizada pode mostrar alterações compatíveis com infarto cerebral.

MEDIDAS INICIAIS

No escorpionismo, o tempo entre o acidente e o início das manifestações sistêmicas graves é bem mais curto do que para os acidentes ofídicos (Anexo 1).

Todos os pacientes, principalmente crianças, picados por *T. serrulatus*, ao apresentarem os primeiros sinais e sintomas de envenenamento sistêmico, devem receber, o mais rapidamente possível, tanto o soro específico quanto cuidados adequados para manutenção das funções vitais.

> Muitas vezes não é possível obter a história de picada e/ou a identificação do agente causal. Nestes casos, o diagnóstico diferencial deve ser feito com acidente por aranha do gênero *Phoneutria*, que provoca quadro local e sistêmico semelhante ao do escorpionismo.

Medidas gerais devem ser tomadas como:

A) Repouso no leito.
B) Limpar o local com água e sabão e não realizar curativos oclusivos.
C) Dieta: manter o paciente em dieta zero, devido à possibilidade de náuseas e vômitos.
D) Acesso venoso periférico: somente nos casos moderados e graves.
E) Elevação do membro: manter elevado e estendido o segmento picado e não realizar torniquete.
F) Analgesia: na maioria dos casos, onde há somente o quadro local, o tratamento é sintomático, através no alívio da dor por infiltração de anestésico sem vasoconstritor (lidocaína 2%). Evitar o uso de anti-inflamatórios não hormonais em razão da nefrotoxicidade. Usar, por exemplo, Dipirona 500 mg VO 6/6 horas; cloridrato de tramadol 50 mg EV ou VO de 8/8 horas.
G) Hidratação: manter o paciente hidratado com solução fisiológica 0,9% (ou ringer-lactato 0,45%), com diurese entre 30 a 40 mL/hora no adulto, e 1 a 2 mL/kg/hora na criança.
H) Antibioticoterapia: o uso de antibióticos deverá ser indicado quando houver evidência de infecção. Dependendo da evolução clínica, poderá ser indicada a associação de cefalosporina de primeira geração (cefalexina 500 mg 6/6 h por 7 dias) podendo estar em associação à clindamicina (600 mg 6/6 h).
I) Profilaxia de tétano: ver profilaxia específica.
J) Controle de sinais vitais e diurese (4/4 horas): nos casos graves de escorpionismo, todos os pacientes, em especial crianças até 7 anos de idade, devem ser monitorizados continuamente em relação à frequência cardíaca e respiratória, oxigenação, pressão arterial, equilíbrio ácido-base e estado de hidratação, objetivando o diagnóstico e tratamento precoce das complicações. Dentre as complicações, as seguintes medidas são indicadas:
   - Bradicardia sinusal associada ao baixo débito cardíaco e bloqueio AV total:
     - Atropina: na dose de 0,01 a 0,02 mg/kg de peso, EV.
   - Hipertensão arterial mantida associada ou não a edema pulmonar agudo:
     - Nifedipina: na dose de 0,5 mg/kg de peso, sublingual.
   - Edema pulmonar agudo:
     - Além das medidas convencionais de tratamento, deve ser considerada a necessidade de ventilação artificial mecânica, dependendo da evolução clínica.
   - Insuficiência cardíaca e choque:
     - Geralmente necessita do emprego de dopamina e/ou dobutamina, nas doses de 2,5 a 20 mg/kg de peso/min, IV contínuo), além das rotinas usuais para estas complicações.
K) Medicação pré-soro (Anexos 2 e 3): o uso deste esquema pré-soro, 20 minutos antes da soroterapia específica, visa a proteção do paciente contra possíveis reações de hipersensibilidade.
   - Antagonistas dos receptores H_1 da histamina:
     - Maleato de dexclorfeniramina: 0,08 mg/kg na criança e 5 mg no adulto, ou
     - Prometazina: 0,6 mg/kg na criança e 25 mg no adulto.

- Antagonistas do receptor H_2 da histamina:
  - Cimetidina: 10 mg/kg na criança e 300 mg no adulto, ou
  - Ranitidina: 2 mg/kg na criança e 100 mg no adulto.
- Hidrocortisona: 10 mg/kg na criança e 500 mg no adulto.

Deve-se estar preparado para utilização de oxigênio, solução aquosa de adrenalina (1:1.000 por via parenteral em doses fracionadas ou 1/3 de ampola subcutânea nos casos leves e moderados, sendo repetida, se necessário), aminofilina (1 a 2 ampolas – 240-480 mg – EV, 12/12 h), soluções salinas e material de intubação para uso imediato, se necessário. A infusão deverá ser feita sob supervisão da equipe médica ou enfermagem.

TIPOS DE ACIDENTE

Acidente por *Tityus*

Os acidentes ocorrem normalmente à noite, perto da casa da vítima, em subúrbios ou centros de cidades pequenas e em áreas rurais. O atendimento médico acaba tendo atraso, normalmente, em até 2 horas após a picada em decorrência da automedicação por parte do paciente, pela dificuldade de acesso ao atendimento médico, seja pela distância ou pela falta de recursos na unidade, sendo que geralmente o atendimento é feito por profissionais de saúde sem treinamento apropriado.

Ações do veneno

Os venenos escorpiônicos são constituídos de fosfolipases, esfingomielinidase, hialuronidase serotonina, acetilcolina, histamina, mucopolissacarídeos, proteases e inibidores de proteases e peptídeos, muitos destes potencializadores de respostas nos peptídeos-endógenos da vítima, com liberação de IL-1β, IL-6, IL-8, IL-10, óxido nitroso, TNF-α, IL-1α, IL-1β, IFN-γ, e fator estimulador de colônias de granulócitos e macrófagos (GM-CSF), como no caso do envenenamento por *Tityus serrulatus*, auxiliando na formação do quadro clínico.[9]

Estes venenos possuem como principal rota de excreção o fígado e o rim, sendo que neste último a concentração do veneno é aumentada, levando a alterações no transporte renal de potássio, acarretando hipercalemia em algumas situações.

Isquemia renal é relatada como sendo causada pela tempestade de catecolaminas e ativação da cascata de renina-angiotensina, além de o próprio veneno, como no caso do veneno de *Tityus serrulatus*, aumentar a resistência vascular renal e diminui a taxa de filtração glomerular, indicando um efeito vasoconstritor direto da peçonha nos canais iônicos vasculares.[10]

Ações simpáticas e parassimpáticas

A gravidade das picadas de escorpiões está relacionada com a presença de neurotoxinas no veneno que causam uma libertação súbita de neurotransmissores do sistema nervoso autonômico, predominantemente simpático, além de uma forte resposta inflamatória que agrava os sintomas, incluindo aqueles de natureza respiratória. Diversas funções vitais podem ser diretamente afetadas, incluindo a cardiovascular, respiratória e sistemas neuromusculares. A hipertensão é constante no início de envenenamento sistêmico e, por vezes, tem um impacto cardíaco-respiratório grave. O veneno ocasiona dor local e, dependendo do veneno, efeitos complexos nos canais de sódio, potássio, cloro e cálcio, produzindo despolarização das terminações nervosas pós-ganglionares, liberação de catecolaminas e acetilcolina, determinando o aparecimento de manifestações orgânicas decorrentes da predominância dos efeitos simpáticos ou parassimpáticos.

Na maioria das espécies conhecidas, o veneno escorpiônico estimula canais de sódio em terminações nervosas de forma inespecífica, com consequente estimulação de nervos periféricos sensitivos, motores e do sistema nervoso autônomo, principalmente em seres humanos. Venenos com alfatoxinas ou potencial dependente, em doses elevadas, prolongam o potencial de ação das células excitáveis e induzem paralisia e arritmia cardíaca. A betatoxina, isolada a partir do veneno de escorpião americano, atua em outro sítio do canal de sódio ativado com um potencial de ação mais baixo e independente do potencial de membrana, resultando em respostas musculares mioclônicas ou espástica, sendo as alfatoxinas presentes, em geral, nos escorpiões dos países do Velho Mundo, e as betatoxinas nos escorpiões dos países do Novo Mundo. No Brasil, o *Tityus serrulatus* possui uma potente neurotoxina, altamente tóxica (também chamada γ-toxina ou Ts1), que tem um efeito combinado, ou seja, bloqueia a abertura do canal, mas também bloqueia seu fechamento quando o canal já está aberto, sendo responsável por 15% da fração bruta do veneno, que, quando injetada em animais em experimentos, induz efeitos muito similares àqueles causados pelo veneno não fracionado, indicando sua responsabilidade pela maior parte da toxicidade do veneno.[2,3,11]

Efeito direto do veneno

É descrita uma ação tóxica direta sobre o pâncreas que pode simular um quadro de abdome agudo, além da ação direta sobre as fibras cardíacas (associada à descarga adrenérgica e à ação direta de citocinas sobre estas fibras), podendo levar a disfunções do ventrículo esquerdo e a outras alterações que duram, em sua maioria, por uma semana após o acidente. As enzimas do veneno e as citocinas podem levar à liberação de radicais livres, aumentar a permeabilidade vascular, levar a hipotensão, mioglobinúria, hipercoagulobilidade e outras alterações, contribuindo para lesão renal. Efeitos biológicos significativos, como liberação de histamina, maior permeabilidade vascular e quimiotaxia têm sido atribuídos aos mediadores inflamatórios C3a e C5a.[12]

A liberação de substâncias inflamatórias ou vasodilatadoras como cininas, prostaglandinas, interleucinas 1 e 6, fator de necrose tumoral α e interferon γ, reforça e agrava sintomas como febre, dispneia e infarto visceral, que podem tornar-se dominantes, agravando o quadro.[13] Portanto, cada órgão vital pode ser afetado, tornando o tratamento uma prioridade. Além disso, o veneno de escorpião é capaz de induzir uma resposta semelhante à síndrome da resposta inflamatória sistêmica, dependendo da dose de veneno inoculada e também do tempo decorrido entre a picada e o início dos sintomas ou tratamento.

Nestes acidentes a liberação de catecolaminas pode levar a falhas cardíacas precoces e persistentes. Os primeiros sintomas, ou seja, taquicardia, arritmia e hipertensão, prejudicam rapidamente a função cardíaca, e a vasoconstrição periférica, provavelmente reforçada pela ação de cininas, acentua a isquemia cardíaca, como evidenciado por alterações no eletrocardiograma (em particular o prolongamento do intervalo QT, ondas de aumento ou invertidos T e alterações do segmento ST), e ecocardiografia e cintilografia confirmam a diminuição perfusional do miocárdio, podendo levar à insuficiência do miocárdio, necrose e morte. De modo mais geral, a fração de ejeção sistólica é reduzida significativamente, explicando os efeitos respiratórios de edema agudo de pulmão, insuficiência cardíaca aguda e choque cardiogênico. Essa evolução é consequência de uma sucessão de eventos relacionados com a tempestade adrenérgica e exacerbação da resposta inflamatória, levando à necrose cardíaca, e pode ser demonstrada pelas peças de secção da parede cardíaca, na microscopia eletrônica, demonstrando miocitólise coagulativa das bandas de contração.[6,14,15]

Manifestações

As manifestações dependerão da predominância dos efeitos da acetilcolina ou da adrenalina, sendo que, na maioria das espécies conhecidas, as manifestações clínicas são similares e variam o grau de severidade dos quadros.

O reconhecimento das manifestações clínicas e a história epidemiológica do acidente permitem o diagnóstico do tipo de envenenamento na maioria dos casos, sendo que o diagnóstico etiológico, quando não há identificação do animal, é pouco frequente.

O primeiro sintoma de envenenamento de escorpião é a dor localizada, presente em mais de 95% dos casos de envenenamento, que reflete a penetração do veneno e é um sinal de alerta valioso, especialmente em crianças, podendo estar associada à edema e eritema em 20% dos casos.

Os acidentes causados por *Tityus serrulatus* são os acidentes escorpiônicos mais graves do Brasil, e a dor local, discreta ou insuportável, em queimação ou agulhada, sendo característica marcante do escorpionismo, é acompanhada ou não por parestesias, podendo estar associada, localmente, a sudorese, vermelhidão e calor e, em alguns casos, linfadenomegalia e, mais raramente equimoses e bolhas, sendo que, em um estudo realizado na Bahia, em 538 casos de acidentes com escorpiões, entre eles os dos gêneros *T. serrulatus*, *T. stigmurus* e *T. bahiensis*, notou-se que no mínimo 70% dos pacientes que sofreram picadas por estes animais apresentaram dor, 30% paresia, 9% edema e eritema, e 13% parestesia.

As manifestações sistêmicas de escorpionismo ocorrem em menos de um terço das vítimas de picadas de escorpião, resultando da liberação de neurotransmissores em resposta às ações da toxina sobre os canais de sódio. Estes neurotransmissores causam uma resposta forte e complexa tomando a forma, simultânea ou sequencial, de uma síndrome adrenérgica ou colinérgica associada, especialmente no caso de *Tityus*, à uma resposta inflamatória aos sintomas que se desenvolvem rapidamente, em poucas horas, levando a uma série de quadros clínicos de acordo com as espécies de escorpião.

Os sintomas sistêmicos se desenvolvem em minutos ou horas, variando desde sudorese, midríase, diarreia, hipersalivação, náuseas e vômitos ocasionais, até priapismo, hipertensão, hipotensão, arritmia cardíaca, miocardite e edema pulmonar. A frequência e a intensidade dos vômitos são marcadores bastante sensíveis da gravidade do envenenamento.

Nas crianças os acidentes normalmente são moderados e graves, principalmente se abaixo dos 9 anos de idade, sendo que manifestações sistêmicas podem surgir em intervalos de minutos até 2 ou 3 horas após a picada e, normalmente, destes, 27% apresentarão vômitos, 12% mialgia, 3% hipotensão, 2% choque, 1% diarreia, 2% edema pulmonar agudo, 6% insuficiência respiratória e 0,4% insuficiência renal. Cerca de 0,5% destes pacientes apresentarão anúria, 1% oligúria e 0,8% urina escura.

A hiperestimulação do sistema simpático aumenta os níveis sanguíneos de catecolaminas, resultando numa tempestade adrenérgica autonômica característica que consiste em alterações:

1. **Cardíacas:** taquicardia, vasoconstrição periférica, hipertensão, diaforese.
2. **Metabólicas:** hipertermia, hiperglicemia.
3. **Respiratórias:** dilatação brônquica, taquipneia.
4. **Neuromusculares:** midríase, tremores, agitação, convulsões.
5. **Urogenitais:** dilatação da bexiga, retenção urinárias, ejaculação nos machos.

Já a síndrome colinérgica, ou muscarínica, pode ocorrer pelo envolvimento do sistema nervoso parassimpático, ocorrendo uma síndrome hipersecretiva com salivação, sudorese, vômitos, incontinência urinária, hipersecreção brônquica e diarreia, além de dor abdominal, miose, broncospasmo, bradicardia com hipotensão e, nos pacientes do sexo masculino, priapismo. Esta síndrome parece ser mais rara, atrasada ou mascarada pela tempestade adrenérgica.

Distúrbios eletrolíticos no sangue são refletidos, clinicamente, por desordens cardíacas, renais e metabólicas. Várias destas alterações, em razão da liberação de catecolaminas, como hipercalemia, hiponatremia, hipocalcemia, hiperglicemia, acidose, ou mesmo a necrose do miocárdio ainda podem acentuar complicações como edema, aumento da resistência vascular periférica e constrição vascular, podendo explicar algumas deficiências viscerais, incluindo aquelas que afetam o rim, mesentério e cérebro.

A hiperexcitabilidade neuromuscular implica em movimentos anormais, espasmos, tremores, convulsões e cãibras que afetam todos os músculos esqueléticos, predominantemente os nervos cranianos. Movimentos oculares rápidos aberrantes são mais frequentes durante o envenenamento por *Centruroides*, encontrados na América do Norte e Central, sendo os movimentos bilaterais e simétricos, horizontais ou rotativos, sugerindo uma origem periférica, sendo que alguns autores atribuem estes sinais ao edema cerebral, potencialmente em decorrência da vasoconstrição dos vasos capilares do cérebro, incluindo aquelas no tálamo. As formas convulsivas, por vezes atribuídas à hipertermia e desidratação em crianças pode ter a mesma origem, porém, uma etiologia adrenérgica continua a ser o mais provável, talvez acentuada pela susceptibilidade individual ou pela idade.[3]

A gravidade do envenenamento de escorpião pode ser avaliada por sistemas de pontuação e várias escalas têm sido propostas, e uma tentativa de consenso foi recentemente publicada, sendo três graus geralmente utilizados, ou seja, grau I para eventos locais, grau II de sintomas sistêmicos leves, e grau III para envenenamento com risco de morte, o primeiro grupo representando cerca de 70% dos doentes, o segundo 20%, e o terceiro inferior a 10%.[3]

Locais

A dor é o principal sintoma no escorpionismo. Possui instalação imediata, podendo irradiar-se para o membro, exacerbando-se à palpação, e ser acompanhada ou não de parestesia, edema, eritema, piloereção e sudorese localizada ao redor do ponto de picada. Tem duração de até 24 horas, embora o quadro mais intenso ocorra nas primeiras horas após o acidente (Figs. 2-9 e 2-10).

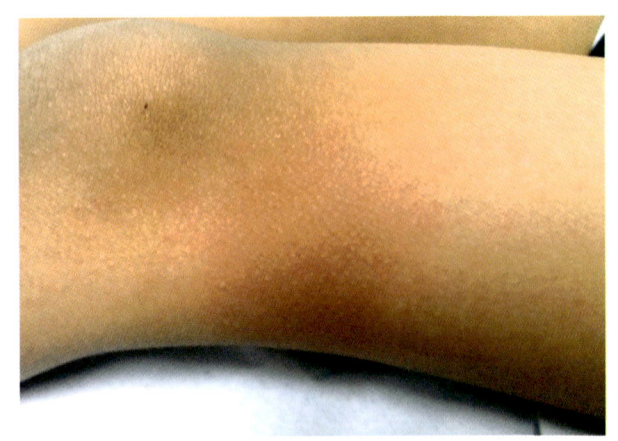

Fig. 2-9. Eritema plano após picada de *Tytius serrulatus* em criança de 5 anos de idade.

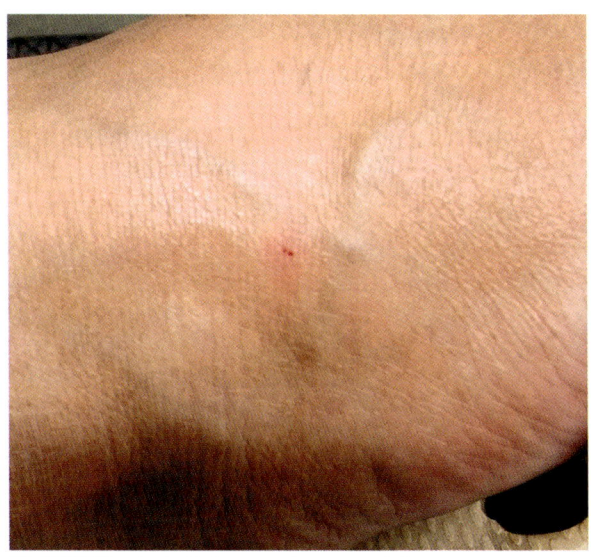

Fig. 2-10. Picada de *Tytius serrulatus* em adulto.

Sistêmicas

Nos casos mais graves, a dor pode ser mascarada pelas manifestações sistêmicas, normalmente aparecendo após intervalos de minutos até, normalmente, 2 a 3 horas.

Em crianças, sudorese profusa, agitação psicomotora, tremores, náuseas, vômitos, sialorreia, hipertensão ou hipotensão arterial, arritmia cardíaca, insuficiência cardíaca congestiva, edema pulmonar agudo e choque são condições que podem ser apresentadas, sendo que, quando presentes, essas manifestações impõem a suspeita do diagnóstico de escorpionismo, independente da ausência de história de picada ou identificação do animal.

A) ***Gerais:*** hipo ou hipertermia e sudorese profusa.
B) ***Gastrointestinais:*** sialorreia, náuseas, vômitos e, menos comumente, diarreia. Dor abdominal em cólica pode surgir associada ou não à distensão da parede abdominal, simulando quadros de abdome agudo, sendo este sintoma atribuído à ação tóxica do veneno no pâncreas.
C) ***Respiratórias:*** taquipneia e hiperpneia são de instalação rápida e podem ser agravados pela hipersecreção pulmonar. Nos casos mais graves, em pacientes com edema pulmonar agudo (provavelmente relacionado com a ação direta do veneno e com o menor desempenho do VE, além de mediadores químicos pulmonares) podem ter manifestações como bradipneia e respiração suspirosa. Rinorreia, tosse e espirro também podem ser observados. Apesar de muitos estudos afirmarem que o edema pulmonar nesses acidentes é ocasionado pelo aumento da capilaridade pulmonar, a maioria dos estudos clínicos sugere uma causa hemodinâmica para essa complicação, como a liberação endógena de catecolaminas, efeito direto no miocárdio e sua posterior isquemia.[16]
D) ***Cardiovasculares:*** taqui/bradicardia alternadas ou não, arritmias cardíacas, sensação de opressão torácica, hiper/hipotensão arterial, insuficiência cardíaca congestiva e choque podem ser observados, sendo as manifestações mais graves no escorpionismo. Essas manifestações cardíacas se revertem, na maioria das vezes, uma semana após o acidente.
E) ***Neurológicas:*** agitação psicomotora (indicador de severidade), sonolência, hipertonia, mioclonias e tremores, cefaleia e confusão mental causadas por encefalopatia hipertensiva, hemiplegia causada por infarto cerebral (raro).[16]
F) ***Renais:*** proteinúria, hematúria e hemoglobinúria podem ser sinais clínicos de falência renal (raro).

Pode-se, também, separar os sintomas em adrenérgicos (simpáticos) e colinérgicos (parassimpáticos), por exemplo:

- *Adrenérgicos:* midríase, palidez, piloereção, ansiedade, taquipneia, hiperglicemia, hipopotassemia, aumento da concentração de ácido lático sanguíneo, aumento do consumo de oxigênio, relaxamento da musculatura brônquica, taquicardia, arritmia ventricular e vasoconstrição periférica etc.
- *Colinérgicos:* miose, priapismo, miofasciculações, aumento da amilase e adrenérgicos circulantes através da medula suprarrenal, aumento da secreção lacrimal, nasal, brônquica, salivar e pancreática; bradicardia, vasodilatação, parada vagal, broncoconstrição, hipotonia esfincteriana, aumento da motilidade, hipersecreção gastropancreática.

> O encontro de sinais e sintomas mencionados impõe a suspeita diagnóstica de escorpionismo, independente da ausência de história de picada e independente do encontro do escorpião.

A gravidade depende de fatores como a espécie e tamanho do escorpião, a quantidade de veneno inoculada, a massa corporal do acidentado e a sensibilidade do paciente ao veneno. Influem na evolução o diagnóstico precoce, o tempo decorrido entre a picada e a administração do soro e a manutenção das funções vitais.

Os sintomas sistêmicos se manifestam, normalmente, de modo precoce (em até 3 horas), sendo já definida a gravidade do quadro neste período, ou seja, o paciente com escorpionismo leve não evolui para quadros moderados ou graves, sendo que os pacientes graves, ou já chegam ou se manifestam rapidamente como graves.

Com base nas manifestações clínicas, os acidentes podem ser, inicialmente, classificados como:

A) **Leves:** a dor local manifesta-se em praticamente 100% dos casos, às vezes com parestesias. Vômitos ocasionais, taquicardia e agitação discreta podem ocorrer, provavelmente decorrentes da ansiedade e da dor local.
B) **Moderados:** dor intensa no local da picada e manifestações sistêmicas como agitação, sudorese discreta, náuseas, vômitos, taquicardia, taquipneia e hipertensão arterial leve.
C) **Graves:** os sintomas são evidentes e intensos, e, além dos sinais e sintomas já mencionados, apresentam uma ou mais manifestações como vômitos profusos e frequentes, sendo este um sinal premonitório sensível da gravidade do envenenamento, sudorese generalizada e profusa (com queixas de frio, pele arrepiada e palidez), salivação excessiva, alternância de agitação com sonolência, hipertensão arterial, taqui/hiperpneia, tremores, mioclonias, bradicardia, insuficiência cardíaca, edema pulmonar agudo (causa principal de óbito no escorpionismo), choque, convulsões e coma.

> Em adultos, 97% dos casos são classificados como leves, enquanto em crianças com até 7 anos de idade, essa porcentagem cai para 80%.

Complicações

Locais

Complicações locais são muito raras.

Sistêmicas

As mais temidas são:

A) Arritmias cardíacas.
B) Choque.
C) Edema pulmonar.

Tratamento

Medidas iniciais + medidas específicas

Medidas específicas
Tratamento sintomático

A dor local é intensa e deve ser tratada com infiltração anestésica local ou troncular à base de lidocaína a 2% **sem vasoconstritor** (3-4 mL em adultos e de 1-2 mL em crianças) e analgésico sistêmico, tipo dipirona (2-5 mL IV de 6/6 horas). Pode ser necessário aplicar nova infiltração, em geral após 60 a 90 minutos, somente se houver recorrência da dor. Caso sejam necessárias mais de duas infiltrações, e contanto que não existam sintomas de depressão do sistema nervoso central, pode-se utilizar, cuidadosamente, analgésicos mais potentes do tipo opioide como a meperidina, nas seguintes doses: crianças – 1 mg/kg via intramuscular e adultos 50-100 mg via intramuscular, pois estudos demonstram que a morfina e seus análogos, como a codeína e o tramadol, apesar de muito efetivos, devem ser evitados pelo fato de os agonistas dos receptores opioides inibirem a recaptação de noradrenalina, podendo potencializar seus efeitos, além de também causarem depressão respiratória, piorando a condição respiratória desses pacientes.[3] Outro procedimento útil no controle da dor é a imersão do local em água morna ou o uso de compressas quentes. Em geral, a dor diminui de maneira gradual em 2 a 3 horas após a picada. Sintomas como formigamentos ou adormecimentos podem permanecer por até 24 horas.

Nos casos de vômitos incoercíveis, a conduta pode ser a administração de antieméticos (metoclopramida, adultos 10 mg e crianças 0,2 mL/kg, IV, 8/8 horas).

Soroterapia

Um estudo duplo-cego, controlado e randomizado realizado por Boyer *et al.*, em 2009, demonstrou que o antiveneno removeu o veneno escorpiônico do plasma em menos de uma hora, quando comparado com o grupo-controle, placebo, que demorou 4 horas, além de reduzir a necessidade do uso de benzodiazepínicos e ter a taxa de cura de 100% em menos de 4 horas, comparado a menos de 15% do grupo-controle.[17]

Nos pacientes com formas moderadas e graves de escorpionismo, mais frequentes nas crianças picadas pelo *Tityus serrulatus*, consiste na administração de soro antiescorpiônico (**SAEEs**) – monovalente ou antiaracnídico (**SAAr**) – polivalente, devendo ser realizada o mais precocemente possível de acordo com a gravidade estimada do acidente por via intravenosa. O objetivo da soroterapia específica é neutralizar o veneno circulante, sendo que a dor local e os vômitos são sintomas que melhoram rapidamente após a administração da soroterapia específica, sendo efetivo, inclusive, em crianças com manifestações neurotóxicas.[17,18] Nos casos dos sintomas cardiovasculares, estes não regridem prontamente após a administração do antiveneno específico.

A administração do SAEEs é segura, com pequena frequência e gravidade das reações de hipersensibilidade precoce, em parte pela liberação de adrenalina pelo veneno escorpiônico, protegendo os pacientes com manifestações adrenérgicas contra o aparecimento destas reações.

A administração deve ser feita por via endovenosa com infusão lenta nos casos de envenenamento grave ou por bomba de infusão em 250 mL de solução salina administrada em 30 minutos, devendo ser repetida em 2 horas com a não obtenção da cura na primeira tentativa.

Uso de anti-inflamatórios

O uso de analgésicos e anti-inflamatórios é bastante útil, tendo em vista a quantidade de marcadores biológicos de inflamação envolvidos neste tipo de acidente, sendo relativamente fácil o tratamento da dor com estes medicamentos.

Alterações cardiovasculares

Um estudo publicado no Lancet demonstrou que a associação do tratamento soroterápico específico à utilização do cloridrato de prazosina 30 μg/kg, via oral, de 6/6 horas tem valor na redução de mortalidade em até 28%. Sendo utilizado na rotina de acidentes escorpiônicos em várias partes do mundo, este bloqueador alfa1-adrenérgico é mais efetivo que a nifedipina, além de não possuir grandes contraindicações nesses acidentes como a hidralazina, que possui efeitos estimuladores no sistema simpático, diminuição da frequência cardíaca e, se endovenoso, produz uma resposta hipotensiva prolongada, entre outros, e o próprio captopril, que inibe a degradação de bradicinina dificultando os casos de edema pulmonar agudo.[3,19]

Muitos medicamentos foram propostos para o manejo das alterações cardiovasculares no acidente escorpiônico, porém, apesar dos sintomas como hipertensão, arritmias, necroses cardíacas e edema pulmonar, é factível que estas mazelas tenham origem em um aumento na resistência vascular periférica causada pela vasoconstrição periférica pela ação das catecolaminas.

Nos casos de arritmia ou hipertensão, o cloridrato de prazosina deve ser administrado – 30 μg/kg VO, 6/6 horas por 48 horas ou até melhora clínica. Nos casos de complicações como choque, insuficiência cardíaca e edema pulmonar, uma avaliação mais detalhada deve ser realizada com ECG e ecocardiografia. A dobutamina deve ser considerada, em bomba de infusão, na dose de 10 μg/kg/minuto, EV, até normalização da fração de ejeção do ventrículo esquerdo, com dose posterior de 5 μg/kg, 12/12 horas.

Em crianças, o objetivo do tratamento nesses casos é a cardioproteção contra a cardiotoxicidade das catecolaminas, com base no uso de antagonistas beta-adrenérgicos, entretanto, a presença de depressão aguda da função sistólica impede a administração desses medicamentos utilíssimos. Desta forma, deve-se utilizar a ação simpatolítica da amiodarona oral e intravenosa como terapia de resgate para crianças com grave disfunção ventricular esquerda causada por picada de escorpião. Crianças com disfunção sistólica aguda do ventrículo esquerdo causada por estes venenos precisam de suporte inotrópico positivo por meio de catecolaminas endógenas e agonistas beta-adrenérgicos exógenos.

O tratamento clínico atual das manifestações cardiovasculares decorrentes de picada de escorpião baseia-se, principalmente, em ventilação mecânica e suporte inotrópico positivo. Agonistas beta-adrenérgicos podem aumentar os efeitos deletérios da ativação simpática maciça no miocárdio, dessa forma, a administração intravenosa de amiodarona é recomendada por ter efeitos simpatolíticos e vagotônicos. Além disso, a amiodarona reduz seletivamente o fluxo eferente simpático para o coração e melhora a função ventricular esquerda, sendo importante ressaltar que os níveis séricos de norepinefrina estão diretamente correlacionados com a troponina I e inversamente correlacionados com a fração de ejeção do ventrículo esquerdo.

Um artigo da Sociedade Brasileira de Cardiologia propôs a seguinte medida nestes pacientes:

1. **Dobutamina intravenosa:** 4 a 6 μg/kg/min.
2. **Amiodarona intravenosa:** 3 μg/kg durante 2 horas, e dose de manutenção de 5 mg/kg/dia.

3. **Furosemida:** 0,5 mg/kg/dose.
4. **Digitálicos:** 10 µg/kg/dia.

No estudo citado, os diuréticos foram administrados quando a pressão arterial sistêmica esteve acima do 50º percentil. Amiodarona, dobutamina e furosemida foram administradas durante as primeiras 48 horas. Os betabloqueadores (carvedilol 0,04 mg/kg de 12/12 horas) e inibidores da enzima conversora da angiotensina (captopril 0,01 mg/kg, de 8/8 horas) foram administrados até 48 horas da internação, uma vez que os pacientes apresentaram melhora da função ventricular esquerda (fração de ejeção > 0,35) e do quadro clínico. As doses de dobutamina, amiodarona e furosemida foram reduzidas progressivamente até serem suspensas. Medicamentos como alfabloqueadores, vasodilatadores e bloqueadores dos canais de cálcio também podem ser indicados com excelentes resultados.

Alterações neuropsicomotoras

O uso de midazolan na dose de 0,05-0,2 mg/kg ou diazepam 0,5 mg/kg, via oral ou EV, de 12/12 horas, auxiliam no controle dos quadros de agitação psicomotora ou ansiedade extrema.[3]

As alterações neuromusculares são tratadas, na maioria das vezes, com medicamentos que ativam os receptores GABA. Estes inibem a excitabilidade dos neurônios pós-sinápticos.

Os benzodiazepínicos são preferíveis a outros anticonvulsivantes, como barbitúricos como o fenobarbital, por sua rápida distribuição no organismo e meia-vida, além do seu efeito depressor do sistema respiratório. Também por isso, os benzodiazepínicos são a preferência ao redor do mundo, além de que estes também são benéficos no tratamento da hipertensão, podendo até serem escolhidos como droga inicial no tratamento dos envenenamentos escorpiônicos.

Em geral, no caso de medicamentos com ação antiparassimpática, como a atropina, não há recomendação para seu uso rotineiro nestes tipos de acidentes, pois bloqueiam a resposta corporal através do suor, essencial para a regulação da temperatura corporal, principalmente em crianças, além do fato de potencializarem os efeitos adrenérgicos do veneno, aumentando a hipertensão e as complicações isquêmicas. Porém, nos casos de bradicardia grave ou bloqueio atrioventricular completo, estas drogas são bem úteis.

Alterações como tremores, cólicas e convulsões também podem ser tratados com benzodiazepínicos, com base nos sinais clínicos e na resposta ao tratamento, nas mesmas doses anteriormente citadas.

Edema pulmonar e distúrbios hemodinâmicos

São distúrbios que podem ocorrer em casos graves e que podem ser revertidos através da administração de insulina. Tal proposta terapêutica está baseada no fato de o estímulo α-adrenérgico do veneno causar supressão da secreção de insulina e aumento da secreção de glucagon.[16]

O Quadro 2-6 apresenta a classificação do escorpionismo quanto à gravidade, especificando o tratamento do paciente pós-acidentado de acordo com suas manifestações clínicas.

> Para alguns autores, o soro antiescorpiônico deve ser indicado em todos os casos de acidentes e suspeitas de acidentes com crianças com idade inferior a 7 anos. Para outros, indica-se para todas as crianças abaixo de 3 anos, mesmo as assintomáticas.

Quadro 2-6. Classificação quanto à gravidade e soroterapia recomendada

Classificação	Manejo do Paciente	
	Manifestações Clínicas	**Tratamento**
Leve	■ Dor local, eritema ■ Parestesia local	■ Sintomáticos ■ Anestésico oral e/ou EV ■ Analgésico local
Moderado	Dor local intensa com pelo menos um dos sintomas abaixo: ■ Náuseas e vômitos ■ Sialorreia ■ Sudorese ■ Agitação ■ Taquipneia e/ou taquicardia	■ Idem acima ■ Prazozina 30 mg/kg, via oral 6/6 horas ■ Midazolan ou Diazepan* ■ 4 ampolas de SAEEs ou SAAR
Grave	Manifestações da forma moderada associadas à: ■ Vômitos profusos e incoercíveis ■ Sudorese e/ou sialorreia profusas ■ Prostração ■ Convulsão ■ Coma ■ Bradicardia ■ Insuficiência cardíaca e/ou edema pulmonar ■ Edema pulmonar ■ Choque	■ Idem acima ■ Internação em UTI ■ 8 ampolas de SAEEs ou SAAR

Via de administração intravenosa.
*Midazolan: dose de 0,05- 0,2 mg/kg VO ou EV de 12/12 horas; Diazepam: 0,5 mg/kg VO ou EV de 12/12 horas.
SAEEs = soro antiescorpiônico; SAAr = soro antiaracnídico.

Acidentes por outros escorpiões

São válidas as mesmas informações dadas aos acidentes por escorpiões do gênero *Tityus*, porém, em sua grande maioria, as manifestações tendem a ser locais.

PROGNÓSTICO

A presença dos sinais e sintomas descritos anteriormente devem levar o médico a suspeitar deste tipo de acidente, sendo que o tempo decorrido entre o acidente e o atendimento influenciará, determinantemente, no prognóstico do paciente. O tamanho do escorpião geralmente está relacionado com a quantidade de veneno inoculado.

Em geral, os adultos apresentam quadro local benigno, enquanto crianças constituem o grupo mais suscetível aos envenenamentos sistêmicos moderados e graves. Os óbitos estão relacionados, principalmente, com complicações como edema pulmonar agudo (normalmente associada a dilatações das câmaras cardíacas) e choque, principalmente em crianças de 0 a 7 anos de idade, chegando a taxas de 70% de pacientes que evoluirão a óbito.

REFERÊNCIAS BIBLIOGRÁFICAS

1. Abroug F, Ouanes-Besbes L, Ouanes I et al. Meta-analysis of controlled studies on immunotherapy in severe scorpion envenomation. *Emerg Med J.* 2011 Nov.;28(11):963-9.
2. Chippaux JP, Goyffon M. Epidemiology of scorpionism: a global appraisal. *Acta Trop.* 2008 Aug.;107(2):71-9.
3. Chippaux JP. Emerging options for the management of scorpion stings. *Drug Des Devel Ther.* 2012;6:165-73.
4. Khattabi A, Soulaymani-Bencheikh R, Achour S, Salmi LR; Scorpion Consensus Expert Group. Classification of clinical consequences of scorpion stings: consensus development. *Trans R Soc Trop Med Hyg.* 2011 July;105(7):364-9.
5. Ministério da Saúde do Brasil; Fundação Nacional de Saúde. *Manual de diagnóstico e tratamento de acidentes por animais peçonhentos.* Distrito Federal (Brasil), 2001.
6. Benvenuti LA, Douetts KV, Cardoso JL. Myocardial necrosis after envenomation by the scorpion Tityus serrulatus. *Trans R Soc Trop Med Hyg.* 2002 May-June;96(3):275-6.
7. Bucaretchi F, Baracat EC, Nogueira RJ et al. A comparative study of severe scorpion envenomation in children caused by Tityus bahiensis and Tityusserrulatus. *Rev Inst Med Trop São Paulo.* 1995 July-Aug.;37(4):331-6.
8. Bosmans F, Tytgat J. Voltage-gated sodium channel modulation by scorpion alpha-toxins. *Toxicon.* 2007 Feb.;49(2):142-58. Epub 2006 Sept. 28.
9. Petricevich VL. Scorpion venom and the inflammatory response. *Mediators Inflamm.* 2010;2010:903295.
10. de Sousa Alves R, de Nascimento NR, Barbosa OS et al. Renal effects and vascular reactivity induced by Tityus serrulatus venom. *Toxicon.* 2005;46:271-6.
11. Cologna CT, Marcussi S, Giglio JR et al. Tityus serrulatus scorpion venom and toxins: an overview. *Protein Pept Lett.* 2009;16(8):920-32.
12. Bertazzi DT, de Assis-Pandochi AI, Talhaferro VL et al. Activation of the complement system and leukocyte recruitment by Tityus serrulatus scorpion venom. *Int Immunopharmacol.* 2005 June;5(6):1077-84.
13. Fukuhara YD, Reis ML, Dellalibera-Joviliano R et al. Increased plasma levels of IL-1beta, IL-6, IL-8, IL-10 and TNF-alpha in patients moderately or severely envenomed by Tityus serrulatus scorpion sting. *Toxicon* 2003 Jan.;41(1):49-55.
14. Magalhães MM, Pereira ME, Amaral CF et al. Serum levels of cytokines in patients envenomed by Tityus serrulatus scorpion sting. *Toxicon.* 1999 Aug.;37(8):1155-64.
15. Cupo P, Hering SE. Cardiac troponin I release after severe scorpion envenoming by Tityus serrulatus. *Toxicon.* 2002 June;40(6):823-30.
16. Bahloul M, Chaari A, Dammak H et al. Pulmonary edema following scorpion envenomation: mechanisms, clinical manifestations, diagnosis and treatment. *Int J Cardiol.* 2013 Jan. 10;162(2):86-91.
17. Boyer LV, Theodorou AA, Berg RA et al. Antivenom for critically ill children with neurotoxicity from scorpion stings. *N Engl J Med.* 2009;360:2090-8.
18. Abroug F, Elatrous S, Nouira S et al. Serotherapy in scorpion envenomation: a randomised control trial. *Lancet* 1999;354:906-9.
19. Bawaskar HS, Bawaskar PH. Prazosin is management of cardiovascular manifestations of scorpion sting (letter). *Lancet.* 1986;1:510-1.

LEITURA RECOMENDADA

Amaro I, Riaño-Umbarila L, Becerril B, Possani LD. Isolation and characterization of a human antibody fragment specific for Ts1 toxin from Tityus serrulatus scorpion. *Immunol Lett.* 2011 Sept. 30;139(1-2):73-9.

Amitai Y. Clinical manifestations and management of scorpion envenomation. *Public Health Rev.* 1998;26(3):257-63.

Angsanakul J, Sitprija V. Scorpion venoms, kidney and potassium. *Toxicon.* 2013 Oct.;73:81-7.

Bawaskar HS, Bawaskar PH. Prazosin for vasodilatory treatment of acute pulmonary edema due to scorpion sting. *Ann Trop Med Parasitol.* 1987;81:719-23.

Brazón J, Hughes CE, Mori J et al. Tityus discrepans scorpion venom activates platelets through GPVI and a novel Src-dependent signaling pathway. *Platelets.* 2011;22(3):165-72.

Cardoso JLC, França FOS, Wen FH et al. *Animais peçonhentos no Brasil. Biologia, clínica e terapêutica dos acidentes.* 2. ed. São Paulo: Sarvier; 2009.

Chippaux JP. Emergency immunotherapy: snake and scorpion antivenoms. *Biol Aujourdhui.* 2010;204(1):61-70.

Chippaux JP, Diouf A, Stock RP *et al.* Report of the 4th International Conference on Envenomations by Snakebites and Scorpion Stings in Africa, Dakar, April 25-29, 2011. *Toxicon.* 2011 Oct.;58(5):426-9.

Foëx B, Wallis L. Best evidence topic report. Scorpion envenomation: does antivenom reduce serum venom concentrations? *Emerg Med J.* 2005 Mar.;22(3):195-7.

Fukuhara YD, Dellalibera-Joviliano R, Cunha FQ *et al.* The kinin system in the envenomation caused by the Tityus serrulatus scorpion sting. *Toxicol Appl Pharmacol.* 2004 May 1;196(3):390-5.

Fukuhara YD, Reis ML, Dellalibera-Joviliano R *et al.* Increased plasma levels of IL-1beta, IL-6, IL-8, IL-10 and TNF-alpha in patients moderately or severely envenomed by Tityus serrulatus scorpion sting. *Toxicon.* 2003 Jan;41(1):49-55.

Furtado SS, Belmino JF, Diniz AG, Leite RS. Epidemiology of scorpion envenomation in the state of Ceará, northeastern Brazil. *Rev Inst Med Trop Sao Paulo.* 2016 Mar.;58:e15.

Guo X, Ma C, Du Q *et al.* Two peptides, TsAP-1 and TsAP-2, from the venom of the Brazilian yellow scorpion, Tityus serrulatus: evaluation of their antimicrobial and anticancer activities. *Biochimie.* 2013 Sept.;95(9):1784-94.

Murthy KR. Treatment of scorpion envenoming syndrome – need for scientific magnanimity. *J Indian Med Assoc.* 2013 Apr.;111(4):254-9.

Pedraza Escalona M, Possani LD. Scorpion beta-toxins and voltage-gated sodium channels: interactions and effects. *Front Biosci* (Landmark Ed). 2013 Jan. 1;18:572-87.

Rogers DF. Scorpion venoms: taking the sting out of lung disease. *Thorax.* 1996 May;51(5):546-8.

Teixeira AL, Teixeira MM. Mechanisms involved in myocardial necrosis and pulmonary oedema after Tityus serrulatus scorpion envenomation. *Trans R Soc Trop Med Hyg.* 2003 Jan.-Feb.;97(1):122; author reply 123.

ARANEÍSMO

ASPECTOS GERAIS

Introdução

Existem mais de 36 mil espécies descritas de aranhas, sendo que alguns autores estimam que esse número possa superar os 100 mil. Praticamente todas produzem veneno (99,4%) e, apesar do grande número de aranhas encontradas na natureza, poucas são consideradas de importância médica no Brasil. Os envenenamentos são causados pela inoculação de toxinas através das quelíceras das aranhas, ou seja, seu aparelho inoculador de veneno, podendo determinar alterações locais e sistêmicas.

No Brasil existem três gêneros de aranhas de importância médica, a saber: *Phoneutria*, *Loxosceles* e *Latrodectus*, que compreendem cerca de 20 espécies. Os acidentes causados por *Lycosidae* (aranha-de-grama ou aranha-de-jardim), são bem frequentes, porém, seu veneno é pouco ativo para o ser humano, não necessitando de tratamento; e, pelas *Mygalomorphae* (caranguejeiras ou tarântulas), muito temidas, são destituídas de maior importância a não ser pelas cerdas urticantes que algumas espécies liberam de seu abdome, fazendo-as flutuar pelo ar e causando irritação e extrema coceira.

Epidemiologia

A epidemiologia dos acidentes araneídeos é bastante distinta e depende dos três tipos de envenenamentos principais. Dos 20.996 casos registrados em 2008 (incidência de 11,1 acidentes por 100.000 habitantes), o loxoscelismo foi responsável por 38% das notificações, enquanto o foneutrismo respondeu por 14,1%, e o latrodectismo por 0,5%. Boa parte dos registros não fornece informações sobre o tipo de envenenamento, ficando cerca de 29,5% sem identificação.

Como qualquer outro acidente com animal peçonhento, este evento deverá seguir as mesmas orientações quanto à notificação, porém, deverá ser enquadrado no modelo do SINAN (Sistema de Informação de Agravos de Notificação – Anexo 4) como "Aranha" (item 45 – número 2). Cabe ressaltar que pode tratar-se de acidente de trabalho e seu devido registro deverá ser observado (Anexos 5 e 6).

Distribuição

Desde a implantação do Sistema de Notificação dos acidentes araneídeos, vem-se observando um incremento da notificação de casos no país, notadamente nos estados do Sul, porém, em números absolutos, Minas Gerais, São Paulo, Paraná e Bahia detêm pouco mais de 50% do total de acidentes por aranha nos últimos 5 anos.

Os Estados do Paraná, Santa Catarina, Minas Gerais e Rio Grande do Sul são os principais focos de acidentes por *Phoneutria*, sendo Paraná, Santa Catarina, São Paulo e Minas Gerais as principais localidades em que ocorreram acidentes por *Loxosceles*, enquanto Minas Gerais, São Paulo, Santa Catarina e Bahia lideram as notificações por acidentes por *Latrodectus*.

Em números absolutos, são quase 50 mil casos de acidentes por *Loxosceles spp*, sendo que destes, mais da metade foram no Estado do Paraná. Cerca de 21 mil acidentes por *Phoneutria* spp, foram relatados no país com cerca de 75% dos acidentes concentrados nos Estados do Paraná (29%), Santa Catarina (24%), São Paulo (19%), Minas Gerais (10%) e Rio Grande do Sul (9%), enquanto os acidentes por *Latrodectus,* Minas gerais deteve 20% seguido por São Paulo e Bahia, com 15% e 13% respectivamente (Quadros 3-1 e 3-2).

Quadro 3-1. Acidente por animais peçonhentos

Notificações Registradas no Sistema de Informação de Agravos de Notificação – Sinan Net						
Notificações por UF de Ocorrência e Tipo de Aranha						
Período: 2007-2012						
UF de Ocorrência	Ign/Branco	*Phoneutria*	*Loxosceles*	*Latrodectus*	Outra Espécie	Total
Ignorado/Em Branco	2.294	0	0	0	0	2.294
Rondônia	4.083	48	47	2	84	4.264
Acre	3.995	49	18	3	49	4.114
Amazonas	11.802	84	114	7	150	12.157
Roraima	2.553	5	13	1	17	2.589
Pará	41.904	242	235	21	319	42.721
Amapá	2.497	5	10	1	6	2.519
Tocantins	10.742	26	29	6	107	10.910
Maranhão	11.364	26	64	4	78	11.536
Piauí	5.462	14	41	5	54	5.576
Ceará	13.530	23	74	7	70	13.704
Rio Grande do Norte	19.098	21	35	7	320	19.481
Paraíba	14.010	14	24	8	32	14.088
Pernambuco	44.321	32	46	31	59	44.489
Alagoas	32.198	15	22	41	51	32.327
Sergipe	5.238	10	14	6	16	5.284
Bahia	73.640	111	196	81	374	74.402
Minas Gerais	116.600	2.083	1.253	127	2.738	122.801
Espírito Santo	17.975	293	141	17	381	18.807
Rio de Janeiro	6.382	210	199	6	136	6.933
São Paulo	80.727	4.018	1.721	91	2.898	89.455
Paraná	35.002	6.395	31.111	22	10.758	83.288
Santa Catarina	24.960	5.216	10.562	86	9.000	49.824
Rio Grande do Sul	17.925	1.847	3.291	11	2.459	25.533
Mato Grosso do Sul	7.584	40	58	16	89	7.787
Mato Grosso	12.010	105	96	7	163	12.381
Goiás	14.240	95	154	10	168	14.667
Distrito Federal	3.116	10	19	0	11	3.156
Total	635.252	21.037	49.587	624	30.587	737.087

Quadro 3-2. Acidente por animais peçonhentos

Notificações Registradas no Sistema de Informação de Agravos de Notificação – Sinan Net						
Notificações por UF de Ocorrência e Tipo de Aranha						
Período: 2012						
UF de Ocorrência	Ign/Branco	*Phoneutria*	*Loxosceles*	*Latrodectus*	Outra Espécie	Total
Ignorado/Em Branco	367	0	0	0	0	367
Rondônia	812	5	15	1	25	858
Acre	860	7	3	1	16	887
Amazonas	2.337	27	33	1	42	2.440
Roraima	599	0	2	0	2	603
Pará	7.240	63	57	3	58	7.421
Amapá	480	0	3	0	0	483
Tocantins	2.023	10	5	3	24	2.065
Maranhão	1.924	10	13	2	15	1.964
Piauí	1.226	5	13	2	10	1.256
Ceará	3.288	6	18	2	10	3.324
Rio Grande do Norte	4.218	3	5	0	59	4.285
Paraíba	3.265	1	6	0	10	3.282
Pernambuco	7.656	8	7	6	23	7.700
Alagoas	6.521	4	1	11	6	6.543
Sergipe	1.041	0	4	0	3	1.048
Bahia	13.090	22	43	17	82	13.254
Minas Gerais	23.540	484	246	20	736	25.026
Espírito Santo	3.840	78	24	3	92	4.037
Rio de Janeiro	1.247	35	47	1	30	1.360
São Paulo	17.592	674	365	22	623	19.276
Paraná	5.398	866	4.139	5	1.800	12.208
Santa Catarina	4.113	934	1.829	10	1.790	8.676
Rio Grande do Sul	2.848	278	564	1	573	4.264
Mato Grosso do Sul	2.177	13	25	6	28	2.249
Mato Grosso	2.245	25	15	1	37	2.323
Goiás	3.072	30	37	0	39	3.178
Distrito Federal	773	3	3	0	2	781
Total	123.792	3.591	7.522	118	6.135	141.158

Sazonalidade e ambiente

Diferentemente dos acidentes ofídicos e escorpiônicos, o pico de ocorrência do foneutrismo se concentra nos meses de março a maio, pelo menos na região Sudeste, que concentra a maioria das notificações. Os acidentes acontecem no intra ou peridomicílio associados ao ato de calçar (20,5%), ao manuseio de frutas e legumes (5,3%), principalmente bananas (12,7%), e à limpeza doméstica. Cerca de 79% dos casos são considerados acidentes leves, podendo, a grande maioria, ser tratada em unidades de saúde não especializadas. Por outro lado, na presença de manifestações sistêmicas, onde há necessidade de soroterapia, o tratamento deve ser feito em ambiente hospitalar com recursos para o monitorização das funções vitais e suporte de terapia intensiva, quando necessário.

Os acidentes por *Loxosceles* ocorrem normalmente à noite ou pela manhã, possuindo maior frequência no verão, com sazonalidade semelhante à dos acidentes ofídicos e escorpiônicos, sendo que as condições favoráveis podem acontecer dentro de residências com uma parcela significativa dos acidentes, tendo relação direta com manuseio de objetos de uso pessoal sem a devida atenção ou em áreas de acúmulo de materiais em desuso.

Os dados epidemiológicos do latrodectismo são escassos, e, por serem acidentes de baixa incidência e restritos à faixa litorânea das regiões Nordeste, Sudeste e Sul. Segundo o MS, somente um óbito foi registrado por esse gênero de aranha.

Grande parte dos acidentes com aranhas dos gêneros *Phoneutria* e *Latrodectus* acontecem em áreas periféricas das cidades, em geral próximas a algum tipo de jardim, pequenas matas, regiões próximas a cursos d'água e outros ambientes com grande quantidade de insetos. No caso da *Phoneutria*, ainda conhecida como aranha-da-banana, por se alojar, frequentemente, no meio de cachos de banana e em outras frutas, não constrói teias e seus acidentes ainda se relacionam com o trabalho, apesar de serem aranhas noturnas.

A suscetibilidade desses acidentes está relacionada com a ocorrência de qualquer espécie de aranha em zonas com contato humano com condições favoráveis, como abrigo de predação, disponibilidade de alimentos e clima adequado.

Gêneros envolvidos

- *Loxosceles:* as espécies *L. gaucho*, *L. intermedia* e *L. laeta* são responsáveis pela maioria destes acidentes no Brasil (aproximadamente 6.000 casos/ano), apesar de que, recentemente, novas espécies têm sido confirmadas como causadoras de acidentes, como por exemplo: *L. anomala*.[1,2]
- *Phoneutria:* representadas no Brasil pelas espécies *P. nigriventer*, *P. keyserfingi*, *P. fera* e *P. reidyi*, sendo estas duas últimas espécies concentradas na região amazônica.
- *Latrodectus:* no Brasil, três espécies são de importância médica, a saber *L. curacaviensis*, *L. mactans* e *L. geometricus*.

Faixa etária e sexo

- *Loxosceles:* os acidentes atingem, predominantemente, indivíduos adultos, com discreto predomínio em mulheres, ocorrendo no intradomicílio.
- *Phoneutria:* os acidentes ocorrem em áreas urbanas, no intra e peridomicílio, e atingem, principalmente, indivíduos adultos de ambos os sexos.
- *Latrodectus:* ocorrem, principalmente, em pacientes do sexo masculino (70% dos casos), na faixa etária de 10 a 40 anos.

Localização das lesões

- *Loxosceles:* observa-se uma distribuição centrípeta das picadas, acometendo coxa (34%), tronco (16%) ou braço e mão (15%).

- *Phoneutria:* as picadas ocorrem, preferencialmente, nas extremidades de mãos (50,4%) e pés (37,4%).
- *Latrodectus:* os membros inferiores, superiores e dorso são os locais mais atingidos.

Gravidade e letalidade

Apesar de quase todas as aranhas possuírem glândulas produtoras de veneno, poucas são as espécies de importância para a saúde pública, pois a gravidade dos acidentes provocados por espécies perigosas depende da quantidade de veneno injetada, do local da picada e da sensibilidade da pessoa ao veneno, que geralmente é maior conforme os extremos de idade. Como a composição dos venenos varia de acordo com as espécies, as atividades e a periculosidade desses também variam.

A letalidade dos acidentes é de cerca de 0,2% dos casos, principalmente nos Estados da Bahia, Minas Gerais e Pará. Dentre as espécies identificadas, acidentes com aranhas do gênero *Latrodectus* apresentam a maior letalidade (0,16%), com *Loxosceles* (0,05%) e *Phoneutria* (0,04%), porém, das 1.487 mortes por araneísmo no período de 2007-2012, 1.439 permanecem sem identificação do gênero agressor, comprometendo a análise estatística da letalidade dos acidentes no Brasil (Quadros 3-3 a 3-5).

Quadro 3-3. Acidente por animais peçonhentos

Notificações Registradas no Sistema de Informação de Agravos de Notificação – Sinan Net					
Notificações por Tipo de Serpente e Classificação Final					
Período: 2007-2012					
Tipo Serpente	Ign/Branco	Leve	Moderado	Grave	Total
Ignorado/Em Branco	31.631	476.076	70.592	6.818	585.117
Bothrops	7.332	60.738	48.870	8.451	125.391
Crotalus	744	5.631	4.996	1.642	13.013
Micrurus	84	521	295	321	1.221
Lachesis	378	1.927	2.712	393	5.410
Não Peçonhenta	377	6.302	231	25	6.935
Total	40.546	551.195	127.696	17.650	737.087

Quadro 3-4. Acidentes por animais peçonhentos

Notificações Registradas no Sistema de Informação de Agravos de Notificação – Sinan Net						
Notificações por UF de Ocorrência e Tipo de Aranha						
Evolução Caso: Óbito pelo Agravo Notificado						
Período: 2007-2012						
UF de Ocorrência	Ign/Branco	*Phoneutria*	*Loxosceles*	*Latrodectus*	Outra Espécie	Total
Ignorado/Em Branco	3	0	0	0	0	3
Rondônia	23	0	0	0	0	23
Acre	12	0	0	0	0	12
Amazonas	59	0	1	0	0	60
Roraima	17	0	0	0	0	17
Pará	163	0	4	0	0	167
Amapá	2	0	0	0	0	2
Tocantins	27	0	0	1	0	28
Maranhão	75	0	0	0	0	75
Piauí	27	1	0	0	1	29
Ceara	22	0	1	0	1	24
Rio Grande do Norte	21	0	0	0	0	21
Paraíba	27	0	2	0	0	29
Pernambuco	84	0	0	0	0	84
Alagoas	6	0	0	0	0	6
Sergipe	12	0	0	0	0	12
Bahia	274	1	3	0	1	279
Minas Gerais	266	2	2	0	1	271
Espírito Santo	32	0	0	0	0	32
Rio de Janeiro	13	0	0	0	0	13
São Paulo	66	1	0	0	1	68
Paraná	43	0	5	0	0	48
Santa Catarina	28	1	3	0	5	37
Rio Grande do Sul	21	2	1	0	1	25
Mato Grosso do Sul	14	0	3	0	0	17
Mato Grosso	52	0	0	0	1	53
Goiás	49	0	2	0	0	51
Distrito Federal	1	0	0	0	0	1
Total	1.439	8	27	1	12	1.487

Quadro 3-5. Acidentes por animais peçonhentos

Notificações Registradas no Sistema de Informação de Agravos de Notificação – Sinan Net					
Notificações por UF de Ocorrência e Tipo de Aranha					
Evolução do Caso: Óbito pelo Agravo Notificado					
Período: 2012					
UF de Ocorrência	Ign/Branco	*Loxosceles*	*Latrodectus*	Outra Espécie	Total
Rondônia	8	0	0	0	8
Acre	2	0	0	0	2
Amazonas	11	0	0	0	11
Roraima	6	0	0	0	6
Pará	24	0	0	0	24
Tocantins	1	0	1	0	2
Maranhão	8	0	0	0	8
Piauí	6	0	0	0	6
Ceará	6	0	0	0	6
Rio Grande do Norte	5	0	0	0	5
Paraíba	4	0	0	0	4
Pernambuco	17	0	0	0	17
Alagoas	2	0	0	0	2
Sergipe	1	0	0	0	1
Bahia	40	0	0	0	40
Minas Gerais	44	1	0	1	46
Espírito Santo	7	0	0	0	7
Rio de Janeiro	1	0	0	0	1
São Paulo	14	0	0	0	14
Paraná	5	0	0	0	5
Santa Catarina	5	0	0	1	6
Rio Grande do Sul	8	1	0	1	10
Mato Grosso do Sul	3	0	0	0	3
Mato Grosso	8	0	0	0	8
Goiás	11	0	0	0	11
Total	247	2	1	3	253

Imunidade e suscetibilidade

Não existe imunidade adquirida após o acidente araneídeo, porém, alguns estudos já sugeriram que pacientes picados anteriormente por aranhas do gênero *Latrodectus*, desenvolveriam um quadro bastante atenuado, sugerindo que a picada de aranhas deste gênero confere certo grau de imunidade.

A suscetibilidade está relacionada com a ocorrência de qualquer espécie de aranha em zonas com contato humano, sendo que áreas com condições favoráveis, como disponibilidade de alimento, abrigo de predação e clima adequado, possuem maior probabilidade de ocorrência de aranhas.

ARANHAS DE IMPORTÂNCIA MÉDICA NO BRASIL

Apesar de seu sucesso ser pouco frequente, e o diagnóstico clínico ser de suma importância, identificar o animal causador do acidente é um procedimento básico, e, na medida do possível, deve ser encaminhado para identificação por técnico treinado, pois: 1) possibilita a dispensa imediata da maioria dos pacientes picados por serpentes não peçonhentas; 2) viabilizar o reconhecimento das espécies de importância médica em âmbito regional; 3) é medida auxiliar na indicação mais precisa do antiveneno a ser administrado.

> A conservação dos animais mortos pode ser feita acondicionando-os em frascos rotulados com os dados do acidente, inclusive a procedência, e imersão desses em solução de formalina a 10% ou álcool comum.

No Brasil, a fauna araneídea de interesse médico é representada pelos gêneros:

- *Loxosceles* (aranha-marrom).
- *Phoneutria* (armadeira).
- Latrodectus (viúva-negra).

> Algumas espécies da família *Lycosidae* (aranha-de-grama) e *Mygalomorphae* (caranguejeiras) também possuem importância médica, porém, acidentes com esses animais se manifestam de maneira branda com dor e eritema discretos, edema local nos acidentes por *Lycosidae*, aparecendo estas manifestações em apenas 20% dos casos, e necrose em menos de 3% dos casos. Nos acidentes por *Mygalomorphae*, os acidentes se limitam a quadros dermatológicos irritativos e/ou alérgicos com dor local leve e eritema e edema pouco significativos, regredindo espontaneamente em até 2 horas após a exposição. A grande maioria destes acidentes é tratada com analgésicos orais e, no caso dos quadros irritativos, anti-histamínicos, corticoides e adrenalina podem ser utilizados nos casos mais intensos.

Características dos gêneros de aranhas peçonhentas no Brasil

As aranhas são animais carnívoros, alimentando-se, principalmente, de insetos, outras aranhas, ou até mesmo presas maiores como peixes, roedores ou rãs. Podem viver nas mais variadas localidades, e muitas têm hábitos domiciliares e peridomiciliares.

Família Sicariidae
Gênero *Loxosceles*

Apesar de sua importância ser mais destacada na região Sul, o gênero *Loxosceles*, conhecido popularmente como **aranha-marrom**, é encontrado em todo o país, e, das várias espécies descritas no Brasil, as principais causadoras de acidentes são: *Loxosceles intermedia*, *Loxosceles laeta* e *Loxosceles gaucho*. Apresentam três pares de olhos dispostos em sequência, sendo esta característica de grande importância para sua identificação por médicos e outros profissionais da saúde.[3] Estes animais podem atingir 1 cm de corpo e até 3 cm de envergadura de pernas, não são agressivas e picam somente quando comprimidas contra o corpo. Têm hábitos noturnos e constroem teias irregulares geralmente ao abrigo da luz em telhas e tijolos, fendas de barrancos, garagens, sob cascas de árvores, atrás de quadros e móveis, e em vestimentas.

Família Ctenidae
Gênero *Phoneutria*

As aranhas do gênero *Phoneutria* são popularmente conhecidas como **aranha-armadeira**, **aranha-das-bananas**, ou mesmo **aranha-macaca**, por possuírem comportamento de defesa, apoiando-se nos dois pares de pernas traseiras e erguendo as dianteiras (se armando) para depois saltar até 40 cm em direção ao inimigo, picando-o com grande rapidez. São descritos acidentes com as espécies: *Phoneutria nigriventer*, *Phoneutria keyserlingi*, *Phoneutria fera*. Apresentam oito olhos dispostos em três fileiras (2-4-2) e podem atingir de 3 a 4 cm de corpo e até 15 cm de envergadura de pernas. Seu corpo é coberto por pelos curtos de colorido marrom acinzentado ou amarelado e seus palpos possuem uma escova de pelos curtos e densos na região interna. Seu ventre pode ter cores negras, alaranjadas ou marrons. São de hábitos predominantemente noturnos, todas as espécies são agressivas, caçam suas presas, imobilizando-as com seu veneno, e não constroem teias geométricas. Durante o dia se escondem sob troncos, em lugares escuros e úmidos. Os acidentes frequentemente ocorrem, dentro das residências, no momento em que se calçam os indivíduo calçar sapatos ou manusear materiais de construção, entulho ou lenha.

Família Theridiidae
Gênero *Latrodectus*

O gênero *Latrodectus* é representado no Brasil pelas espécies *Latrodectus curacaviensis*, *Latrodectus geometricus* e *Latrodectus mactans*, conhecida popularmente como **viúva-negra** ou **flamenguinha**. É encontrada em todo o Brasil, principalmente no litoral da região Nordeste. Somente as fêmeas, que apresentam corpo de 1 cm de comprimento e 3 cm de envergadura de pernas, são causadoras de acidentes que ocorrem, normalmente, à compressão contra a pele ou mucosa desprotegida, não sendo consideradas aranhas agressivas. As espécies brasileiras possuem coloração vermelho-vivo, esverdeado ou acinzentado na região dorsal do abdome, enquanto que em região ventral apresentam um desenho em forma de **ampulheta na coloração vermelha ou alaranjada**. Constroem teias irregulares entre vegetações arbustivas, buracos de erosão e gramíneas, podendo também apresentar hábitos domiciliares e peridomiciliares.

CARACTERÍSTICAS DE UMA ARANHA PEÇONHENTA

Apresentam o corpo dividido em cefalotórax, ou prossoma, e abdome, ou opistossoma. No cefalotórax estão localizados os olhos, geralmente em número de oito, e onde articulam-se um par de pedipalpos (órgão sensorial), um par de quelíceras (para inoculação do veneno e apreensão dos alimentos) e quatro pares de pernas. As aranhas presentes no Brasil não apresentam segmentação externa no abdome, local este onde se localizam as fiandeiras, órgão exclusivo das aranhas (Fig. 3-1).

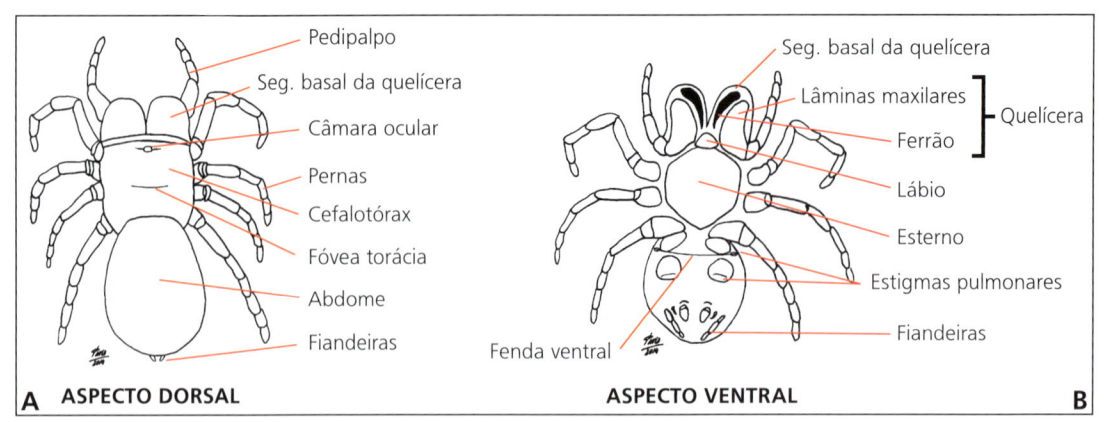

Fig. 3-1. Morfologia externa dos aracnídeos. (**A** e **B**) Aspecto dorsal e ventral. Gravuras de Paulo Tedi Costa.

Gênero *Loxosceles*

São popularmente conhecidas como **aranha-marrom** e podem atingir 1 cm de corpo e até 3 cm de envergadura de pernas. A *Loxosceles* possui corpo revestido de pelos curtos e sedosos de cor marrom-esverdeada com pequenas variações, e, no cefalotórax, desenho claro em forma de violino ou estrela em vista dorsal. Seus olhos possuem disposição característica, contados a partir das quelíceras (2:2:2) (Figs. 3-2 e 3-3).

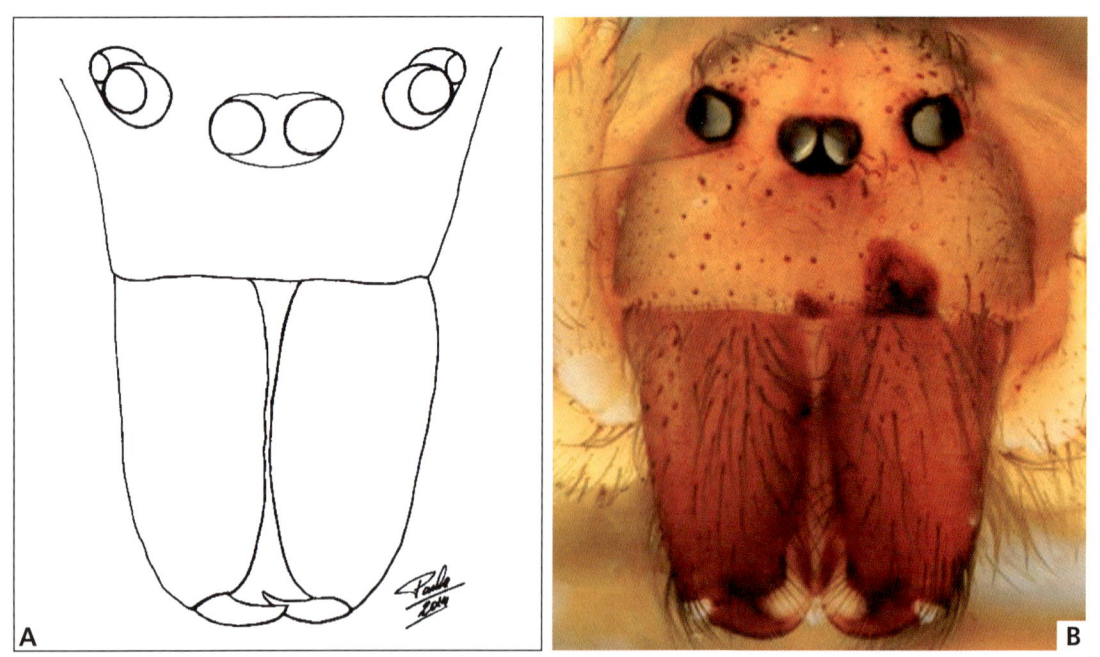

Fig. 3-2. (**A** e **B**) Disposição dos olhos de *Loxosceles sp* (nome popular: aranha-marrom). Gravura A de Paulo Tedi Costa. Foto B de http://www.forestryimages.org/browse/detail.cfm?imgnum=5463454

ARANEÍSMO 93

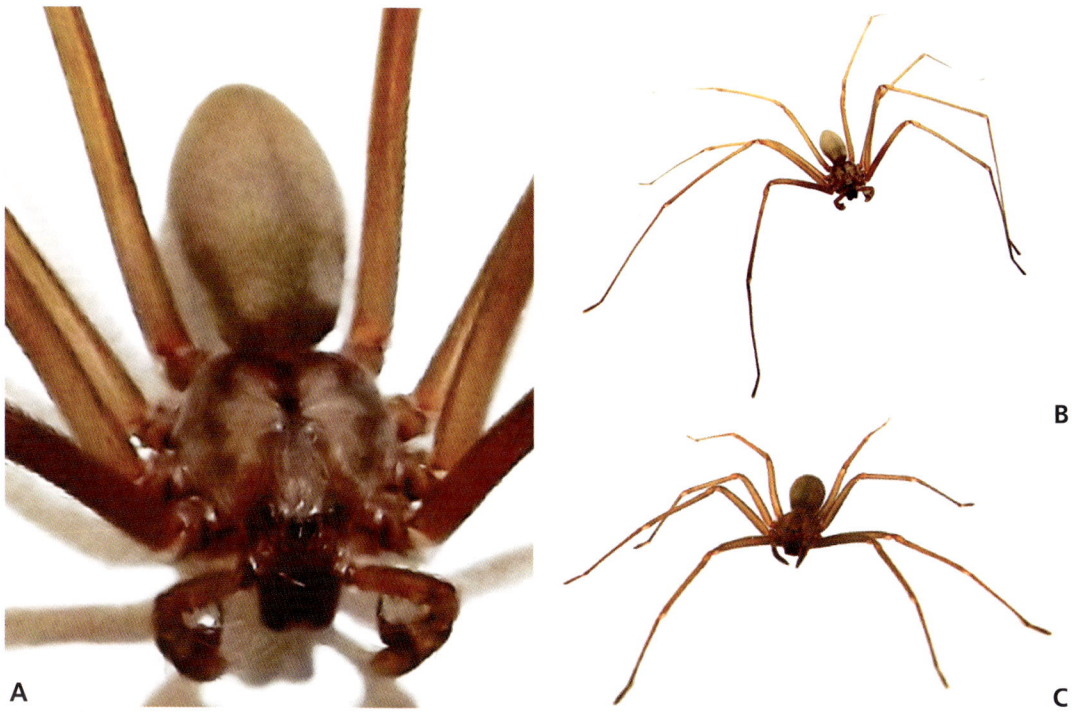

Fig. 3-3. (**A-C**) *Loxosceles sp.*

Distribuição geográfica das principais espécies do gênero Loxosceles
A) ***L. intermédia:*** predomina nos estados do sul do país.
B) ***L. laeta:*** ocorre em focos isolados em várias regiões do país, principalmente no Estado de Santa Catarina, sendo encontrado, recentemente, um caso no Rio de Janeiro.
C) ***L. gaucho:*** predomina nos Estados de São Paulo e Minas Gerais.

Gênero *Phoneutria*

São popularmente conhecidas como **aranhas armadeiras** e podem atingir 3 a 4 cm de corpo e até 15 cm de envergadura de pernas. A *Phoneutria nigriventer* possui corpo coberto de pelos curtos de coloração marrom-acinzentada, apresentando no dorso do abdome um desenho formado por faixa longitudinal de manchas pares mais claras (com formato de coração) e faixas laterais oblíquas, além de quelíceras com revestimento de pelos avermelhados ou alaranjados em vista dorsal e olhos com disposição característica, contados a partir das quelíceras (2:4:2) (Figs. 3-4 e 3-5A-E). A *Phoneutria nigriventer* possui o ventre do abdome totalmente negro, enquanto a *P. keyserfingi* apresenta faixas longitudinais amarelo-alaranjados em contraste com o preto (Fig. 3-5E).

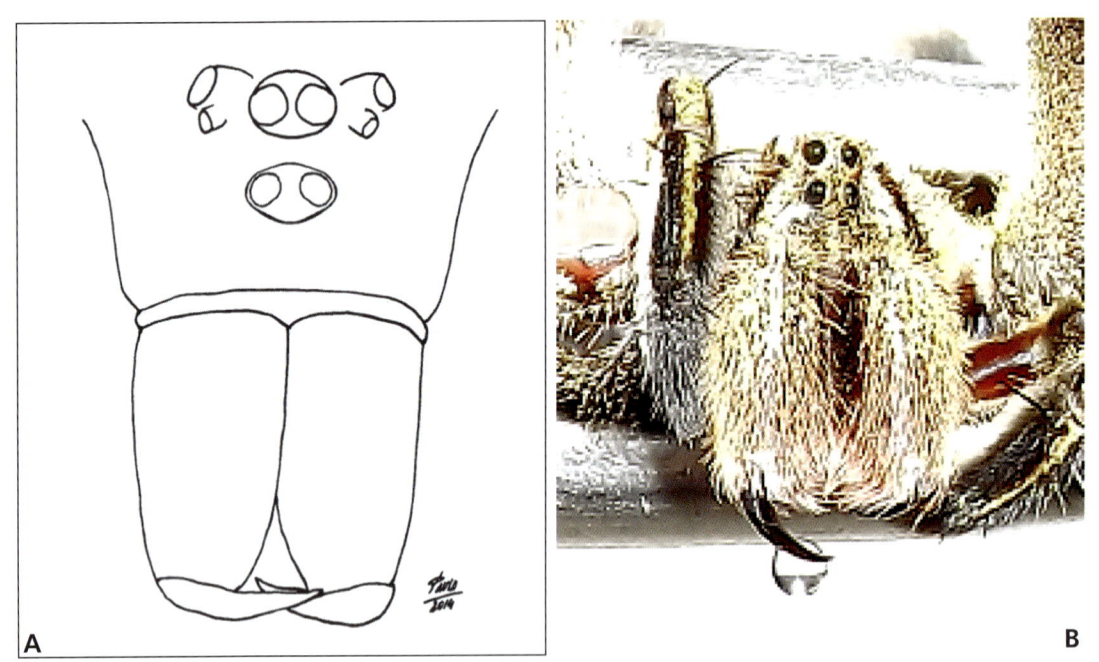

Fig. 3-4. (**A** e **B**) Disposição dos olhos de *Phoneutria sp* (nome popular: aranha armadeira). Gravura de Paulo Tedi Costa.

Distribuição geográfica das principais espécies do gênero Phoneutria
A) ***P. fera* e *P. reidyi*:** região Amazônica.
B) ***P. nigriventer*:** Minas Gerais, Goiás, Mato Grosso do Sul, Paraná, Rio de Janeiro, Rio Grande do Sul, São Paulo e Santa Catarina.
C) ***P. keyserfingi*:** Minas Gerais, Espírito Santo, Paraná, Rio de Janeiro, Rio Grande do Sul, São Paulo e Santa Catarina.

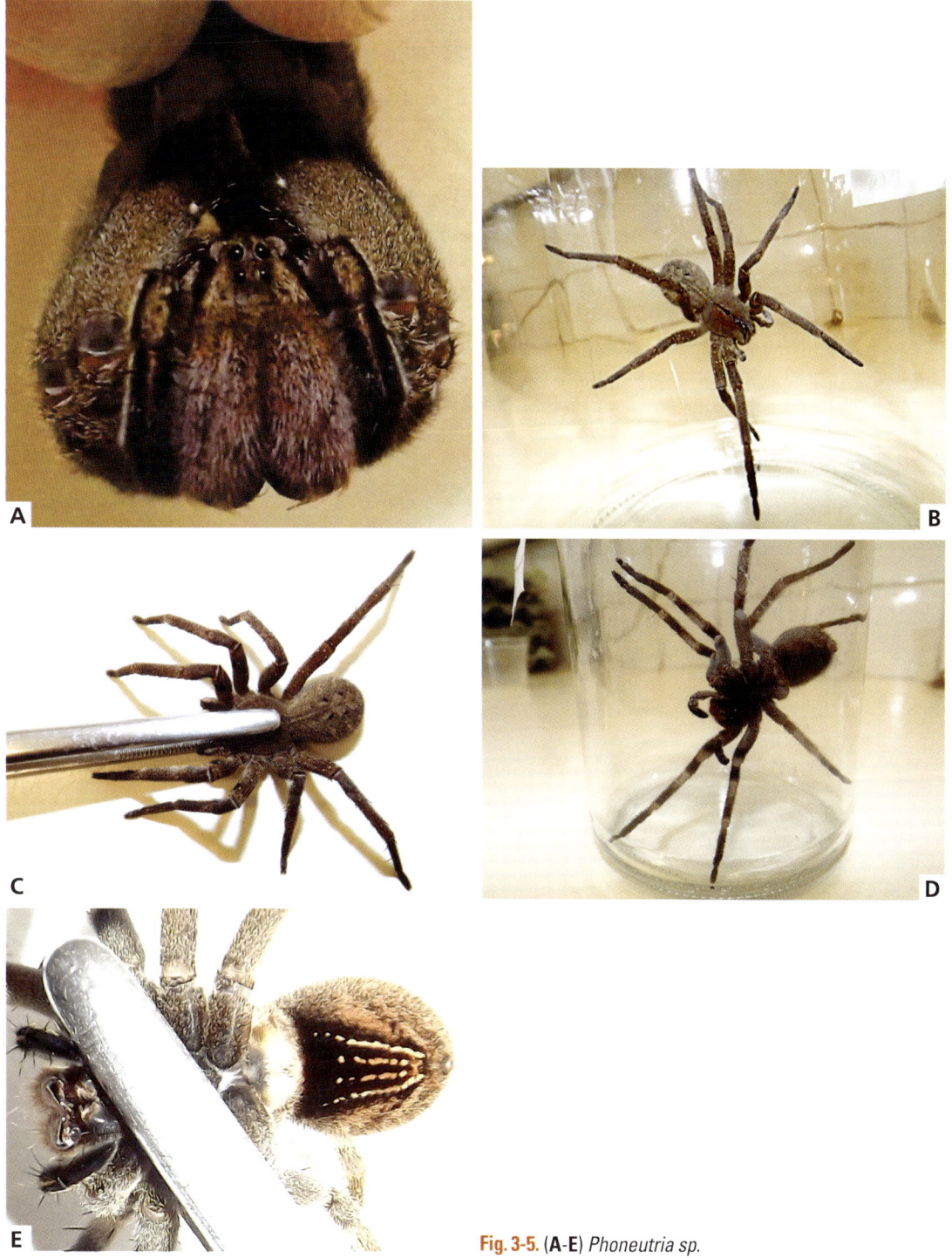

Fig. 3-5. (**A-E**) *Phoneutria sp.*

Gênero *Latrodectus*

São popularmente conhecidas como **viúva-negra**. As fêmeas são pequenas e de abdome globular, apresentando no ventre um desenho característico **em forma de ampulheta**. As fêmeas são as causadoras de acidentes e apresentam o corpo com aproximadamente 1 cm de comprimento e 3 cm de envergadura de pernas. A *Latrodectus curacaviensis* (viúva-negra, flamenguinha) possui abdome com manchas de colorido vermelho vivo sob fundo preto em vista lateral, enquanto a *L. geometricus* possui coloração e desenhos disformes característicos em seu dorso laranja-acastanhado. Seus olhos possuem disposição característica, contados a partir das quelíceras (4:4) (Figs. 3-6 a 3-9).

Distribuição geográfica das espécies do gênero Latrodectus

A) ***L. curacaviensis:*** encontrada praticamente em todo o país (Fig. 3-7).
B) ***L. geometricus:*** encontrada praticamente em todo o país (Fig. 3-8).
C) ***L. mactans:*** encontrada praticamente em todo o país (Fig. 3-9).

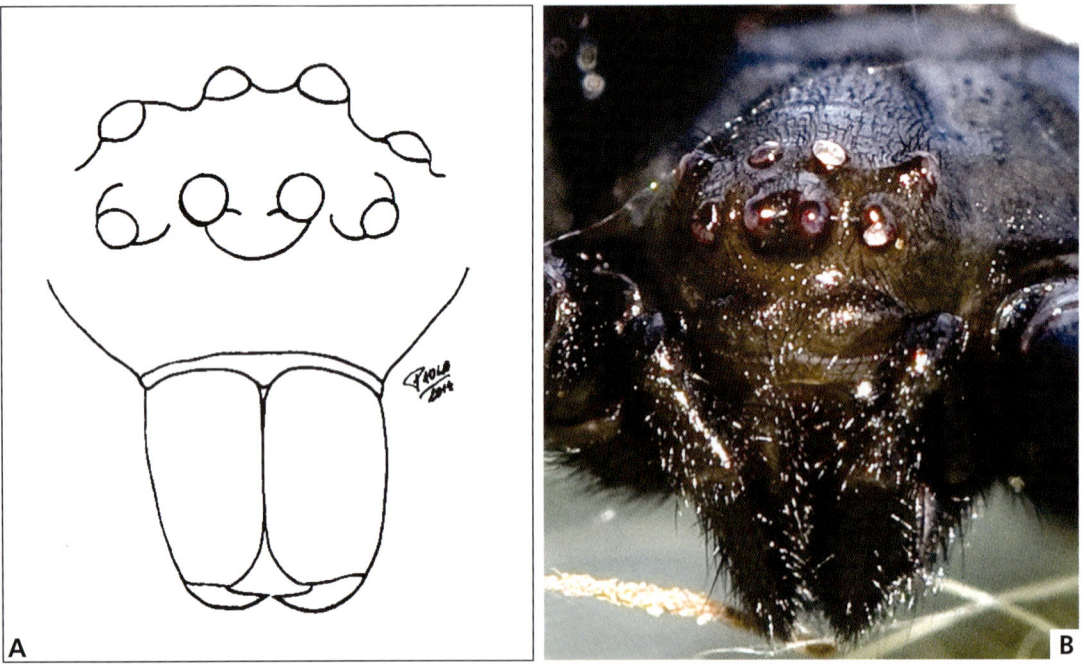

Fig. 3-6. (**A** e **B**) Disposição dos olhos de *Latrodectus sp* (nome popular: viúva-negra). Gravura A de Paulo Tedi Costa. Foto B de http://orig11.deviantart.net/0a7d/f/2008/283/b/6/latrodectus_mactans_4_by_judge_jebus.jpg

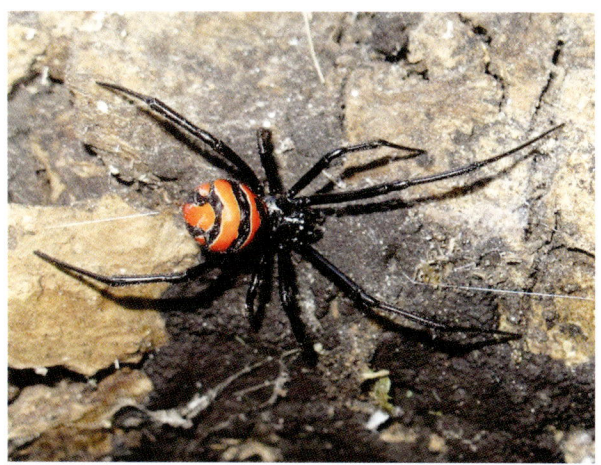

Fig. 3-7. *Latrodectus curacaviensis.*
Foto de http://www.flickr.com/photos/phm22/6809086927

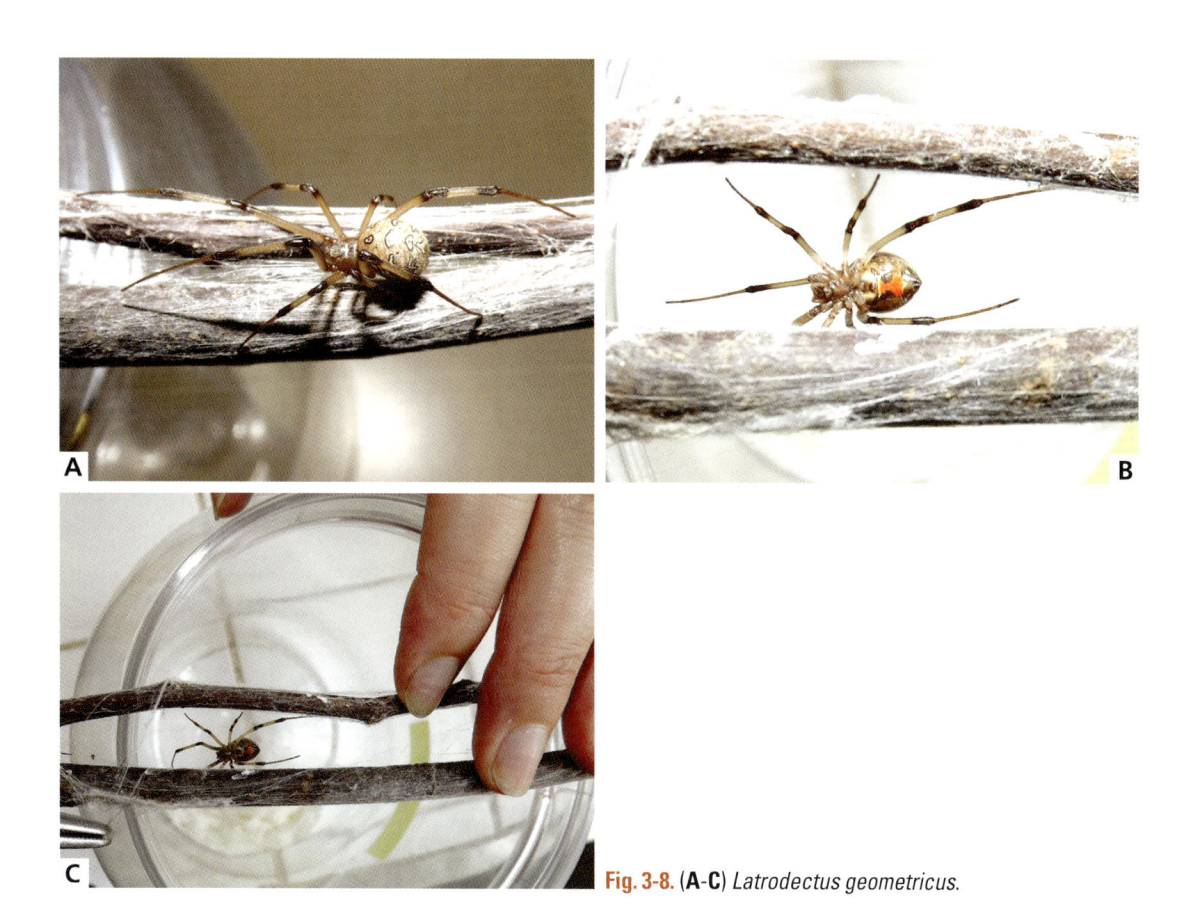

Fig. 3-8. (**A-C**) *Latrodectus geometricus.*

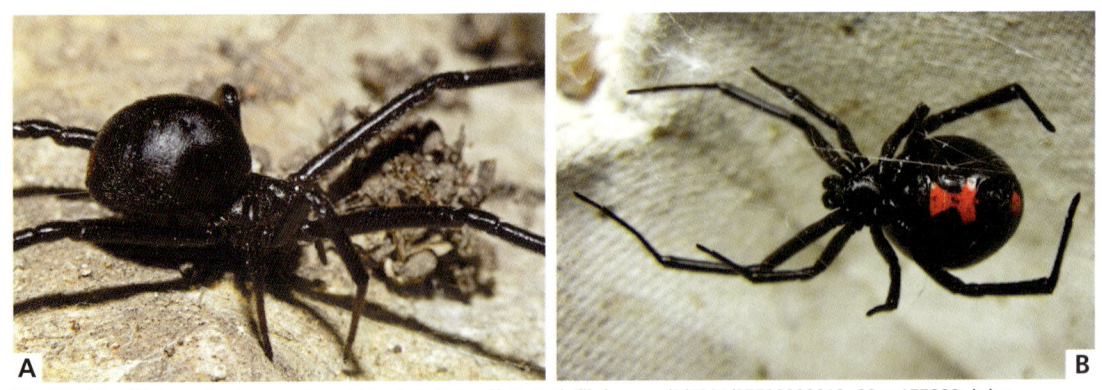

Fig. 3-9. (**A** e **B**) *Latrodectus mactans*. Foto A de https://c2.staticflickr.com/2/1681/25792609613_88ae155229_b.jpg
Foto B de https://upload.wikimedia.org/wikipedia/commons/9/93/Adult_Female_Black_Widow.jpg

Aranhas da família *Lycosidae*

Compreende as aranhas conhecidas como **aranha-de-grama** ou **aranha-de-jardim.** Não constituem problema de saúde pública, e apesar dos acidentes frequentes com estes animais, os acidentes, em geral, são de pouca gravidade. Podem variar de tamanho, sendo que as maiores atingem até 3 cm de corpo por 5 cm de envergadura de pernas, sendo que no Brasil existe um grande número de espécies descritas e são, muitas vezes, confundidas com aranhas do gênero *Phoneutria*.

A *Lycosa erythrognatha* (aranha-de-grama) possui corpo com coloração marrom com faixas claras no cefalotórax e no dorso do abdome onde é encontrado um desenho que lembra uma seta, comum às aranhas deste grupo e disposição característica dos olhos, contados a partir das quelíceras (4:2:2) (Figs. 3-10 e 3-11).

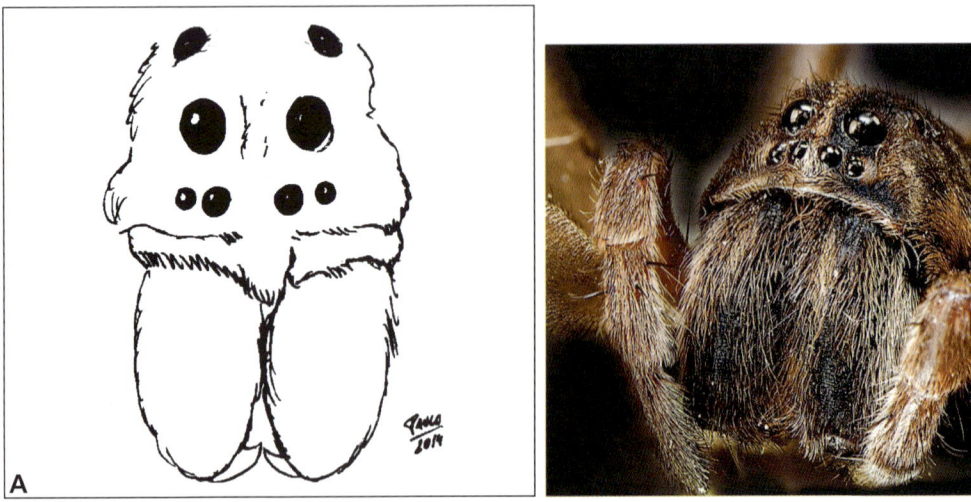

Fig. 3-10. (**A** e **B**) Disposição dos olhos de *Lycosa sp* (nome popular: aranha-de-jardim). Gravura A de Paulo Tedi Costa.
Foto B de http://www.publicdomainpictures.net/pictures/10000/velka/322-12458137852jq1.jpg

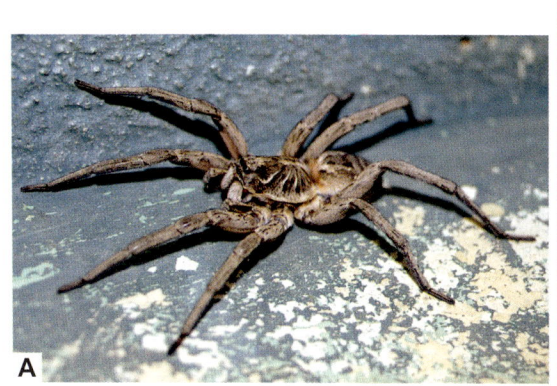

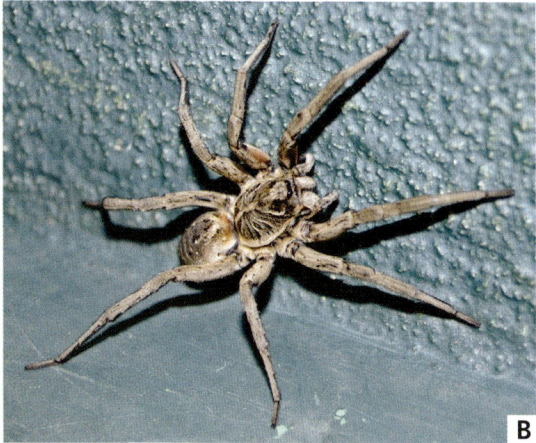

Fig. 3-11. (A e B) *Lycosa sp.* Foto A de https://upload.wikimedia.org/wikipedia/commons/3/30/Lycosa_leuckarti_02.jpg
Foto B de https://upload.wikimedia.org/wikipedia/commons/6/65/Lycosa_leuckarti_01.jpg

Aranhas caranguejeiras (família *Theraphosidae*)

Esta família apresenta uma grande variedade de colorido e tamanho, variando desde alguns milímetros até 20 cm de envergadura de pernas, sendo algumas muito pilosas. Disposição característica dos olhos, contados a partir das quelíceras (3:2:3). Os acidentes são destituídos de importância médica, a não ser pela irritação ocasionada na pele e mucosas causada por pelos urticantes que algumas espécies liberam como forma de defesa (Figs. 3-12 e 3-13).

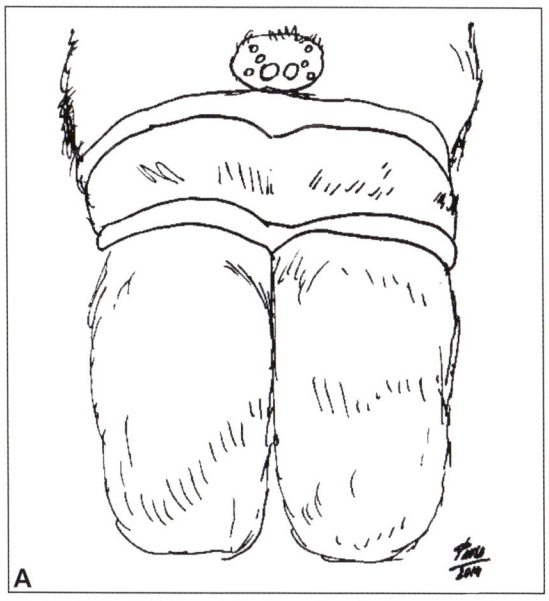

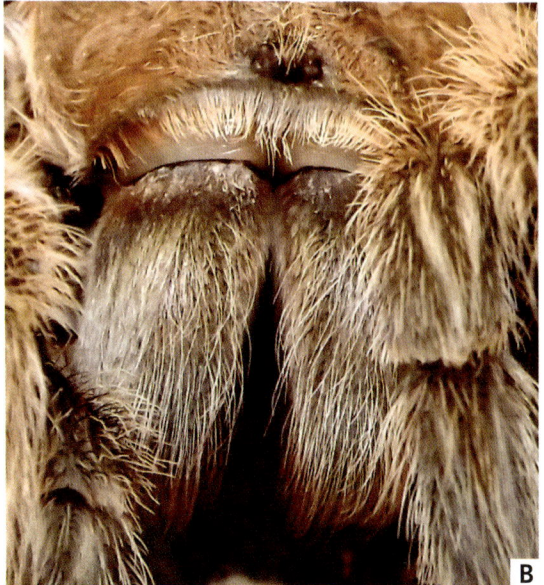

Fig. 3-12. (A e B) Disposição dos olhos de *Grammostola rosea* (nome popular: aranha caranguejeira). Gravura A de Paulo Tedi Costa.

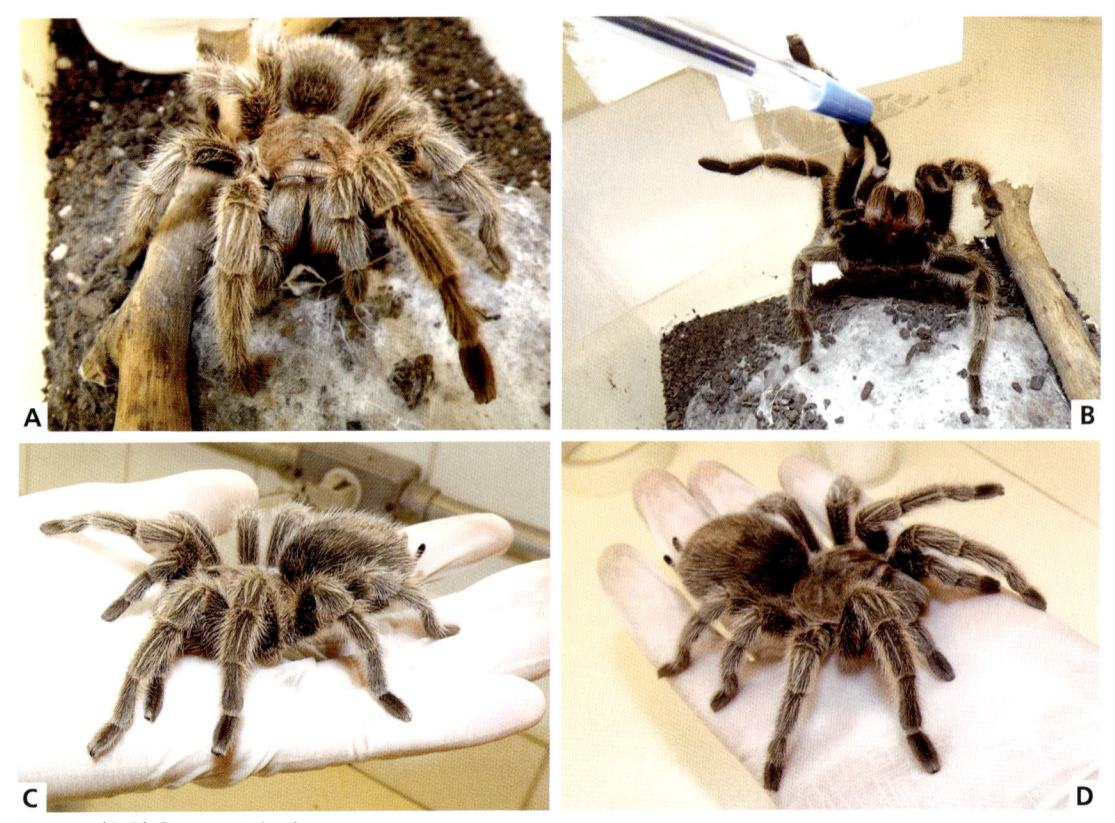

Fig. 3-13. (A-D) *Grammostola rósea.*

EXAMES COMPLEMENTARES

Devido ao fato de a dor local observada nos acidentes por *Phoneutria* e escorpiônicos ser indistinguível, mesmo que não seja identificado o animal agressor, realiza-se o tratamento sintomático e, se houver indicação de soroterapia, deve ser utilizado o soro antiaracnídico, cujas frações neutralizam os venenos de *Tityus*, *Phoneutria* e *Loxosceles*.

As alterações laboratoriais do foneutrismo são semelhantes às do escorpionismo, em especial aquelas decorrentes de comprometimento cardiovascular.

Apesar de não existir diagnóstico específico para o loxoscelismo, em sua forma cutâneovisceral as alterações laboratoriais podem ser subclínicas, como por exemplo: anemia aguda e hiperbilirrubinemia indireta; elevação dos níveis séricos de ureia e creatinina é observada somente quando há insuficiência renal aguda.

No latrodectismo, as alterações são inespecíficas, sendo descritos distúrbios bioquímicos (hiperglicemia, hiperfosfatemia), hematológicos (leucocitose, linfopenia), do sedimento urinário (albuminúria, hematúria, leucocitúria) e eletrocardiográficas (fibrilação atrial, bloqueios, alterações do segmento ST e prolongamento do intervalo QT, diminuição de amplitude do QRS e da onda T, inversão da onda T).

Exames que deverão ser solicitados

A) Testes de coagulação.
B) Hemograma completo.
C) Elementos anormais de sedimentação com proteinúria e hematúria quantitativa (EAS + PHQ).
D) Eletrólitos (sódio e potássio).

E) Ureia e creatinina.
F) Outros exames de sangue: creatinoquinase (CK), desidrogenase lática (LDH), aspartase-aminotransferase (AST), aspartase-alaninotransferase (ALT) e aldolase também podem ser solicitados como apoio diagnóstico.
   Na fase oligúrica da IRA, são observadas elevação dos níveis de ureia, creatinina, ácido úrico, fósforo, potássio e diminuição da calcemia.
G) Métodos de imunodiagnóstico: estes métodos ainda não fazem parte do protocolo.
H) Gasometria arterial: indicado apenas em casos muito graves.

MEDIDAS INICIAIS

Medidas gerais devem ser tomadas como (Anexo 1):

A) Repouso no leito.
B) Limpar o local com água e sabão e não realizar curativos oclusivos.
C) Dieta: manter o paciente em dieta zero, em razão da possibilidade de náuseas e vômitos.
D) Acesso venoso periférico.
E) Elevação do membro: manter elevado e estendido o segmento picado e não realizar torniquete.
F) Analgesia: evitar o uso de anti-inflamatórios não hormonais em decorrência de nefrotoxicidade. Usar por exexmplo, Dipirona 500 mg VO 6/6 horas; Cloridrato de tramadol 50 mg EV 8/8 horas.
G) Hidratação: manter o paciente hidratado com solução fisiológica 0,9% (ou ringer-lactato 0,45%), com diurese entre 30 a 40 mL/hora no adulto, e 1 a 2 mL/kg/hora na criança.
H) Antibioticoterapia: o uso de antibióticos deverá ser indicado quando houver evidência de infecção. Dependendo da evolução clínica, poderá ser indicada a associação de cefalosporina de primeira geração (cefalexina 500 mg 6/6 h por 7 dias) podendo estar em associação à clindamicina (600 mg 6/6 h).
I) Profilaxia de tétano: ver profilaxia específica.
J) Controle de sinais vitais e diurese: 4/4 horas.
K) Medicação pré-soro (Anexos 2 e 3): o uso deste esquema pré-soro, 20 minutos antes da soroterapia específica, visa a proteção do paciente contra possíveis reações de hipersensibilidade.
   - Antagonistas dos receptores H_1 da histamina:
     - Maleato de dexclorfeniramina: 0,08 mg/kg na criança e 5 mg no adulto, ou
     - Prometazina: 0,6 mg/kg na criança e 25 mg no adulto.
   - Antagonistas do receptor H_2 da histamina:
     - Cimetidina: 10 mg/kg na criança e 300 mg no adulto, ou
     - Ranitidina: 2 mg/kg na criança e 100 mg no adulto.
   - Hidrocortisona: 10 mg/kg na criança e 500 mg no adulto.

Deve-se estar preparado para utilização de oxigênio, solução aquosa de adrenalina (1:1.000 por via parenteral em doses fracionadas ou 1/3 de ampola subcutânea nos casos leves e moderados, sendo repetida, se necessário), aminofilina (1 a 2 ampolas – 240-480 mg – EV, 12/12 h), soluções salinas e material de intubação para uso imediato se necessário. A infusão deverá ser feita sob supervisão da equipe médica ou enfermagem.

Tratamento das complicações locais

O desbridamento de áreas necrosadas delimitadas e a drenagem de abscessos devem ser efetuados. A necessidade de cirurgia reparadora deve ser considerada nas perdas extensas de tecidos e todos os esforços devem ser feitos no sentido de se preservar o segmento acometido.

TIPOS DE ACIDENTE
Acidente por *Loxosceles*

O loxoscelismo tem sido descrito em vários continentes e possui mais de 100 espécies no mundo e cerca de 30 somente na América do Sul, predominando a *L. laeta*. No Brasil são registradas 9 espécies autóctones e uma espécie introduzida (Loxosceles laeta). É considerada a forma mais grave de araneísmo no Brasil, correspondendo, em média, a 36,6% dos acidentes araneídeos notificados ocorridos no Brasil no período de 1990-1993, sendo que, atualmente, são relatados aproximadamente 20.000 casos de picadas por aranha, sendo que o gênero *Loxosceles* é responsável por quase 50% das picadas envolvendo espécies peçonhentas, ou seja, cerca de 10.000 casos de loxoscelismo notificados anualmente, sendo que a espécie *L. laeta* é a espécie de aranha-marrom de maior importância médica, causando acidentes de maior gravidade, com maior taxa de ocorrência de forma cutânea visceral e maior taxa de letalidade.[4]

Ações do veneno

A principal ação do veneno das espécies de *Loxosceles spp* é o desencadeamento de intenso processo inflamatório no local da picada, acompanhado de obstrução de pequenos vasos, edema, hemorragia e necrose focal, além de hemólise intravascular nas formas mais graves de envenenamento.

Ação proteo-hemolítica (necrótica)

A ação dermonecrótica do veneno de Loxosceles spp é multifatorial, ou seja, por várias vias, envolvendo a ação direta do veneno e a resposta do organismo ao contato com este. O componente que é considerado o mais importante do veneno loxoscélico é a enzima esfingomielinase-D que, por ação direta ou indireta, atua sobre os constituintes das membranas das células, principalmente do endotélio vascular e hemácias, ocasionando a ativação de cascatas do sistema complemento, da coagulação e das plaquetas, similar às metaloproteinases, e um posterior processo inflamatório no local da picada acompanhado da obstrução de pequenos vasos, edema, hemorragia, isquemia e necrose focal, ou até mesmo hemólise intravascular nas formas mais graves.[5-7]

A hialuronidase, outro grande responsável pela ação lesiva do veneno, responsável pela sua difusão no organismo, faz com que a lesão se "espalhe" pela pele em sentido gravitacional, podendo alcançar tecidos mais profundos, dependendo da localidade da inoculação do veneno, por exemplo, fígado, após uma picada na região torácica.[4,8,9]

A suscetibilidade à hemólise causada pelo contato com o veneno estaria relacionada com deficiência da enzima glicose-6-fosfato desidrogenase (G-6-PD) na membrana dos eritrócitos dos indivíduos inoculados com a peçonha, sendo que em um estudo publicado em 2011, por Malaque *et al.*, realizado no Instituto Butantã e Hospital Vital Brasil, demonstrou-se que nestes pacientes a hemólise leve é frequente, ocorrendo em um terço dos pacientes.[4]

As manifestações clínicas evocadas pelo envenenamento por *Loxosceles spp,* depende da quantidade de veneno injetada, localização anatômica da mordida, e suscetibilidade do hospedeiro, bem como de espécies de aranhas, sexo e idade.[4]

Estudos experimentais indicam diferenças de atividade dos venenos das várias espécies de *Loxosceles* de importância médica no Brasil. O veneno de *Loxosceles intermedia* se mostrou cerca de 3 vezes mais letal do que a peçonha da *Loxosceles laeta*, enquanto o veneno da *Loxosceles gaucho* apresentou atividade letal intermediário. Da mesma maneira, em relação ao efeito hemolítico, o veneno de *L. laeta* tem-se mostrado mais ativo no desencadeamento de hemólise do que os venenos de *L. gaucho* ou *L. intermedia*, porém, em relação aos efeitos na agregação plaquetária, a *L. gaucho* se mostrou muito similar a *L. reclusa*, espécie presente nos EUA e não no Brasil, enquanto as esfingomielinases dos venenos de *L. intermedia* e *L. reclusa* promovem hidrólise de LPC para gerar LPA, podendo, assim, ativar as células endoteliais e leucócitos em eventos inflamatórios, além de induzir a ativação e agregação plaquetária.[10,11]

Manifestações

O tempo decorrido entre o acidente e o atendimento médico varia entre 12 e 48 horas, pois a picada quase sempre é imperceptível, e o paciente normalmente chega apresentando uma pápula branca central com sensibilidade abolida, que é o local de inoculação das quelíceras, envolta por uma auréola vermelha, ligeiramente dolorosa. Essa auréola se estende rapidamente, formando, posteriormente, uma placa eritematosa que pode envolver todo o membro ou parte do tronco, sendo que em alguns casos uma erupção escarlatiforme generalizada se produz em algumas horas ou dias após a picada. Junto com a pápula branca logo aparecem edema e bolhas de maneira precoce.

O edema é endurado, vermelho e quente, com aspecto marmorizado e sufusões hemorrágicas e área periférica com vasodilatação, variando a extensão e duração com a gravidade do caso, e, de modo geral, aumenta durante os dois primeiros dias, melhorando a partir do quarto dia. As bolhas, normalmente pouco numerosas, aparecem desde as primeiras horas e se rompem, em geral, um ou dois após a picada.

A sensibilidade diminui ou desaparece na área central de edema, sendo exacerbada na periferia da lesão. A **necrose** se inicia na região da picada no segundo ou terceiro dia após a inoculação do veneno e se estende no meio dos tecidos congestionados e violáceos, tomando forma de escara seca com extensão variada, circundada por um sulco ou bordo de eliminação. A escara cai, em média, entre o 10º e o 25º dia, produzindo uma ulceração profunda de contorno irregular e bordas talhadas a pique. Dependendo da importância da perda tecidual, a cicatrização se completa em até 2 a 4 meses.

O quadro clínico decorrente do envenenamento se apresenta sob dois aspectos fundamentais:

Forma cutânea

Varia de 87 a 99% dos casos, conforme a região geográfica, e possui instalação lenta e progressiva, sendo caracterizada, inicialmente, por sintomas como dor (ou sua ausência), edema endurado e eritema no local da picada que são pouco valorizados pelo paciente. Normalmente a lesão é única, mas existe um único relato de lesões em faces mediais de coxas por *L. reclusa* nos EUA.[6]

Além do quadro cutâneo descrito a seguir, febre alta nas primeiras 24 horas, cefaleia, mal-estar, prurido generalizado, petéquias, mialgia, náuseas, vômitos, fraquezas, exantema morbiliforme ou escarlatiforme, visão turva, diarreia, sonolência, obnubilação, irritabilidade e até mesmo coma, podem-se associar aos sinais clínicos, auxiliando no diagnóstico.

O quadro clássico foi descrito em 1936 por Vellard, com muita precisão, quando ainda, naquela época, se pensava que os acidentes por *Loxosceles* fossem destituídos de gravidade, sendo adaptado no texto a seguir:

- *Até 6 horas após a picada:* edema e eritema local que pode ser interpretado como reação alérgica ou abscesso em formação.
- *24-36 horas após o acidente:* a lesão evolui com áreas de equimose mescladas com palidez ("placa marmórea"), cercada por eritema, e exacerbação do edema e eritema, chegando a atingir 2 a 3 vezes o tamanho da lesão inicial e tendendo a progredir gravitacionalmente em decorrência da ação da hialuronidase. A dor se intensifica e o paciente queixa-se de sensação de queimadura. Nessa fase deve-se fazer o diagnóstico diferencial com fascite necrosante.
- *5-7 dias após o acidente:* a lesão vai se delimitando até formar uma crosta necrótica seca, sendo incomum a infecção secundária em que as lesões necróticas geralmente são úmidas, diferenciando-as do loxocelismo.

- *2-3 semanas após o acidente:* a crosta necrótica se desprende, deixando uma úlcera e, eventualmente, pode adquirir o aspecto de uma leishmaniose cutânea. Caso não se faça uma cirurgia reparadora, a lesão poderá levar meses para cicatrizar completamente, dependendo da área de tecido lesionado, não sendo relacionada com a ação prolongada da peçonha.

> 1. As lesões são variadas, desde lesões superficiais até perda substancial de tecido, e áreas que possuem alta concentração de tecido adiposo, como abdome, nádegas e coxas, tendem a evoluir com lesões mais extensas e profundas.
> 2. A "forma edematosa de face" se caracteriza pela presença de edema acentuado e eritema, sem evolução para necrose, ocorrendo somente em picadas na face.
> 3. Casos atípicos podem ocorrer, como eritema pustuloso agudo generalizado, normalmente por reação medicamentosa, descrito nos EUA por *L. reclusa*, sem administração medicamentosa prévia.[12]

Os sintomas locais se manifestam de forma acentuada nas primeiras 24 a 72 horas após o acidente, podendo também ser classificadas como:

A) **Lesão incaracterística:** bolhas de conteúdo seroso, calor, rubor e edema, com ou sem dor em queimação.
B) **Lesão sugestiva:** bolhas, edema endurado, equimoses e dor em queimação.
C) **Lesão característica:** presença de dor em queimação associada a lesões hemorrágicas focais mescladas com áreas pálidas de isquemia ("placa marmórea") e necrose, sendo que geralmente o diagnóstico é feito nesta fase.

Forma cutaneovisceral (hemolítica)

É a forma mais grave de loxoscelismo e é caracterizada, além do comprometimento cutâneo, por hemólise intra ou extravascular, é potencialmente fatal ou fatal, manifestando-se, clinicamente, através de quadros de anemia aguda, icterícia cutâneo-mucosa e hemoglobinúria em graus variáveis que se iniciam, geralmente, nas primeiras 24 horas, tendo como fatores associados à forma cutâneo-visceral: febre, comprometimento do estado geral e picada no tórax. Este quadro pode ser acompanhado de petéquias e equimoses, relacionadas com coagulação intravascular disseminada (CIVD), sendo que estas manifestações hemolíticas podem ser observadas mais frequentemente nos 2 a 3 primeiros dias após o acidente, porém, pode ocorrer em até 2 semanas após o acidente, sendo que não há relação entre a gravidade do quadro local e do hemolítico. Esta forma é descrita em até 13% dos casos, dependendo da região e da espécie da aranha envolvida, sendo mais comum nos acidentes por *L. laeta*.

A presença de uma erupção cutânea pode ser útil para estabelecer o diagnóstico, sendo tipicamente difusas, muitas vezes com eritrodermias pruriginosas ou erupções escarlatiniformes-*like*, podendo haver suave descamação, não sendo incomum após vários dias a uma semana.[13]

Pacientes com esta forma de loxoscelismo apresentam anemia aguda, hemoglobinúria e icterícia cutâneo-mucosa em graus variáveis, podendo ser encontrada, apesar de rara, inclusive em crianças.[14]

Nota-se também que, nos casos graves, a evolução para insuficiência renal aguda (IRA), podendo ser oligúrica ou não, de etiologia multifatorial com diminuição da perfusão renal, hemoglobinúria e CIVD, é uma grande possibilidade, além de ser a principal causa de óbito no loxoscelismo. A IRA nestes pacientes nem sempre necessitará de tratamento dialítico, podendo estar associada à rabdomiólise causada pelo extenso dano tecidual. Estes pacientes raramente evoluirão para óbito.

Manifestações locais

A picada por *loxosceles* é indolor e muitas vezes os pacientes, além de não se queixarem de dor, podem até nem perceber a picada. Algumas horas após a inoculação, sinais como dor, eritema e edema endurado em região inoculada tornar-se-ão evidentes. Estes sinais associados à equimose central e áreas de palidez e, em alguns casos, bolhas com conteúdo sero-hemorrágico, posteriormente poderão evoluir para lesões cutâneas com necrose seca e úlceras (Figs. 3-14 a 3-18).[8]

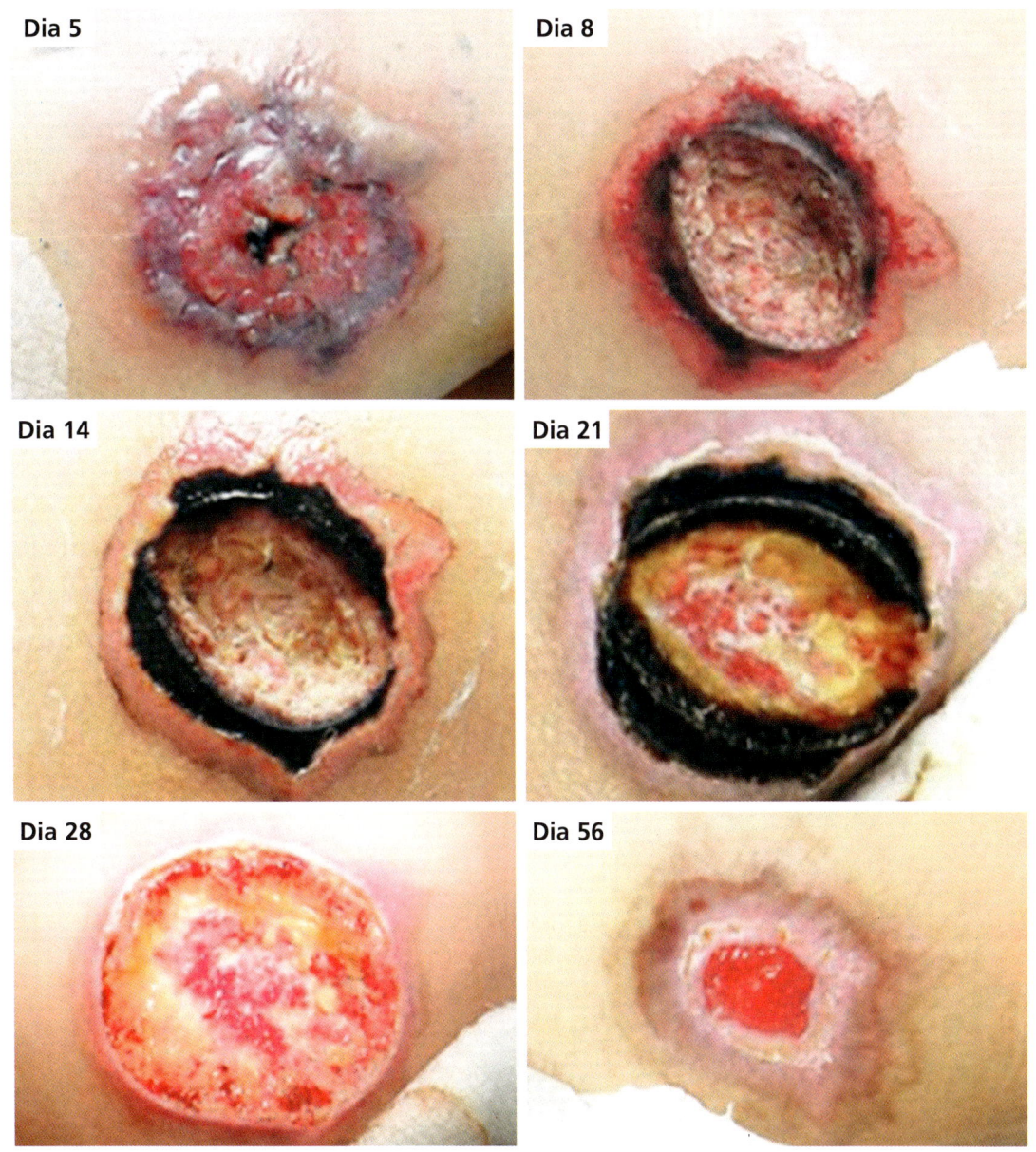

Fig. 3-14. Evolução das lesões por *L. reclusa.* Extraída de Ocañas LG e Mifuji RM. Cutaneous loxoscelism. *N Engl J Med* 2013;369.

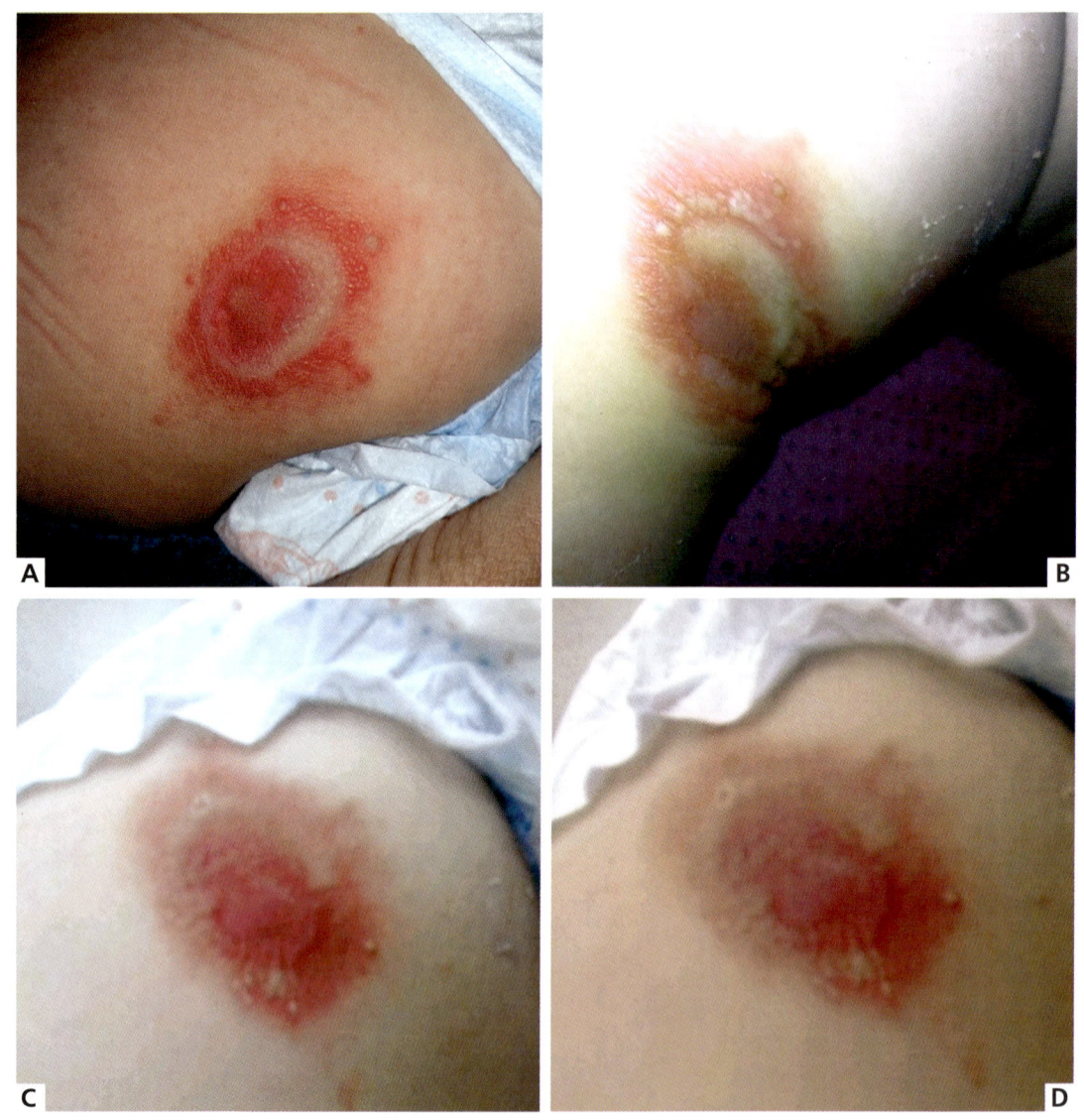

Fig. 3-15. Criança de 1 ano e 2 meses picada por *Loxosceles sp.* (**A-G**) Evolução da lesão após corticoterapia.

Fig. 3-15. *(Cont.)*

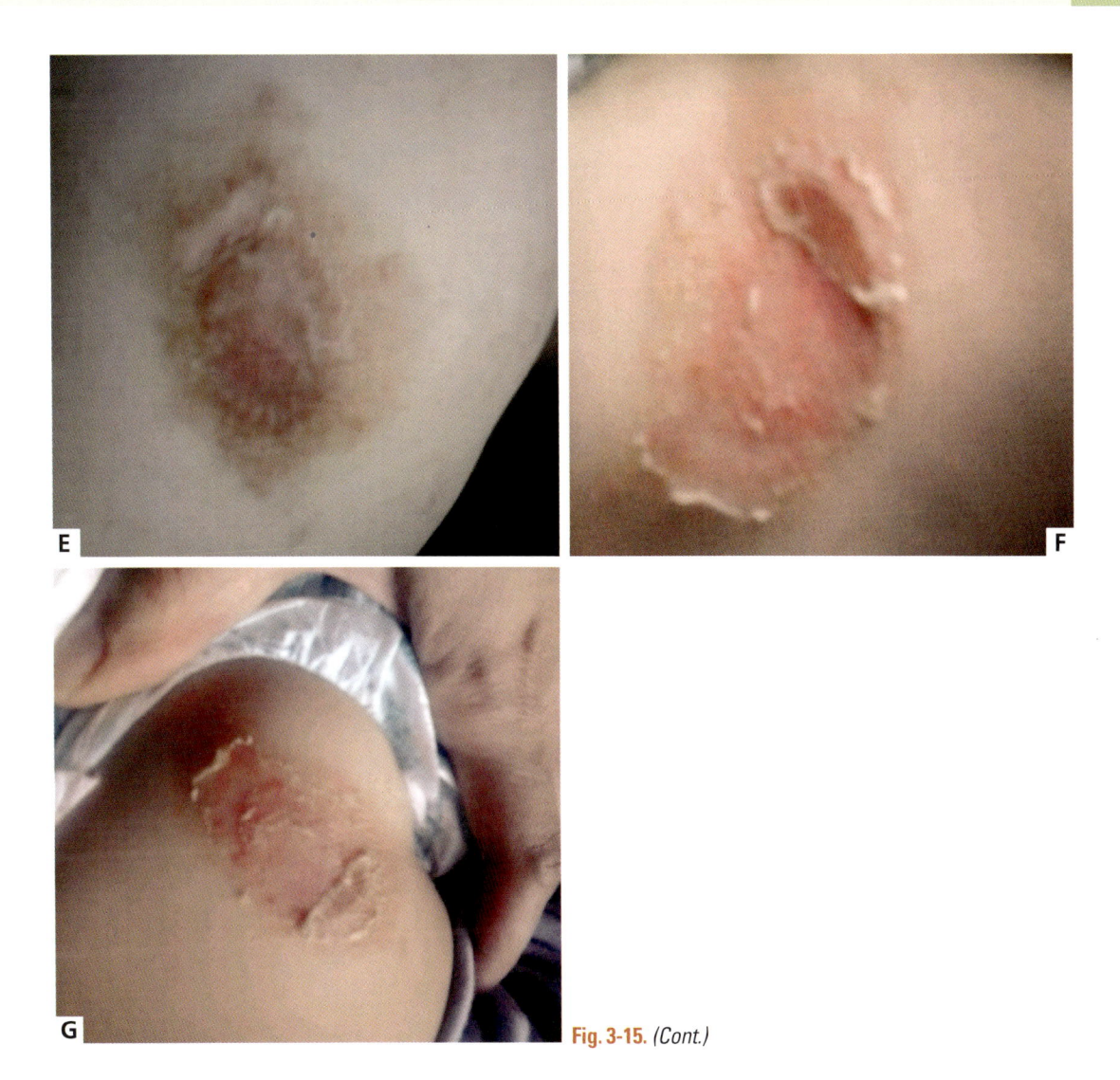

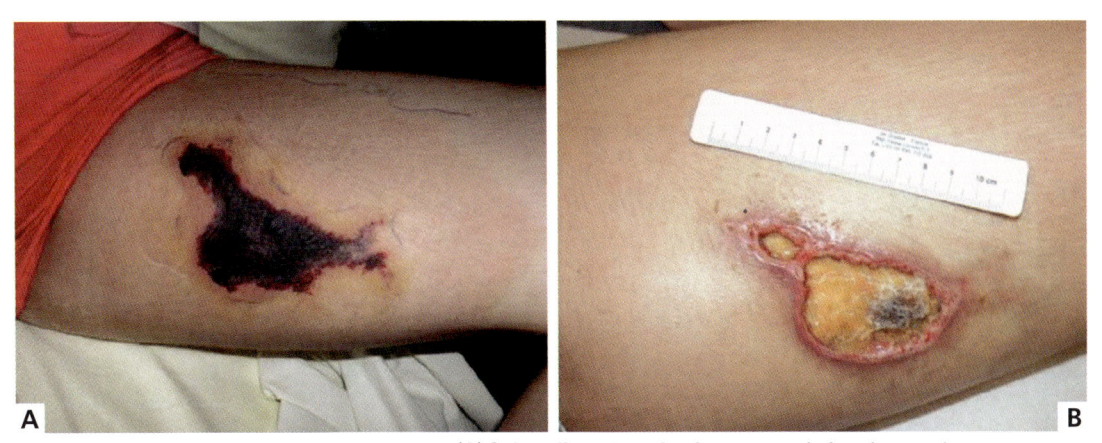

Fig. 3-16. Evolução das lesões por *Loxosceles sp*. (**A**) **Quinto dia após a picada:** necrose da face interna da coxa esquerda e desaparecimento gradual do edema inflamatório. (**B**) **45 dias após a picada:** persistência de profunda perda de substância com "liquefação" do tecido adiposo subcutâneo.[8]

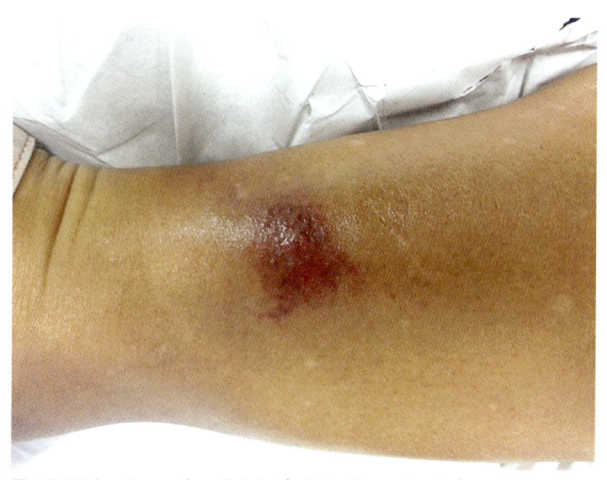

Fig. 3-17. Lesão em fase inicial (< 24 h de evolução).

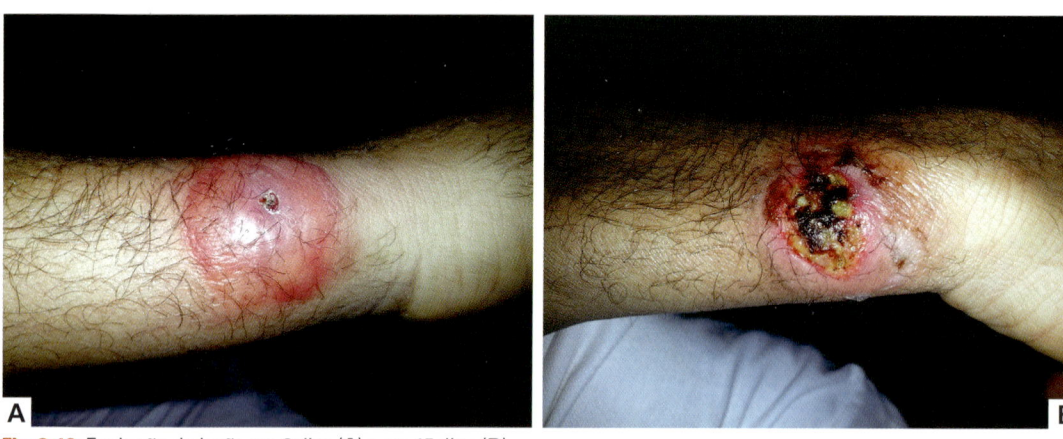

Fig. 3-18. Evolução de lesão em 3 dias (**A**) e em 15 dias (**B**).

Manifestações sistêmicas

Associado às manifestações locais, mal-estar, cefaleia, febre e exantema, são sintomas amplamente referidos pelos pacientes. A hemólise intravascular, quando presente, caracteriza a chamada forma cutâneo-visceral do loxoscelismo, sendo observada, geralmente, nas primeiras 72 horas após a picada, e, apesar de ser uma forma muito rara de manifestação, pode evoluir com insuficiência renal aguda nos casos mais graves. Oligúria e hematúria são os sinais de alarme da doença grave, ocorrendo, normalmente, após 48 horas da picada.[5]

O acidente loxoscélico pode ser classificado em:

A) *Leve:* ausência de manifestações clínico-laboratoriais associadas à lesão incaracterística e com a identificação da aranha causadora do acidente. O paciente deve ser acompanhado por pelo menos 72 horas em regime hospitalar, uma vez que se ocorrerem mudanças nas características da lesão ou surgirem manifestações sistêmicas, será necessária reclassificação e mudança na conduta.
B) *Moderado:* presença de lesão sugestiva ou característica, mesmo sem a identificação do agente causal, associada ou não a alterações sistêmicas do tipo *rash* cutâneo, cefaleia e mal-estar.
C) *Grave:* presença de lesão característica juntamente com alterações clínico-laboratoriais de hemólise intravascular.

Diagnóstico

Com base na clínica apresentada e, principalmente, no histórico colhido. O diagnóstico diferencial com lesões necróticas é grande, devendo ser considerada sua epidemiologia, e inclui: celulite, dermatite de contato, vasculite, insuficiência vascular, úlceras diabéticas, infecção herpética, reações medicamentosas, queimaduras térmicas, úlceras de pressão, necrólise epidérmica tóxica, ectima gangrenoso, pioderma gangrenoso, eritema nodoso, doença de Chagas e até mesmo doença de Lyme e tularemia.[6]

Laboratório de apoio (quando há dúvida diagnóstica)

A) *Testes de coagulação:* pode apresentar aumento do tempo de coagulação na forma hemolítica, ou cutâneo visceral.
B) *Hemograma completo:* na forma cutânea, hemograma com leucocitose e neutrofilia e na forma cutâneo-visceral, anemia aguda, leucocitose com neutrofilia, queda na hemoglobina, reticulocitose e plaquetopenia.
C) *Elementos anormais de sedimentação com proteinúria e hematúria quantitativa (EAS + PHQ):* pode haver proteinúria, hematúria e leucocitúria.
D) *Eletrólitos (sódio e potássio):* normalmente inalterados.
E) *Ureia e creatinina:* em casos de insuficiência renal, aumento da ureia e creatinina na forma cutâneo-visceral.
F) *Outros exames de sangue:* hiperbilirrubinemia com predomínio da fração indireta, elevação das transaminases, queda dos níveis séricos de haptoglobina, níveis de CK podem estar elevadas em decorrência de lesão local.
G) *Métodos de imunodiagnóstico:* não existe avaliação por ELISA no Brasil.
H) *Gasometria arterial:* a gasometria arterial é um grande parâmetro quanto à gravidade da insuficiência respiratória gerada pela ação neurotóxica do veneno, estabelecendo critérios para a intubação mais precoce. Em razão de hipoventilação, poderá ocorrer retenção de CO_2, hipoxemia, acidose respiratória e metabólica. O melhor parâmetro para indicação de suporte ventilatório é o clínico.

> *Loxoceles*: não existe exame diagnóstico específico. Alterações laboratoriais dependem da forma clínica do envenenamento.
> 1. No exame anatomopatológico observa-se intensa vasculite no local da picada, com posterior obstrução de pequenos vasos, infiltração de polimorfonucleares e agregação plaquetária e posterior formação de edema, hemorragia e necrose focal.
> 2. Nos casos de hemólise, há lesão de membranas eritrocitárias por provável ação direta do veneno e ativação do sistema complemento, podendo ter a interferência de fatores genéticos do paciente como déficit de G-6-P-D.
> 3. Crianças menores podem apresentar quadros plaquetopênicos mais severos associados ou não à hematúria e anemia, além de CIVD, IRA e morte.[5,15]

Complicações

Locais

A) Infecções secundárias.
B) Perdas teciduais.
C) Cicatrizes desfigurantes.

Sistêmicas
Insuficiência renal aguda.

Tratamento
Medidas iniciais + medidas específicas

A indicação do antiveneno é controversa na literatura, apesar de no Brasil o soro ter sido indicado com maior frequência quando comparado com outros países em que o loxoscelismo é considerado um problema de saúde pública. Dados experimentais revelaram que os primeiros danos teciduais ocorrem nas primeiras 3 horas após o envenenamento, sendo que a eficácia da soroterapia é reduzida após 24-36 horas após a inoculação do veneno, porém, em centros de referência, como no Instituto Butantan, o soro antiloxoscélico tem sido utilizado em até 72 horas após o acidente, e, na forma cutâneo-hemolítica, em qualquer momento após o diagnóstico da hemólise.

Medidas específicas
Tratamento sintomático das manifestações locais

- *Alívio da dor:* dipirona (7 a 10 mg/kg/dose) + aplicação de compressas frias.
- *Antisséptico local e limpeza periódica da ferida:* a ferida deve ser lavada 5 a 6 vezes por dia com sabão neutro, e compressas de KMn04 – 1:40.000 (um comprimido em quatro litros de água) para rápida cicatrização.
- *Corticoterapia:* prednisona por via oral na dose de 40 mg/dia para adultos e em crianças 1 mg/kg/dia durante, por pelo menos 5 dias. Seu uso ainda não é consenso na literatura, apesar de ser utilizado pela maioria dos autores.[13] Outro estudo analisando 262 pacientes demonstrou que a corticoterapia nestes pacientes está ligada a um processo de cicatrização mais demorado.[16]
- *Infecção secundária:* cefalexina 500 mg 6/6 horas via oral por 7 a 10 dias, porém, a utilização de **tetraciclinas** no tratamento de loxoscelismo cutâneo é promissor na medida em que pode reduzir a formação de dermonecrose com o adicional do amplo espectro de sua atuação antimicrobiana, propiciando melhor impedimento à infecção da ferida, sendo que alguns estudos também propõem a utilização da via tópica (**2 a 3 ×/dia por 5-7 dias, principalmente nas primeiras 48 h de evolução**) e/ou da EV ou oral com excelentes resultados.[2,17-19]
- *Remoção da escara:* deve ser realizada delimitação da área de necrose, em geral, após uma semana do acidente.
- *Tratamento cirúrgico:* pode ser necessário no manejo das úlceras e correção de cicatrizes.

Tratamento sintomático das manifestações sistêmicas

Muitos tratamentos têm sido propostos para o loxocelismo sistêmico, incluindo esteroides, dapsona e antibióticos, porém, nenhum tratamento único demonstrou benefício na diminuição da mortalidade.[5]

- *Anemia intensa:* transfusão de sangue ou concentrado de hemácias deve ser considerado de maneira precoce para ajuste da hemólise.
- *Dapsona:* em associação à soroterapia, atua como modulador da resposta inflamatória para redução do quadro local. A dose é de 50 a 100 mg/dia via oral por 7-14 dias em adultos e 1 mg/kg/dia em crianças por 7-14 dias. Recomenda-se para loxoscelismo cutâneo e não para o visceral. Indicado quando a área de necrose exceder 1 cm^2.[20]

> Embora raro, devido ao risco potencial da Dapsone em desencadear surtos de metemoglobinemia de variados graus de gravidade e letalidade da hemólise associada, o paciente deve ser acompanhado do ponto de vista clínico-laboratorial durante o período de administração dessa droga.[20] Um estudo de revisão sistemática realizado em 2009 por Manríquez e Silva, relatou que segundo seu critério de seleção, nenhum dos estudos selecionados evidenciaram efeitos adversos sérios em relação ao uso de Dapsona. Ainda nesse mesmo estudo, demonstrou-se, em um ensaio clínico randomizado, que o uso de clorfeniramina foi inferior na evolução das lesões cutâneas quando comparada ao uso de Dapsona, e que em um ensaio clínico randomizado, à utilização deste quando comparada a utilização do soro não demonstrou diferença nos resultados na cicatrização de pacientes tratados com soro *anti-L. reclusa*.

Soroterapia

A soroterapia tem sua indicação conforme a gravidade do acidente. Quando é utilizado o soro antiaracnídico, este neutraliza as frações do veneno de *Tityus*, *Phoneutria* e *Loxosceles*, sendo que quanto mais cedo for administrado o antiveneno, melhor será sua efetividade (Quadro 3-6).

Quadro 3-6. Classificação quanto à gravidade e soroterapia recomendadas

Loxoscelismo Classificação	Manejo do Paciente	
	Manifestações Clínicas	**Tratamento**
Cutâneo LEVE*	■ Lesão característica*** ■ Sem comprometimento do estado geral ■ Sem alterações laboratoriais	■ Internação por até 72 h
Cutâneo MODERADO**	■ Lesão sugestiva**** ou característica ■ Alterações sistêmicas (*rash* cutâneo ou petéquias) ■ Sem alterações laboratoriais sugestivas de hemólise	■ 5 ampolas de SAAr ■ Prednisona por 5 dias ■ Adultos: 40-60 mg/dia ■ Crianças: 1 mg/kg/dia
Cutâneo-visceral GRAVE**	■ Lesão característica ■ Alteração no estado geral (anemia aguda, icterícia) ■ Evolução rápida ■ Alterações laboratoriais sugestivas de hemólise	■ 10 ampolas de SAAr ■ Prednisona por 5 dias ■ Adultos: 40-60 mg/dia ■ Crianças: 1 mg/kg/dia
Via de administração intravenosa		

*Loxoscele identificada como causa do acidente.
**Com ou sem identificação de *Loxoscele* como agente causador do acidente.
***Lesão característica: dor em queimação associada a lesões hemorrágicas focais mescladas com áreas claras de isquemia e necrose.
****Lesão sugestiva: dor em queimação, edema endurado, equimose e bolhas.
SAAr = soro antiaracnídico.

> Muitas vezes, no loxoscelismo, a limitação ao uso de antiveneno se deve ao diagnóstico tardio, realizado já com a necrose cutânea delimitada. O uso de antissépticos, lavagem com permanganato de potássio (KMnO4) 1:40.000 e curativos locais são recomendados até a remoção cirúrgica da escara e correção da cicatriz.
>
> Em um estudo realizado por Almeida *et al.*, no Instituto Butantan, publicado em 2008, comparou-se a eficácia de neutralização de um novo soro antiloxoscélico e o soro antiaracnídico utilizado comumente no Brasil contra os efeitos tóxicos dos venenos de aranhas do gênero *Loxosceles*. Testes de neutralização do soro mostraram que a antiesfingomielinase-D possui maior atividade contra os efeitos tóxicos de *L. intermedia* e *L. laeta*, venenos e atividade semelhante ou ligeiramente mais fraco contra efeitos tóxicos de *L. gaucho* do que o de soro antiaracnídico. Estes resultados demonstram que a esfingomielinase-D recombinante pode substituir o veneno para a produção de antiveneno e terapia.

Outros tratamentos

Avaliados em um estudo de revisão sistemática realizado em 2009 por Manríquez e Silva.

Corrente elétrica de alta voltagem

Uma série de casos, nível IV; qualidade grau D; nível de resultado 2, realizada entre 147 indivíduos diagnosticados com loxoscelismo confirmado ou provável, pela visualização da aranha ou quadro clínico, respectivamente. Mostraram que a utilização de corrente elétrica de alta tensão aplicada diretamente utilizando uma peça pequena manipulável, ativada por uma bateria de 9 mV, em dois pulsos de 40 a 50 KV, separados por 5 a 10 segundos, seria eficaz em parar a progressão local da mordida (necrose ou formação de bolhas) e reduzir a necessidade de cirurgia. Nenhum paciente mostrou progressão da lesão de pele ou necessidade de cirurgia, além de que não se demonstraram efeitos adversos.

Oxigenoterapia hiperbárica

Uma série de casos, nível IV; qualidade grau D; nível de resultados 2, realizado entre 14 indivíduos diagnosticados como loxoscelismo cutâneo, confirmados por clínica compatível e acompanhamento de 1 a 3 dias antes do início da intervenção, que mostrou que o oxigênio hiperbárico com 2 a 2,5 atmosferas por 90 minutos, uma ou duas vezes por dia, por uma média de 7 dias, seria eficaz na redução da taxa de cicatrização anômala e necessidade de enxerto (nenhum paciente apresentou cicatriz anormal ou solicitou enxerto). O tratamento foi feito após uma média de 2,6 dias, não sendo descritos efeitos adversos.

Cirurgia

Um ensaio clínico e uma série de casos, ambas de nível IV; qualidade grau D; nível de resultado 2, demonstraram, respectivamente, que, ao comparar a excisão primária da lesão e a cicatrização por segunda intenção com o uso de Dapsona, esta última demonstrou-se superior em relação ao tempo de cicatrização e ao resultado estético. Já o segundo estudo, com n = 33 pacientes, demonstrou que a cirurgia precoce seria mais efetiva que a cirurgia tardia associada a antimicrobianos, corticoides e anti-histamínicos.

Prognóstico

Em geral é bom, porém, nos casos de ulceração cutânea de difícil cicatrização existe a possibilidade de complicações no retorno do paciente às atividades rotineiras.

Os raros óbitos e os quadros graves estão relacionados com hemólise intravascular.

Acidente causados por *Phoneutria*

As aranhas do gênero *Phoneutria* são popularmente conhecidas como **aranhas armadeiras**. Estas aranhas possuem ampla distribuição na região tropical, ocorrendo em todas as regiões do Brasil. De acordo com o Ministério da Saúde, *Phoneutria spp* é a segunda causa mais importante de picadas por aranha neste país, principalmente na região sudeste.

Embora provoquem acidentes com frequência, normalmente caracterizados por dor local intensa, de instalação imediata, estes raramente levam a um quadro grave. Em 2006 foram registrados 2.687 casos de acidentes por *Phoneutria*, sendo a maioria destes por *Phoneutria nigriventer*. Aproximadamente 0,5-1% dos acidentes resultam em envenenamentos graves e, destes, a maioria são crianças.[21]

Ações do veneno

Ação nos canais neuronais

Foram identificadas e caracterizadas nove subtipos de canais de sódio voltagem-dependentes em mamíferos (NaV1.1 até NaV1.9). Muitos subtipos de canais de sódio são especializados, de modo que os agentes específicos de bloqueio podem alterar algumas funções fisiológicas, preservando outras, levando a várias condições patológicas, como epilepsia, acidente vascular cerebral e dor neuropática.

No caso da toxina da *Phoneutria nigriventer* PnTx1, também conhecido na literatura como Tx1, esta exerce efeito inibitório nos canais de sódio neuronais (NaV1.2) e compete com μ-conotoxinas mas não com a tetrodotoxina em seus locais de ligação.[22]

Alguns estudos experimentais do veneno bruto e, mais especificamente, da fração purificada PhTx2 da peçonha de *P. nigriventer* têm demonstrado relação com a ativação e retardo da inativação dos canais de sódio neuronais, levando a aumento rápido da concentração de CA^{++} neuronal e liberação de glutamato. Este efeito favorece a liberação de neurotransmissores, principalmente acetilcolina e catecolaminas. A fração PhTx2 leva a alterações como espasmos musculares, fibrilações e causando salivação, lacrimejamento, priapismo, convulsões e paralisias.[21-23]

Ação no sistema de calicreína tecidual

Sugere-se que o veneno desses animais tenha efeito sobre os receptores NK1 (9-12) de taquicinina e sobre a calicreína tecidual, porém, não sobre a plasmática, causando contratura da musculatura lisa e edema local através da alteração da permeabilidade vascular. Seus efeitos também se estendem sobre o tecido do corpo cavernoso, relaxando-o e promovendo o priapismo através da formação local de cininas, que por sua vez ativarão receptores B_2 das células do endotélio da rede sinusoidal, liberando óxido nítrico e relaxando o tecido erétil de maneira independentemente da ação nos canais de sódio.[21]

Manifestações

A dor imediata é o sintoma mais frequente (95% dos casos), tendo intensidade variável, que, em geral, é forte, podendo se irradiar até a raiz do membro acometido, sendo, na maioria das vezes, indistinguíveis dos acidentes escorpiônicos. Muitos pacientes encontram-se agitados, e apenas 1% dos casos os pacientes se apresentam assintomáticos após a inoculação do veneno. As manifestações locais são predominantes no quadro e são: edema, eritema, parestesia e sudorese, normalmente visualizando-se as marcas de dois pontos de inoculação. Vômitos e sudorese generalizada, se presentes, indicam comprometimento sistêmico, e se iniciam nas primeiras horas após o acidente com possibilidade de progressão rápida. Hipertensão arterial grave é relatada 1-2 h após a picada em modelos animais, persistindo até 8 horas após a picada. Taquicardia, sudorese profusa, extremidades frias e hiperglicemia transitória podem ser encontradas, sugerindo que o veneno possivelmente aumente a atividade simpática.

Um estudo feito na UNICAMP por Bucaretchi *et al.*, publicado no ano 2000, com 422 pacientes picados por aranhas da espécie *Phoneutria* demonstrou que a maioria das picadas ocorreu nos meses de março e abril (29,2%), nas casas (54,5%), durante o dia (76,5%), e nas extremidades (pés 40,9%, 34,3% mãos).[24] Após a internação, a maioria dos pacientes apresentava apenas queixas locais, principalmente dor (92,1%) e edema (33,1%). Foram classificados como envenenamentos leves (89,8% dos acidentes), moderados (8,5%) e graves (0,5%), sendo poucos os pacientes (1,2%) que não apresentaram sinais de envenenamento. Acidentes graves só foram confirmados em duas crianças (9 meses, 3 anos de idade), ambas desenvolvendo edema pulmonar agudo, morrendo a mais velha 9 h após o acidente. Já os pacientes com mais de 70 anos de idade tinham uma frequência de acidentes por animais peçonhentos moderados significativamente maior ($p < 0,05$) em comparação com indivíduos com 10-70 anos de idade.

Locais

A dor irradiada e de início imediato é o sintoma mais característico, podendo ser bastante intensa nas primeiras 3 a 4 horas após a picada; o quadro pode ser acompanhado por edema e sudorese no local e parestesia ao longo do membro. As marcas dos pontos de inoculação normalmente não são visualizadas.

Sistêmicas

Associadas ao quadro local, pacientes com idade igual ou inferior a 15 anos podem apresentar vômitos, sonolência e agitação psicomotora, enquanto os sintomas como taquicardia, hipertensão arterial são mais comuns em pacientes mais velhos. Crianças tendem a apresentar manifestações graves, como sudorese profusa, sialorreia, priapismo, hipotensão, choque e edema pulmonar agudo e que podem, eventualmente, levar o paciente a óbito.

> Mesmo que o agente causador do acidente não seja identificado, pois os acidentes por *Phoneutria* são praticamente indistinguíveis dos acidentes escorpiônicos, nesses casos é realizado o tratamento sintomático e, naqueles com indicação de soroterapia, utilizar-se-á o soro antiaracnídico, cujas frações neutralizam os venenos de *Tityus*, *Phoneutria* e *Loxosceles*.

Os acidentes são classificados em:

A) **Leves:** correspondendo a cerca de 92% dos casos, sendo os sintomas mais frequentes. Os pacientes apresentam, predominantemente, sintomatologia local, com eventual taquicardia e agitação, secundárias à dor.
B) **Moderados:** ocorrem em aproximadamente 7,5% dos casos. Além das manifestações locais, aparecem alterações sistêmicas como taquicardia, hipertensão arterial, sudorese discreta, agitação psicomotora, visão "turva" e vômitos ocasionais.
C) **Graves:** são raros, praticamente restritos a crianças, aparecendo em torno de 0,5% do total de casos. Além das alterações citadas nas outras classificações, há presença de uma ou mais das seguintes manifestações clínicas, a saber: sudorese profusa, sialorreia, vômitos frequentes, diarreia, priapismo, hipertonia muscular, hipotensão arterial, choque e edema pulmonar agudo.

Diagnóstico

Com base na clínica apresentada e no histórico colhido.

Laboratório de apoio

A) **Testes de coagulação:** não altera os tempos de coagulação.
B) **Hemograma completo:** pode apresentar leucocitose com neutrofilia, hiperglicemia com acidose metabólica em casos graves em crianças.
C) **Elementos anormais de sedimentação com proteinúria e hematúria quantitativa (EAS + PHQ):** normalmente não há alteração.
D) **Eletrólitos (sódio e potássio):** normalmente inalterados.
E) **Ureia e creatinina:** normalmente inalterados.
F) **Outros exames de sangue:** em acidentes graves envolvendo crianças, verificaram-se taquicardia sinusal. Hiperglicemia pode ser encontrada.
G) **Gasometria arterial:** acidose metabólica em casos graves envolvendo crianças. O melhor parâmetro para indicação de suporte ventilatório é o clínico.

> É aconselhável a monitorização das condições cardiorrespiratórias nos acidentes graves.

Complicações

Não têm sido observadas complicações ou sequelas.

Tratamento

Medidas iniciais + medidas específicas

Medidas específicas

Tratamento sintomático

A dor local é intensa e deve ser tratada com infiltração anestésica local ou troncular à base de lidocaína a 2% **sem vasoconstritor** (3-4 mL em adultos e de 1-2 mL em crianças) e analgésico sistêmico, tipo **dipirona (2-5 mL IV de 6/6 horas)**. Pode ser necessário aplicar nova infiltração, em geral após 60 a 90 minutos, somente se houver recorrência da dor. Caso sejam necessárias mais de duas infiltrações, e contanto que não existam sintomas de depressão do sistema nervoso central, podem-se utilizar cuidadosamente analgésicos mais potentes do tipo opioide como a **meperidina, nas seguintes doses: crianças – 1,0 mg/kg via intramuscular e adultos 50-100 mg via intramuscular**. Outro procedimento útil no controle da dor é a imersão do local em água morna ou o uso de compressas quentes. Em geral a dor diminui de maneira gradual em 2 a 3 horas após a picada. Sintomas como formigamentos ou adormecimentos podem permanecer por até 24 horas.

Soroterapia

O soro antiaracnídico, cujas frações neutralizam as frações do veneno de *Tityus*, *Phoneutria* e *Loxosceles*, tem sido utilizado em acidentes considerados moderados e graves. Pacientes com manifestações sistêmicas além do quadro local doloroso em crianças e em todos os acidentes graves devem ser internados para melhor controle dos dados vitais, parâmetros hemodinâmicos e tratamento de suporte das complicações associadas (Quadro 3-7).

Quadro 3-7. Classificação quanto à gravidade e soroterapia recomendadas

Foneutrismo Classificação	Manejo do Paciente	
	Manifestações Clínicas	**Tratamento**
LEVE	■ Dor de início imediato (95% dos casos) ■ Taquicardia ■ Agitação	■ Observação por até 6 h
MODERADO	Dor local intensa, associada a sintomas como: ■ Sudorese ■ Vômitos ocasionais ■ Agitação ■ Hipertensão arterial	■ Internação ■ 2-4 ampolas de SAAr
GRAVE	■ Sintomas acima referidos ■ Sudorese profunda ■ Sialorreia ■ Vômitos frequentes ■ Hipertonia muscular ■ Priapismo ■ Choque ■ Edema pulmonar agudo	■ UTI ■ 5-10 ampolas de SAAr
Via de administração intravenosa		

SAAr = soro antiaracnídico.

> O uso de algumas drogas anti-histamínicas, principalmente a prometazina na dose de 0,6 mg/kg na criança e 25 mg no adulto, deve ser utilizada com cautela em crianças e idosos, pois seus efeitos tóxicos destes medicamentos podem determinar manifestações como sonolência, agitação psicomotora, alterações pupilares e taquicardia que podem ser confundidas com as do envenenamento sistêmico.

Prognóstico

O prognóstico é bom, porém, pacientes com extremos de idade, como lactentes e pré-escolares, bem como os idosos, devem sempre ser mantidos em observação por pelo menos 6 horas.

A maioria dos casos tem evolução benigna, raramente ocorrendo óbito, havendo relatos de apenas 14 mortes na literatura nacional de 1926 a 1996.

Acidente por *Latrodectus*

São conhecidas popularmente como viúvas-negras pelo fato de devorarem seus machos após a cópula. Existem 45 espécies descritas no mundo, entre elas 12 espécies são regularmente envolvidas em acidentes humanos por animais peçonhentos. No Brasil, 3 espécies são de importância médica, a saber *L. curacaviensis*, *L. mactans* e *L. geometricus,* sendo os envenenamentos causados, principalmente, pela espécie *L. curacaviensis*.[25]

O envenenamento por esta espécie pode ser considerado acidente de trabalho pelo fato dos acidentes ocorrerem, em sua maioria, em áreas rurais.

No Brasil os relatos de acidentes se concentram mais na região nordeste, principalmente na Bahia, chegando a 30% dos acidentes araneídeos.

Ações do veneno

Ação sobre neurotransmissores

Apesar de serem descritos vários componentes químicos como a hialuronidase, o ácido aminobutírico, fosfodiesterase e vários polipeptídeos, a alfa-latrotoxina (alfa-LTX) é a fração principal e mais potencialmente letal da peçonha da *Latrodectus*, atuando sobre terminações nervosas sensitivas e provocando dor no local da picada. Atua, também, sobre o sistema nervoso autônomo, levando à liberação de neurotransmissores adrenérgicos e colinérgicos, e, na junção neuromuscular pré-sináptica, altera a permeabilidade dos íons sódio e potássio, levando à síndrome do latrodectismo, com dores na musculatura esquelética e distúrbios autonômicos caracterizados por hipertensão, taquicardia e sudorese, apesar de existir a possibilidade de que o veneno de *L. geometricus* também tenha efeitos muscarínicos.

A alfa-LTX também pode desencadear uma rara manifestação, o priapismo. Seu mecanismo não é completamente compreendido, mas sabe-se que o antiveneno inverte o priapismo induzido pela alfa-LTX. O efeito global do veneno atua nos neurotransmissores, levando a uma forma não isquêmica de priapismo. Apesar de a norepinefrina (NE) ser o principal neurotransmissor envolvido na detumescência peniana, a depleção de NE como resultado de envenenamento, combinado com o relaxamento muscular suave modulado pela via colinérgica, também pode resultar em priapismo. A óxido nítrico-sintetase também pode desempenhar este papel, sendo estimulada por alfa-LTX, que liberta óxido nítrico na musculatura lisa dos corpos cavernosos, levando à ereção peniana.[26]

Manifestações

O envenenamento produz poucas lesões locais, mas provoca reações sistêmicas intensas como câimbras, dores musculares severas, tremores, náuseas, vômitos, transpiração profusa, hipersecreção lacrimal, nasal e salivar, piloereção e hipertensão.[27]

O paciente geralmente chega queixando-se de dor local aguda, em alfinetada. Esta evolui em cerca de 15 minutos para dor em queimação e chega ao seu ápice em 1 a 3 horas após a picada, podendo persistir por 48 horas. É possível notar 1 ou 2 orifícios de inoculação, com 1 a 2 mm de distância, associados a manifestações como hiperestesia, edema, piloereção, sudorese local, pápula eritematosa, e em alguns casos, infartamento ganglionar regional, porém, sabe-se que cerca de 15% das picadas por *L. geometricus* sejam secas, ou seja, sem veneno inoculado.

Os sintomas variam de dor local leve, progredindo em intensidade no membro acometido, posteriormente generalizando-se com debilitante rigidez muscular em uma pequena porcentagem de pacientes, além de dores lombares e torácicas, podendo evoluir para manifestações sistêmicas dentro de várias horas. Estas manifestações incluem náuseas, dores musculares, hipertensão, taquicardia, sudorese generalizada e fasciculações remotas a partir do sítio de envenenamento. Câimbras musculares são mal localizadas e muitas vezes aumentam e diminuem de intensidade. Acidentes graves podem imitar cólica renal ou peritonite, com contrações abdominais intoleráveis, simulando o abdome agudo cirúrgico. Neurologicamente, cefaleias e parestesias, delírios, agitação, ansiedade, angústia, profundo medo de morrer e movimentos clônicos. Os pacientes podem ter espasmo muscular facial, levando-os a fazer caretas e blefaroconjuntivite (fácies latrodectísmica). Os sintomas geralmente duram 24-72 horas, no entanto, raramente, sintomas residuais foram relatados por até várias semanas (em geral 3) após o envenenamento, deixando a pessoa muito fraca e fadigada por várias semanas. Casos fatais são raros e afetam, principalmente, crianças pequenas e idosos.[28-31]

As picadas da aranha viúva-negra causam uma forma mais grave de envenenamento do que as viúvas marrons, caracterizada por dor generalizada muscular e câimbras, rigidez muscular abdominal, sudorese profusa, elevação da pressão arterial e taquicardia. Acidentes causados por *Latrodectus*

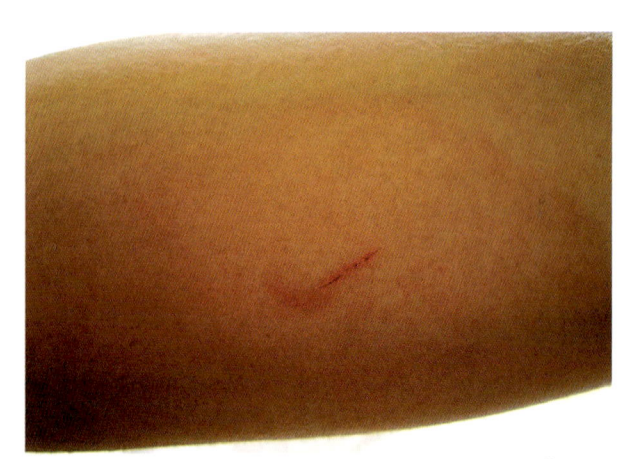

Fig. 3-19. Acidente causado por *Latrodectus geometricus*.[32]

geometricus geralmente apresentam apenas sintomas locais e tendem a restringir-se ao local da picada e seu tecido circundante (Fig. 3-19).[32]

Locais

Dor local (60% dos casos) de pequena a grande intensidade e sensação de queimadura 15 a 60 minutos após a picada, sudorese localizada (em 25% dos pacientes), pápula eritematosa (12,6%), edema (11%) e eritema (7,4% dos casos). Podem ser visualizadas lesões puntiformes, distando de 1 a 2 mm entre si, correspondentes à picada. Há referência de hiperestesia no local da picada junto à placa urticariforme acompanhada ou não de infartamento ganglionar regional.

Sistêmicas

Contraturas e dores irradiadas para membros inferiores, abdome e dorso têm sido descritas na literatura, intensificando-se em 2 a 3 horas após a picada.

Um quadro de abdome agudo pode ser simulado pela presença de dor, rigidez muscular, ausência de reflexo cutâneo-abdominal, sudorese profusa acompanhada de hipertermia, excitabilidade e dificuldade de deambulação.

Ptose e edema palpebral, hiperemia conjuntival, midríase, eritema, trismo de masseteres e contratura de face são os componentes característicos da **fáscies latrodectísmica** (Fig. 3-20).

Fáscies latrodectísmica

Sintomas como sensação de morte iminente com opressão precordial, taquicardia e hipertensão seguidos de hipotensão, arritmias, bloqueios e alterações relacionadas com alterações na calemia e natremia têm sido relatadas no eletrocardiograma e na prática clínica.

Podemos, ainda, dividir os sintomas sistêmicos no acidente por *Latrodectus* em sintomas:

A) ***Gerais:*** surgem nas primeiras horas após o acidente, a saber: tremores (26%), ansiedade (12%), excitabilidade (11%), insônia, cefaleia, prurido e eritema de face e pescoço, e, em raros casos, distúrbios de comportamento e choque nos casos graves.
B) ***Motoras:*** dor irradiada para os membros inferiores (32%), acompanhada de contraturas musculares periódicas (26%), movimentação incessante, atitude de flexão no leito; hiper-reflexia constante. O aparecimento de tremores e contrações espasmódicas dos membros (26%) são frequentes. Dor abdominal intensa (18%). A **fáscies latrodectísmica** é observada em 5% dos casos.

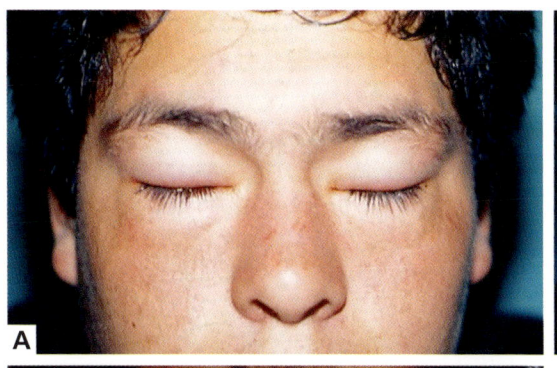

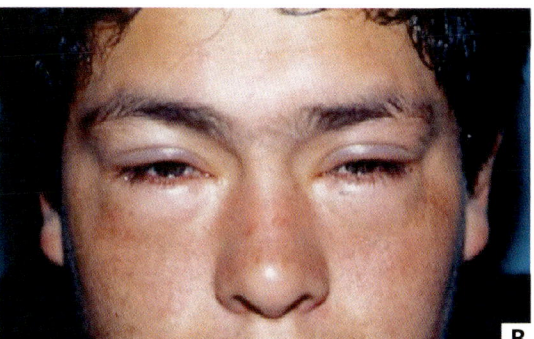

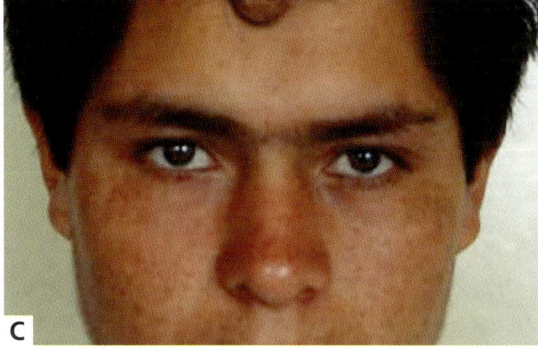

Fig. 3-20. (A-C) Evolução da fáscies latrodectísmica.
Foto A de http://3.bp.blogspot.com/_JLDB4N_1veQ/RZYCn63fTnI/AAAAAAAAAAM/P9k1as1wq4U/s1600-h/1.jpg
Foto B de http://4.bp.blogspot.com/_JLDB4N_1veQ/RZYCoK3fToI/AAAAAAAAAAU/GdDgzsxYHKw/s1600-h/3.jpg
Foto C de http://4.bp.blogspot.com/_JLDB4N_1veQ/RZYCoK3fTpI/AAAAAAAAAAc/TIFiJnRIkys/s1600-h/4.jpg

C) **Cardiovasculares:** taquicardia inicial e hipertensão seguidas de bradicardia, opressão precordial, com sensação de morte iminente.

Outras manifestações menos frequentes são:

D) **Digestivas:** náuseas e vômitos, anorexia, sialorreia e obstipação.
E) **Geniturinárias:** dor testicular, retenção urinária, priapismo e ejaculação.[26]
F) **Oculares:** edema e ptose palpebral, hiperemia conjuntival, midríase.

> Em alguns pacientes erupções cutâneas generalizadas podem aparecer alguns dias após o envenenamento, incluindo eritema, maculopapular, lesões vesiculares e hiperestesia cutânea.[33]

Diagnóstico
Com base na clínica apresentada e no histórico colhido.

Laboratório de apoio
A) *Testes de coagulação:* normalmente sem alterações.
B) *Hemograma completo:* pode apresentar leucocitose, linfopenia, eosinopenia.
C) *Elementos anormais de sedimentação com proteinúria e hematúria quantitativa (EAS + PHQ):* pode haver hematúria, leucocitúria e cilindrúria e proteinúria.
D) *Eletrólitos (sódio e potássio):* hiperfosfatemia.
E) *Ureia e creatinina:* normalmente inalterados.
F) *Outros exames de sangue:* hiperglicemia.
G) *Eletrocardiograma:* arritmias cardíacas como fibrilação atrial e bloqueios, inversão da onda T, alterações do segmento ST e prolongamento do intervalo QT, diminuição de amplitude do QRS e da onda T.

H) *Gasometria arterial:* a gasometria arterial é um grande parâmetro quanto à gravidade da insuficiência respiratória gerada pela ação neurotóxica do veneno, estabelecendo critérios para a intubação mais precoce. Em virtude de hipoventilação, poderá ocorrer retenção de CO_2, hipoxemia, acidose respiratória e metabólica. O melhor parâmetro para indicação de suporte ventilatório é o clínico.

Leucocitose, linfopenia, eosinopenia, hiperglicemia, hiperfosfatemia, albuminúria, hematúria, leucocitúria, arritmias cardíacas, fibrilação atrial, bloqueios, diminuição da amplitude do QRS e da onda T, inversão da onda T, prolongamento do intervalo QT e alterações do segmento ST. Essas alterações podem persistir por até 10 dias.

> As alterações laboratoriais são inespecíficas, sendo descritas alterações hematológicas, bioquímicas, do sedimento urinário e eletrocardiográficas. Essas alterações podem persistir por até 10 dias.

O acidente latrodéctico pode ser classificado em:

A) *Leve:* caracterizado pela presença de dor, edema discreto e sudorese locais; parestesia, dor em membros inferiores, tremores e contraturas.
B) *Moderado:* além dos sintomas do acidente classificado como leve, o paciente normalmente apresenta dor abdominal, sudorese generalizada, ansiedade, agitação, mialgia, cefaleia, tontura, hipertermia e dificuldade de deambulação.
C) *Grave:* além dos sintomas do acidente classificado como moderado, o paciente poderá apresentar taqui/bradicardia, dispneia, hipertensão arterial, náuseas e vômitos, priapismo, retenção urinária e fácies latrodectísmica.

Complicações

As complicações graves como edema pulmonar agudo, infarto agudo do miocárdio e choque são raros e, embora relatadas na literatura internacional, não têm sido observadas.

Tratamento
Medidas iniciais + medidas específicas
Medidas específicas

Sintomático

Textos de toxicologia atuais recomendam a terapia opioide (**meperidina 50 mg IV 8/8 horas** – cuidado com dependência química) em combinação com relaxantes musculares para os pacientes que não são elegíveis para receber o tratamento antiveneno, mas sua utilização simultânea ao antiveneno é recomendada por outros autores.[28,34,35] A aplicação de gelo local alivia a dor.[36]

Além de analgesia, podem ser utilizados:

- *Diazepam:* **1 a 2 mg/dose IV em crianças e 5 a 10 mg IV, a cada 4 horas, se necessário**, devido à dor neurogênica.[25]
- *Gluconato de cálcio 10%:* **1 mg/kg IV lento em crianças e 10-20 mL IV lento, a cada 4 horas, se necessário**, (indicado para as contrações musculares nos casos mais graves, além de diminuir a propagação do veneno por bloqueio dos canais de cálcio).
- *Clorpromazina:* **0,55 mg/kg/dose IM em crianças e 25-50 mg IM em adultos, a cada 8 horas, se necessário** (medicamento de apoio como neuroléptico).

- *Hidroxizina:* **até 100 mg de 6/6 horas VO em adultos e 0,5 mg/kg de 6/6 horas.**
- *Hidrocortisona:* **de 100 a 500 mg de 6/6 horas IV em adultos e 0,5 a 2,5 mg/kg/dia de 12/12 horas, IV.**

Pode-se utilizar **fenitoína**, **prostigmina**, **fenobarbital** e **morfina**, quando necessário, e deve-se garantir suporte respiratório, sendo que os pacientes devem permanecer hospitalizados por, no mínimo, 24 horas.

> Uma revisão feita por Jelinek, em 1997, demonstrou que os efeitos do gluconato de cálcio são de curta duração (15-30 minutos), e por causa dos efeitos cardíacos, a monitorização é necessária em cada administração.[36] Nesse mesmo estudo foi citado que, numa série de casos, o gluconato de cálcio demonstrou-se ineficaz em 23 de 24 pacientes tratados. Relaxantes musculares têm sido utilizados, com menos evidência de valor em sua eficácia. Metocarbamol e diazepam são os mais utilizados; tem-se apenas um pequeno ensaio de metocarbamol comparado com o gluconato de cálcio, não mostrando nenhum benefício.

Soroterapia

O soro antilatrodéctico (SALatr) é indicado nos casos graves, e, quando indicado e utilizado, a melhora do paciente ocorre de 30 minutos a 3 horas após a soroterapia. Uma série de casos com 192 pacientes demonstrou que o antiveneno foi a terapêutica mais eficaz, resultando em resolução de sintomas sem que qualquer outro tratamento fosse necessário.[37] Outros estudos revelaram que os pacientes que recebem SALatr geralmente melhoraram logo após a sua administração, mesmo quando não tendo um lapso de tempo significativo desde o envenenamento. Numa grande série de acidentes por animais peçonhentos *Latrodectus*, a grande maioria dos pacientes (50 de 58) recebendo SALatr necessário, apenas um frasco para aliviar a dor, enquanto sete pacientes necessitaram de frasco adicional para aliviar os seus sintomas (Quadros 3-8 e 3-9).[38-41]

Quadro 3-8. Classificação quanto à gravidade e soroterapia recomendadas

Latrodectismo Classificação	Manejo do Paciente	
	Manifestações Clínicas	**Tratamento**
LEVE	- Dor em local de inoculação - Edema local discreto - Sudorese - Dor em membros inferiores - Parestesia - Tremores e contraturas	- Internação por até 72 h - Analgesia - Gluconato de cálcio
MODERADO	Sintomas acima referidos associados à: - Dor abdominal - Sudorese generalizada - Ansiedade/agitação - Mialgia - Dificuldade de deambulação - Cefaleia/tontura - Hipertermia	- 1 ampola de SALatr - Analgésicos - Sedativos

(Continua)

Quadro 3-8. Classificação quanto à gravidade e soroterapia recomendadas *(Cont.)*

Latrodectismo Classificação	Manejo do Paciente	
	Manifestações Clínicas	**Tratamento**
GRAVE	Sintomas acima referidos associados à: ■ Taqui/bradicardia ■ Taqui/bradidispneia ■ Hipertensão arterial ■ Náuseas/vômitos ■ Priapismo ■ Retenção urinária ■ Fáscies latrodectísmicas	■ 2 ampolas de SALatr ■ Analgésicos ■ Sedativos
Via de administração intramuscular		

SALatr = soro antilatrodéctico.

Quadro 3-9. Diagnóstico diferencial por sinais e sintomas – acidentes por aranhas – principais acidentes

Aranha	Lesão local	Sinais e Sintomas
LOXOSCELES	■ SEM reação imediata ■ Evolução após 24 horas (placa marmórea/necrose)	■ Picada indolor ■ Bolhas edema endurado ■ Placa marmórea após 24 horas ■ Necrose ■ CIVD ■ IRA
PHONEUTRIA	■ Edema regional	■ Dor local imediata ■ Edema ■ Eritema ■ Parestesia ■ Sudorese e/ou profusa ■ Priapismo ■ Choque ■ Edema pulmonar
LATRODECTUS	■ Pouca lesão local ■ Edema e eritema discretos	■ Dor local em alfinetada ■ Mialgia grave ■ Cãimbras ■ Hipertensão ■ Taquicardia ■ Sudorese profusa ■ Náuseas/vômitos ■ Hipersecreção lacrimal/nasal/salivar ■ Cefaleia ■ Delírios ■ Agitação psicomotora ■ Fáscies latrodectísmica ■ Simula abdome agudo cirúrgico (contrações abdominais intensas)

Prognóstico

São raros os casos graves ou óbitos, e quando ocorrem são devidos à insuficiência respiratória, sendo que no Brasil não existem óbitos relatados.[32]

Acidente por outras aranhas

Acidentes por aranhas do gênero *Lycosa* e do gênero *Mygalomorphae* em geral possuem pouca gravidade e a conduta clínica consiste em limpeza do local com antisséptico, uso de analgésicos e anti-histamínicos, quando nescessário.

REFERÊNCIAS BIBLIOGRÁFICAS

1. Bucaretchi F, De Capitani EM, Hyslop S *et al.* Cutaneous loxoscelism caused by Loxosceles anomala. *Clin Toxicol* (Phila). 2010 Aug.;48(7):764-5.
2. Tambourgi DV, Gonçalves-de-Andrade RM, van den Berg CW. Loxoscelism: from basic research to the proposal of new therapies. *Toxicon.* 2010 Dec. 15;56(7):1113-9.
3. Swanson DL, Vetter RS. Loxoscelism. *Clin Dermatol.* 2006 May-June;24(3):213-21.
4. Malaque CM, Santoro ML, Cardoso JL *et al.* Clinical picture and laboratorial evaluation in human loxoscelism. *Toxicon.* 2011 Dec. 1;58(8):664-71.
5. Rosen JL, Dumitru JK, Langley EW *et al.* Emergency department death from systemic loxoscelism. *Ann Emerg Med.* 2012 Oct.;60(4):439-41.
6. Tarullo DB, Jacobsen RC, Algren DA. Two successive necrotic lesions secondary to presumed loxosceles envenomation. *Wilderness Environ Med.* 2013 June;24(2):132-5.
7. Trevisan-Silva D, Gremski LH, Chaim OM *et al.* Astacin-like metalloproteases are a gene family of toxins present in the venom of different species of the brown spider (genus Loxosceles). *Biochimie.* 2010 Jan.;92(1):21-32.
8. Pernet C, Dandurand M, Meunier L, Stoebner PE. Necrotic arachnidism in the south of France: two clinical cases of loxoscelism. *Ann Dermatol Venereol.* 2010 Dec.;137(12):808-12.
9. de Santi Ferrara GI, Fernandes-Pedrosa Mde F, Junqueira-de-Azevedo Ide L *et al.* SMase II, a new sphingomyelinase D from Loxosceles laeta venom gland: molecular cloning, expression, function and structural analysis. *Toxicon.* 2009 June;53(7-8):743-53.
10. Tavares FL, Peichoto ME, Rangel Dde M *et al.* Loxosceles gaucho spider venom and its sphingomyelinase fraction trigger the main functions of human and rabbit platelets. *Hum Exp Toxicol.* 2011 Oct.;30(10):1567-74.
11. van Meeteren LA, Stortelers C, Moolenaar WH. Upregulation of cytokine expression in fibroblasts exposed to loxosceles sphingomyelinase D: what is the trigger? *J Invest Dermatol.* 2007 May;127(5):1266-7; author reply 1267-8.
12. Lane L, McCoppin HH, Dyer J. Acute generalized exanthematous pustulosis and Coombs-positive hemolytic anemia in a child following Loxosceles reclusa envenomation. *Pediatr Dermatol.* 2011 Nov.-Dec.;28(6):685-8.
13. Algren DA, Lowry JA, Wasserman GS. Pearls about loxoscelism. *Ann Emerg Med.* 2011 Apr.;57(4):419-20; author reply 420-1.
14. McDade J, Aygun B, Ware RE. Brown recluse spider (Loxosceles reclusa) envenomation leading to acute hemolytic anemia in six adolescents. *J Pediatr.* 2010 Jan.;156(1):155-7.
15. Levin C, Rozemman D, Sakran W *et al.* Severe thrombocytopenia and dermonecrosis after loxosceles spider bite in a 3-year-old child. *J Pediatr.* 2013 Oct.;163(4):1228-1228.e1.
16. Mold JW, Thompson DM. Management of brown recluse spider bites in primary care. *J Am Board Fam Pract.* 2004;17:347-52.
17. Corrêa MA, Okamoto CK, Gonçalves-de-Andrade RM *et al.* Sphingomyelinase D from Loxosceles laeta venom induces the expression of MMP7 in human keratinocytes: contribution to dermonecrosis. *PLoS One.* 2016 Apr. 14;11(4):e0153090.
18. King LE Jr. Common ground?: Tetracyclines, matrix metalloproteinases, pustular dermatoses, and loxoscelism. *J Invest Dermatol.* 2007 June;127(6):1284-6.

19. Paixão-Cavalcante D, van den Berg CW, Gonçalves-de-Andrade RM *et al.* Tetracycline protects against dermonecrosis induced by Loxosceles spider venom. *J Invest Dermatol.* 2007 June;127(6):1410-8.
20. Wasserman G, Lowry J, Algren DA. Systemic loxoscelism – not so quick! *Clin Toxicol* (Phila). 2009 Sept.;47(8):837-8; author reply 838.
21. Bucaretchi F, Mello SM, Vieira RJ *et al.* Systemic envenomation caused by the wandering spider Phoneutria nigriventer, with quantification of circulating venom. *Clin Toxicol* (Phila). 2008 Nov.;46(9):885-9.
22. Silva AO, Peigneur S, Diniz MR *et al.* Inhibitory effect of the recombinant Phoneutria nigriventer Tx1 toxin on voltage-gated sodium channels. *Biochimie* 2012 Dec.; 94(12):2756-63.
23. Costa SKP, Moreno JRH, Brain SD *et al.* The effect of Phoneutria nigriventer (armed spider) venom on arterial blood pressure of anaesthetised rats. *Europ J Pharmacol.* 1996;298:113-20.
24. Bucaretchi F, Deus Reinaldo CR, Hyslop S *et al.* A clinico-epidemiological study of bites by spiders of the genus Phoneutria. *Rev Inst Med Trop.* (São Paulo) 2000;42:17-21.
25. Maillaud C, Jourdan H, Winkel K *et al.* Latrodectism in New Caledonia: first report of presumed redback spider (Latrodectus hasselti) envenomation. *Wilderness Environ Med.* 2009 Winter;20(4):339-43.
26. Quan D, Ruha AM. Priapism associated with Latrodectus mactans envenomation. *Am J Emerg Med.* 2009 July;27(6):759.e1-2.
27. Schenone H. Toxic pictures produced spiders bites in Chile: latrodectism and loxoscelism. *Rev Med Chil.* 2003 Apr.;131(4):437-44.
28. Monte AA. Black widow spider (Latrodectus mactans) antivenom in clinical practice. *Curr Pharm Biotechnol.* 2012 Aug.;13(10):1935-9.
29. Thatcher L, Janes R. Latrodectism: case report of a katipo spider (Latrodectus katipo) bite and review of the literature. *N Z Med J.* 2012 Mar. 9;125(1351):92-4.
30. Murphy CM, Hong JJ, Beuhler MC. Anaphylaxis with Latrodectus antivenin resulting in cardiac arrest. *J Med Toxicol.* 2011 Dec.;7(4):317-21.
31. Afshari R, Khadem-Rezaiyan M, Balali-Mood M. Spider bite (latrodectism) in Mashhad, Iran. *Hum Exp Toxicol.* 2009 Nov.;28(11):697-702.
32. Almeida RAMB, Ferreira Junior RS, Chaves CR, Barraviera B. Envenomation caused by Latrodectus geometricus in São Paulo state, Brazil: a case report. *J Venom Anim Toxins Incl Trop Dis.* 2009 July;15;(3):562-71.
33. Kiriakos D, Núñez P, Parababire Y *et al.* First case of human latrodectism in Venezuela. *Rev Soc Bras Med Trop.* 2008 Mar.-Apr.;41(2):202-4.
34. Graudins A. In: Dart RC, ed. *Medical toxicology.* Philadelphia: Lippincott Williams & Wilkins; 2004.
35. Hahn L, Lewin N. In: Flomenbaum NE, Goldfrank LR, Hoffman RS, Howland MA, Lewin NA, Nelson LS, eds. *Goldfrank's toxicologic emergencies.* New York: McGraw-Hill; 20. p. 1605-7.
36. Jelinek GA. Widow spider envenomation (latrodectism): a worldwide problem. *Wilderness Environ Med.* 1997 Nov.;8(4):226-31.
37. Clark R, Wethern-Kestner S, Vance M, Gerkin R. Clinical presentation and treatment of black widow spider envenomation: a review of 163 cases. *Ann Emerg Med.* 1992;21(7):782-7.
38. Edberg AL, Lanphear JR, Riley BD, Judge BS. Toxic traveler? Latrodectus species envenomation in Michigan with refractory symptoms after antivenin administration. *Clin Toxicol* (Phila). 2009 Apr.;47(4):356-7.
39. Clark RF, Werthern-Kestner S, Vance MV, Gerkin R. Clinical presentation and treatment of black widow spider envenomation: a review of 163 cases. *Ann Emerg Med.* 1990;21:782-87.
40. Suntorntham S, Roberts JR, Nilsen GJ. Dramatic clinical response to the delayed administration of black widow spider antivenom. *Ann Emerg Med.* 1994;24:1198-9.
41. O'Malley GF, Dart RC, Kuffner EF. Successful treatment of Latrodectism with antivenin after 90 hours. *NEJM.* 1999;340-657.

LEITURA RECOMENDADA

Alfaro FV, Dotto B, Sesin AM *et al.* Cutaneo-viscero-hemolytic loxoscelism with acute renal failure. *Rev Fac Cien Med Univ Nac Cordoba.* 2008;65(4):142-6.

Antunes E, Marangoni RA, Borges NCC *et al*. Effects of Phoneutria nigriventer venom on rabbit vascular smooth muscle. *Braz J Med Biol Res*. 1993;26:81-91.

Antunes E, Marangoni RA, Brain SD, de Nucci G. Phoneutria nigriventer (armed spider) venom induces increased vascular permeability in rat and rabbit skin in vivo. *Toxicon*. 1992;30:1011-6.

Bajin MS, Arikan G, Parlak M *et al*. Necrotic arachnidism of the eyelid due to Loxosceles rufescens spider bite. *Cutan Ocul Toxicol*. 2011 Dec.;30(4):302-5.

Barner HB. Loxoscelism. *N Engl J Med*. 1998 Dec. 24;339(26):1945; author reply 1945-6.

Bryant SM, Pittman LM. Dapsone use in Loxosceles reclusa envenomation: is there an indication? *Am J Emerg Med*. 2003 Jan.;21(1):89-90.

Bucherl W. Biology and venoms of the most important South American spiders of the genera Phoneutria, Loxosceles, Lycosa, and Latrodectus. *Am Zool*. 1969 Feb.;9(1):157-9.

Cabrerizo S, Docampo PC, Cari C *et al*. Loxoscelism: epidemiology and clinical aspects of an endemic pathology in the country. *Arch Argent Pediatr*. 2009 Apr.;107(2):152-9.

Cabrerizo S, Docampo PC, Cari C *et al*. Loxoscelism: report of a viscerocutaneous case with favorable resolution. *Arch Argent Pediatr*. 2009 June;107(3):256-8.

Cardoso JLC, França FOS, Wen FH *et al*. Animais peçonhentos no Brasil. Biologia, clínica e terapêutica dos acidentes. 2. ed. São Paulo: Sarvier; 2009.

Cruz JS, Cotta G, Diniz CR, Beirão PS. Partial purification and pharmacological characterization of a neurotoxic fraction isolated from the venom of the spider Lycosa erythrognatha. *Braz J Med Biol Res*. 1994 Nov.;27(11):2653-9.

Cruz-Hofling MA, Love S, Brook G & Duchen LW. Effects of Phoneutria nigriventer spider venom on mouse peripheral nerve. *Q J Exp Physiol*. 1985;70:623-40.

da Silveira RB, Wille AC, Chaim OM *et al*. Identification, cloning, expression and functional characterization of an astacin-like metalloprotease toxin from Loxosceles intermedia (brown spider) venom. *Biochem J*. 2007 Sept. 1;406(2):355-63.

de Almeida DM, Fernandes-Pedrosa Mde F, de Andrade RM *et al*. A new anti-loxoscelic serum produced against recombinant sphingomyelinase D: results of preclinical trials. *Am J Trop Med Hyg*. 2008 Sept.;79(3):463-70.

de Oliveira KC, Gonçalves de Andrade RM, Piazza RM *et al*. Variations in Loxosceles spider venom composition and toxicity contribute to the severity of envenomation. *Toxicon*. 2005 Mar. 15;45(4):421-9.

de Roodt AR, Salomón OD, Lloveras SC, Orduna TA. Poisoning by spiders of Loxosceles genus. *Medicina* (B Aires). 2002;62(1):83-94.

de Souza AL, Malaque CM, Sztajnbok J *et al*. Loxosceles venom-induced cytokine activation, hemolysis, and acute kidney injury. *Toxicon*. 2008 Jan.;51(1):151-6.

Domingos MO, Tynan W, Barbaro KC *et al*. Effect of Loxosceles gaucho venom on cell morphology and behaviour in vitro in the presence and absence of sphingomyelin. *Toxicon*. 2003 Sept. 15;42(4):439-45.

Donepudi SK, Ahmed KA, Stocks RM *et al*. Aural involvement in loxoscelism: case report and literature review. *Int J Pediatr Otorhinolaryngol*. 2005 Nov.;69(11):1559-61.

Elghblawi E. Loxoscelism in a pregnant woman. *Eur J Dermatol*. 2009 May-June;19(3):289.

Erdur B, Turkcuer I, Bukiran A *et al*. Uncommon cardiovascular manifestations after a Latrodectus bite. *Am J Emerg Med*. 2007 Feb.;25(2):232-5.

Escalante-Galindo P, Montoya-Cabrera MA, Terroba-Larios VM *et al*. Local dermonecrotic loxoscelism in children bitten by the spider Loxosceles reclusa (the "violin" spider). *Gac Med Mex*. 1999 July-Aug.;135(4):423-6.

Felicori L, Araújo SC, de Avila RA *et al*. Functional characterization and epitope analysis of a recombinant dermonecrotic protein from Loxoscelesintermedia spider. *Toxicon*. 2006 Oct.;48(5):509-19.

Fernandes-Pedrosa Mde F, Junqueira-de-Azevedo Ide L, Gonçalves-de-Andrade RM *et al*. Molecular cloning and expression of a functional dermonecrotic and haemolytic factor from Loxosceles laeta venom. *Biochem Biophys Res Commun*. 2002 Nov. 15;298(5):638-45.

Fernandes-Pedrosa Mde F, Junqueira-de-Azevedo Ide L, Gonçalves-de-Andrade RM *et al*. Transcriptome analysis of Loxosceles laeta (Araneae, Sicariidae) spider venomous gland using expressed sequence tags. *BMC Genomics*. 2008 June 12;9:279.

Fischer FG, Bohn H. Venoms of the Brazilian tarantula Lycosa erythrognatha & the vagrant spider Phoneutria fera. *Hoppe Seylers Z Physiol Chem*. 1957 Feb. 5;306(4-6):265-8.

Fontana MD & Vital-Brazil O. Mode of action of Phoneutria nigriventer spider venom at the isolated phrenic nerve-diaphragm of the rat. *Braz J Med Biol Res*. 1985;18:557-65.

Fontana MD, Vital-Brazil O. Mode of action of Phoneutria nigriventer spider venom at the isolated phrenic nerve-diaphragm of the rat. *Braz J Med Biol Res*. 1985;18:557-65.

França FO, Barbaro KC, Abdulkader RC. Rhabdomyolysis in presumed viscero-cutaneous loxoscelism: report of two cases. *Trans R Soc Trop Med Hyg*. 2002 May-June;96(3):287-90.

Garza Ocañas L, Mifuji RM. Images in clinical medicine. Cutaneous loxoscelism. *N Engl J Med*. 2013 Aug. 1;369(5):e6.

Goddard J, Upshaw S, Held D, Johnnson K. Severe reaction from envenomation by the brown widow spider, Latrodectus geometricus (Araneae: Theridiidae). *South Med J.* 2008 Dec.;101(12):1269-70.

González Valverde FM, Gómez Ramos MJ, Menarguez Pina F, Vázquez Rojas JL. Fatal latrodectism in an elderly man. *Med Clin* (Barc). 2001 Sept. 22;117(8):319.

Guaussiat F, Astolfi AC, Mercury P *et al.* Malmignatte (black widow spider) envenomation in France: latrodectism. *Ann Fr Anesth Reanim.* 2009 Mar.;28(3):260-1.

Hogan CJ, Barbaro KC, Winkel K. Loxoscelism: old obstacles, new directions. *Ann Emerg Med.* 2004 Dec.;44(6):608-24.

Hubiche T, Delaunay P, del Giudice P. A case of loxoscelism in southern France. *Am J Trop Med Hyg.* 2013 May;88(5):807-8.

Isbister GK, Brown SG, Miller M *et al.* A randomised controlled trial of intramuscular vs. intravenous antivenom for latrodectism – the RAVE study. *QJM.* 2008 July;101(7):557-65.

Kamimura HM, Paiva BS, Ayres JA. Nursing care sistematization: accident by Loxosceles gaucho. *Rev Bras Enferm.* 2009 Nov.-Dec.;62(6):928-31.

Karcioglu O, Gumustekin M, Tuncok Y, Celik A. Acute renal failure following latrodectism. *Vet Hum Toxicol.* 2001 June;43(3):161-3.

Keklikci U, Akdeniz S, Sakalar YB *et al.* Loxosceles reclusa bite to the eyelid. *Eur J Ophthalmol.* 2008 July-Aug.;18(4):633-5.

Lagier JC, Parola P, de Haro L. A case of necrotic arachnidism evocative of loxoscelism in Southern France. *Ann Dermatol Venereol.* 2012 Apr.;139(4):293-5.

Lopes-Martins RAB, Antunes E, Oliva MLV *et al.* Pharmacological characterization of rabbit corpus cavernosum relaxation mediated by the tissue kallikrein-kinin system. *Brit. J. Pharmacol.* 1994;113:81-6.

Lucas SM. Aranhas de interesse médico no Brasil. In: Cardoso JLC, França FOS, Wen FH *et al. Animais peçonhentos no Brasil. Biologia, clínica e terapêutica dos acidentes.* 2. ed. São Paulo, Brasil: Sarvier; 2009. p. 157-65.

Lucas SM. Spiders in Brazil. *Toxicon.* 1988;26:759-72.

Málaque CM, Castro-Valencia JE, Cardoso JL *et al.* Clinical and epidemiological features of definitive and presumed loxoscelism in São Paulo, Brazil. *Rev Inst Med Trop São Paulo.* 2002 May-June;44(3):139-43.

Marangoni RA, Antunes E, Brain SD, de Nucci G. Activation by Phoneutria nigriventer (armed spider) venom of the tissue kallikreinkininogen-kinin system in rabbit skin in vivo. *Br J Pharmacol.* 1993;109:539-43.

Martin-Moutot N, Haro Ld, Santos RG *et al.* Phoneutria nigriventer omega-Phonetoxin IIA: a new tool for anti-calcium channel autoantibody assays in Lambert-Eaton myasthenic syndrome. *Neurobiol Dis.* 2006 Apr.;22(1):57-63.

Masters EJ. A clinical observation: loxoscelism pain managed with lidocaine patch. *South Med J.* 2008 May;101(5):565-6.

Matteucci MJ, Williams SR, Clark RF. Response to Latrodectus-associated compartment syndrome. *Ann Emerg Med.* 2005 June;45(6):679-80; author reply 680-1.

McGlasson DL, Green JA, Stoecker WV *et al.* Duration of Loxosceles reclusa venom detection by ELISA from swabs. *Clin Lab Sci.* 2009;22(4):216-22.

Ministério da Saúde do Brasil; Fundação Nacional de Saúde. *Manual de diagnóstico e tratamento de acidentes por animais peçonhentos.* Distrito Federal (Brasil), 2001.

Ministério da Saúde. Sistema de Informação de Agravos de Notificação – SINAN. *Acidentes por animais peçonhentos – notificações registradas no SINAN.* Available at: http://dtr2004.saude.gov.br/sinanweb/novo/. Accessed 22 April 2014.

Monte AA, Bucher-Bartelson B, Heard KJ. A US perspective of symptomatic Latrodectus spp. envenomation and treatment: a National Poison Data System review. *Ann Pharmacother.* 2011 Dec.;45(12):1491-8.

Ocañas LG e Mifuji RM. Cutaneous loxoscelism. *N Engl J Med.* 2013;369.

Parekh KP, Seger D. Systemic loxoscelism. *Clin Toxicol* (Phila). 2009 May;47(5):430-1.

Pauli I, Puka J, Gubert IC, Minozzo JC. The efficacy of antivenom in loxoscelism treatment. *Toxicon.* 2006 Aug.;48(2):123-37.

Pippirs U, Mehlhorn H, Antal AS *et al.* Acute generalized exanthematous pustulosis following a Loxosceles spider bite in Great Britain. *Br J Dermatol.* 2009 July;161(1):208-9.

Rego E, Bento AC, Lopes-Martins AB *et al.* Isolation and partial characterization of a polypeptide from Phoneutria nigriventer spider venom that relaxes rabbit corpus cavernosum in vitro. *Toxicon.* 1996;34:1141-7.

Schenone H. Cutaneous loxoscelism with edematous predominance. *Bol Chil Parasitol.* 1998 July-Dec.;53(3-4):78-83.

Ship AG. Loxoscelism. *N Engl J Med.* 1998 Dec. 24;339(26):1945-6.

Sotelo-Cruz N, Hurtado-Valenzuela JG, Gómez-Rivera N. Poisoning caused by Latrodectus Mactans (Black Widow) spider bite among children. Clinical features and therapy. *Gac Med Mex.* 2006 Mar.-Apr.;142(2):103-8.

Stoecker WV, Green JA, Gomez HF. Diagnosis of loxoscelism in a child confirmed with an enzyme-linked immunosorbent assay and noninvasive tissue sampling. *J Am Acad Dermatol.* 2006 Nov.;55(5):888-90.

Stoecker WV, Wasserman GS, Calcara DA *et al.* Systemic loxoscelism confirmation by bite-site skin surface: ELISA. *Mo Med.* 2009 Nov.-Dec.;106(6):425-7, 431.

Sugimoto N. Latrodectism. *Ryoikibetsu Shokogun Shirizu.* 1999;(27 Pt 2):672-5.

van den Berg CW, Gonçalves-de-Andrade RM, Magnoli FC, Tambourgi DV. Loxosceles spider venom induces the release of thrombomodulin and endothelial protein C receptor: implications for the pathogenesis of intravascular coagulation as observed in loxoscelism. *J Thromb Haemost.* 2007 May;5(5):989-95.

Vetter RS. The distribution of brown recluse spiders in the southeastern quadrant of the United States in relation toloxoscelism diagnoses. *South Med J.* 2009 May;102(5):518-22.

Vetter RS. The milk widow spider? Repeated misspelling of the widow spider genus Latrodectus as "Lactrodectus". *Toxicon.* 2013 Oct.;73:69-70.

Vital-Brazil O, Bernardo-Leite GB, Fontana MD. Modo de ação da peçonha da aranha armadeira, Phoneutria nigriventer (Keiserling, 1891), nas aurículas isoladas de cobaia. *Ciênc Cult.* 1988;40:181–5.

Wiener S. Latrodectism: a prospective cohort study of bites by formally identified redback spiders. *Med J Aust.* 2003 Oct. 20;179(8):455; author 455-6.

Wong SL, Defranzo AJ, Morykwas MJ, Argenta LC. Loxoscelism and negative pressure wound therapy (vacuum-assisted closure): a clinical case series. *Am Surg.* 2009 Nov.;75(11):1128-31.

Zambrano A, González J, Callejas G. Severe loxoscelism with lethal outcome. Report of one case. *Rev Med Chil.* 2005 Feb.;133(2):219-23.

ACIDENTE POR LEPDÓPTEROS

CAPÍTULO 4

ASPECTOS GERAIS

Introdução

A ordem **Lepidóptera** conta com mais de 150.000 espécies, mas somente algumas são de interesse médico no Brasil. Algumas lagartas (larvas de lepidópteros) causam envenenamento através da penetração de suas cerdas na pele, ocorrendo, assim, a inoculação de toxinas que podem determinar alterações locais e, nos envenenamentos pelo gênero *Lonomia*, manifestações sistêmicas. O acidente com essas larvas se denomina **erucismo**. No Brasil, a maioria dos relatos de erucismo provocado por lagartas *Lonomia* são provenientes da região Sul. No entanto, algumas espécies podem levar a acidentes também em sua forma adulta, denominados de **lepdopterismo**.

Os acidentes causados por insetos pertencentes à ordem **Lepidóptera** são mais comuns na sua forma larvária e provocam, na maioria das vezes, quadros dermatológicos de curta duração e bom prognóstico.

Os acidentes causados por esses insetos, tanto na forma larvária como na adulta, dividem-se em:

- Dermatite urticante causada por: 1) contato com lagartas urticantes de vários gêneros de lepidópteros e; 2) provocada pelo contato com cerdas da mariposa *Hylesia sp*.
- Síndrome hemorrágica por *Lonomia sp*.
- Periartrite falangiana por pararama.

Epidemiologia

Os primeiros registros de acidentes com lagartas de lepidópteros no Brasil foi descrito por Zoroastro Alvarenga em 1912, mas só a partir de 1967 é que se intensificaram os estudos sobre tal inseto. Com o aumento no número de casos, o tema ganhou espaço nas pesquisas científicas no Brasil. Mesmo nos últimos anos, os acidentes por lepidópteros têm sido, de modo geral, subnotificados no país, o que dificulta seu real dimensionamento.

A notificação dos acidentes por lepidópteros vem aumentando em razão da importância dos envenenamentos por *Lonomia* que, por sua vez, adquiriram magnitude significativa nos últimos anos. No entanto, os dados ainda não refletem a real incidência desses casos, e, em virtude das particularidades apresentadas pelos três tipos de agravo, alguns aspectos epidemiológicos serão abordados em tópicos específicos.

Como qualquer outro acidente com animal peçonhento, este evento deverá seguir as mesmas orientações quanto à notificação, porém, deverá ser enquadrado no modelo do SINAN (Sistema de Informação de Agravos de Notificação – Anexo 4) como "lagarta" ou "outros" no caso de acidentes com mariposas (item 45 – número 4 ou 6). Cabe ressaltar que pode tratar-se de acidente de trabalho e seu devido registro deverá ser observado (Anexos 5 e 6).

Distribuição

Os lepidópteros têm ampla distribuição em todo o país. As lagartas do gênero *Lonomia* adquiriram, nas últimas décadas, maior relevância em função do aumento na população de insetos, com duas espécies descritas: *Lonomia obliqua*, encontrada predominantemente na região Sul, São Paulo e Minas Gerais; e *Lonomia achelous*, identificada no Pará, Amapá e Maranhão. É o único grupo responsável por manifestações sistêmicas caracterizadas por sangramentos.

A partir de 1983, alguns casos de manifestações hemorrágicas provocados por contato com lagarta do gênero *Lonomia* foram observados nos estados do Amapá e Pará, com alta letalidade. A partir de 1989, no Rio Grande do Sul e Santa Catarina, acidentes hemorrágicos vêm sendo descritos com incidência crescente, atingindo, principalmente, trabalhadores rurais. Além desses estados, foram registrados acidentes no Paraná, São Paulo, Goiás e Pará.

Em 2008 foram registrados 592 acidentes por *Lonomia* e 2.210 por outras lagartas, principalmente no Paraná, Minas Gerais, Santa Catarina, Rio Grande do Sul e São Paulo. Em outros estados houve registros de casos hemorrágicos, como no Rio Grande do Sul, Paraná, Santa Catarina e São Paulo, enquanto que nos estados da região Sul e Sudeste, a sazonalidade no registro dos acidentes apresentou predomínio de janeiro a maio de maneira bastante representativa.

No período de 2007-2012 foram relatados cerca de 22 mil acidentes com lagartas, dos quais o Estado do Paraná foi responsável por cerca de 25% dos casos, Minas Gerais (21%), São Paulo (14%), Santa Catarina (14%) e Rio Grande do Sul (10%) (Quadros 4-1 e 4-2).

O contato com cerdas tóxicas de mariposas do gênero *Hylesia sp* ocasionou surtos de dermatite urticante inicialmente descritos no estado do Amapá. A partir da década de 1980, relatos ocasionais vêm sendo feitos em Minas Gerais, São Paulo e Paraná.

Os acidentes com a **pararama**, até o presente momento, parecem restritos à Amazônia, mais particularmente aos seringais cultivados no estado do Pará.

Quadro 4-1. Acidente por animais peçonhentos

Notificações Registradas no Sistema de Informação de Agravos de Notificação – Sinan Net		
Notificações por UF de Ocorrência e Tipo de Acidente		
Tipo de Acidente: Lagarta		
Período: 2007-2012		
UF de Ocorrência	Lagarta	Total
Rondônia	80	80
Acre	46	46
Amazonas	213	213
Roraima	18	18
Pará	119	119
Amapá	16	16
Tocantins	571	571
Maranhão	77	77
Piauí	45	45
Ceará	35	35
Rio Grande do Norte	181	181
Paraíba	71	71
Pernambuco	148	148
Alagoas	275	275
Sergipe	45	45
Bahia	428	428
Minas Gerais	4.655	4.655
Espírito Santo	221	221
Rio de Janeiro	89	89
São Paulo	3.219	3.219
Paraná	6.243	6.243
Santa Catarina	3.157	3.157
Rio Grande do Sul	2.153	2.153
Mato Grosso do Sul	226	226
Mato Grosso	67	67
Goiás	204	204
Distrito Federal	101	101
Total	22.703	22.703

Quadro 4-2. Acidente por animais peçonhentos

Notificações Registradas no Sistema de Informação de Agravos de Notificação – Sinan Net		
Notificações por UF de Ocorrência e Tipo de Acidente		
Tipo de Acidente: Lagarta		
Período: 2012		
UF de Ocorrência	Lagarta	Total
Rondônia	25	25
Acre	16	16
Amazonas	60	60
Roraima	3	3
Pará	26	26
Amapá	5	5
Tocantins	101	101
Maranhão	14	14
Piauí	5	5
Ceará	12	12
Rio Grande do Norte	27	27
Paraíba	35	35
Pernambuco	27	27
Alagoas	29	29
Sergipe	8	8
Bahia	92	92
Minas Gerais	1.019	1.019
Espírito Santo	52	52
Rio de Janeiro	27	27
São Paulo	676	676
Paraná	742	742
Santa Catarina	408	408
Rio Grande do Sul	266	266
Mato Grosso do Sul	80	80
Mato Grosso	14	14
Goiás	45	45
Distrito Federal	45	45
Total	3.859	3.859

Sazonalidade e ambiente

São acidentes característicos de zona rural que ocorrem, em sua maioria, nos meses de verão, relacionados, possivelmente, com o ciclo biológico do agente. As lagartas são seres polífagos, sua alimentação é baseada em folhas, frequentemente encontradas em árvores frutíferas como goiabeira, ameixeira, abacateiro e em plantas nativas. Alimentam-se durante a noite e permanecem no tronco durante o dia. O gênero *Lonomia obliqua* especificamente é reconhecido parasita do Araticum (*Rollinia emarginata*), do Cedro (*Cedrella fissilis*) e do Ipê (*Tebula pulcherrima*), aparentemente tem-se adaptado a árvores frutíferas das regiões de ocorrência, como os pessegueiros, abacateiros, ameixeiras e outras.

Os megalopigídeos são seres solitários, enquanto os saturnídeos, como a *Lonomia sp*, têm hábitos gregários, que faz com que os acidentes sejam ainda mais graves. Geralmente várias lagartas possuem esses hábitos e atingem, principalmente, crianças que, seja ao subir no tronco das árvores ou ao se apoiar neles, entram em contato com esses animais. Tal situação é particularmente comum também em caminhadas relacionadas com turismo, como ecoturismo, visitas a cachoeiras e áreas de conservação ambiental em geral.

Dentre os principais fatores para o aumento de acidentes por lagartas, dois podem ser apontados, a saber: desmatamento do *habitat* natural e eliminação de predadores. O desmatamento do *habitat* faz com que esses insetos se adaptem a árvores de cultivo residencial, como em pomares, além da utilização de agrotóxicos que pode, ainda, ter exterminado alguns predadores naturais, favorecendo a reprodução sem empecilho destes.

No caso da dermatite urticante causada por contato com lagartas de vários gêneros, dados das regiões Sul e Sudeste indicam que a sazonalidade desses acidentes se expressa mais nos meses quentes, enquanto os acidentes com a **pararama** ocorrem durante todo o ano, com discreta redução nos meses de novembro a janeiro, época menos favorável à extração do látex.

Gêneros envolvidos

Os principais agentes são membros da família *Megalopygidae*, como *Megalopyge sp*, *Megalopyge albicolis*, *Megalopyge lanata*, porém, membros das famílias: *Saturniidae*, *Limacodidae* e *Arctiidae* também têm importância médica no Brasil.

Faixa etária e sexo

O grupo etário pediátrico é o mais acometido, os jovens até 19 anos representam 45% dos casos. Apresentam ligeira predominância no sexo masculino (63%), fato que tem sido relacionado com as circunstâncias em que os acidentes ocorrem; enquanto os casos graves e óbitos têm sido registrados em idosos com patologias prévias.[1]

Localização das lesões

Aproximadamente 60% dos acidentes acontecem nas mãos, seguidos por 23% nas pernas, 7% nas coxas, 7% nos pés e 3% no tronco.

Gravidade e letalidade

Os primeiros relatos de acidentes com óbitos causados pela mesma espécie ocorreram no estado do Amapá. Em 1989, no Rio Grande do Sul e em Santa Catarina, com *L. obliqua*, com quatro óbitos.[2-4]

No ano de 2008 foram registrados 2 óbitos por acidente com *Lonomia*, gerando uma letalidade de 0,3%, e 3 óbitos por outras lagartas (letalidade 0,1%). Outros fatores de risco para gravidade envolvem a quantidade e a intensidade do contato com as lagartas e a presença de traumatismos associados que podem levar à hemorragia maciça ou em órgão vital.

No período de 2007-2012 foram registrados 13 óbitos por acidentes com lagartas, representando uma letalidade de 0,06%, – o Estado do Rio Grande do Sul foi responsável por 30% desses óbitos – que podem, em alguns lugares, alcançar taxas de letalidade de 2,5% (Quadro 4-3 a 4-5).

Quadro 4-3. Acidentes por animais peçonhentos

Notificações Registradas no Sistema de Informação de Agravos de Notificação – Sinan Net					
Notificações por Tipo de Acidente e Classificação Final					
Tipo de Acidente: Lagarta					
Período: 2007-2012					
Tipo de Acidente	Ign/Branco	Leve	Moderado	Grave	Total
Lagarta	791	19.921	1.832	159	22.703
Total	791	19.921	1.832	159	22.703

Quadro 4-4. Acidentes por animais peçonhentos

Notificações Registradas no Sistema de Informação de Agravos de Notificação – Sinan Net		
Notificações por UF de Ocorrência e Tipo de Acidente		
Tipo de Acidente: Lagarta		
Evolução Caso: Óbito pelo Agravo Notificado		
Período: 2007-2012		
UF de Ocorrência	Lagarta	Total
Maranhão	2	2
Bahia	1	1
Minas Gerais	2	2
Paraná	2	2
Santa Catarina	2	2
Rio Grande do Sul	4	4
Total	13	13

Quadro 4-5. Acidentes por animais peçonhentos

Notificações Registradas no Sistema de Informação de Agravos de Notificação – Sinan Net		
Notificações por UF de Ocorrência e Tipo de Acidente		
Tipo de Acidente: Lagarta		
Evolução Caso: Óbito pelo Agravo Notificado		
Período: 2012		
UF de Ocorrência	Lagarta	Total
Santa Catarina	1	1
Rio Grande do Sul	1	1
Total	2	2

Imunidade e suscetibilidade

A suscetibilidade é universal, enquanto a gravidade depende da quantidade de veneno inoculada. Em alguns casos acidentes que ocorram somente alterações locais, não há indicação de soroterapia. Não existe imunidade adquirida após o envenenamento.

LEPDÓPTEROS DE IMPORTÂNCIA MÉDICA NO BRASIL

São popularmente conhecidas como **taturanas**, **tataranas**, **oruga**, **ruga**, **sassurana e lagarta-de-fogo**, e apresentam grande variedade morfológica. As principais famílias de lepidópteros causadoras de acidentes são *Megalopygidae*, *Saturniidae* e *Arctiidae*.

Características dos Lepdópteros

Informações gerais

As lagartas são seres vivos de corpo cilíndrico, dividido em cabeça, tórax e abdome. Nos corpos das lagartas urticantes, existem estruturas pontiagudas chamadas cerdas, setas ou pelos que contêm glândulas secretoras de toxinas. A função original das cerdas com venenos está ligada à defesa contra predadores naturais. Assim, o acidente é comumente gerado pela compressão das lagartas quando elas se encontram em troncos.

Os representantes da família Megalopygidae (megalopigídeos) apresentam cerdas pontiagudas, curtas e que contêm as glândulas de veneno, entremeadas por outras longas, coloridas e inofensivas, enquanto as lagartas da família *Saturniidae* (saturnídeos) possuem "espinhos" ramificados e pontiagudos de aspecto arbóreo, com tonalidades esverdeadas que objetivam mimetizar as plantas em que habitam. Nessa família se inclui o gênero *Lonomia*, causador de acidentes hemorrágicos.

Formas larvárias

Os acidentes com lagartas compreendem quase a totalidade dos acidentes com lepidópteros. Esse tipo de acidente é denominado **erucismo**, termo oriundo do vocábulo *erucae*, *que significa* **larva**.

Conhecida popularmente como **taturana** ou **tatarana**, as lagartas possuem essa denominação tupi que significa semelhante a fogo (*tata* = fogo, *rana* = semelhante). As principais famílias de lepidópteros causadoras de erucismo são as seguintes: *Megalopygidae, Saturniidae* e *Arctiidae*.

Família Megalopygidae

Os megalopigídeos são popularmente conhecidos por **sauí**, **lagarta-de-fogo**, **chapéu-armado**, **taturana-gatinho e taturana-de-flanela**. Apresentam dois tipos de cerdas, as verdadeiras, que são pontiagudas e contêm glândulas basais de veneno; e cerdas falsas, mais longas, coloridas e inofensivas (Figs. 4-1 e 4-2).

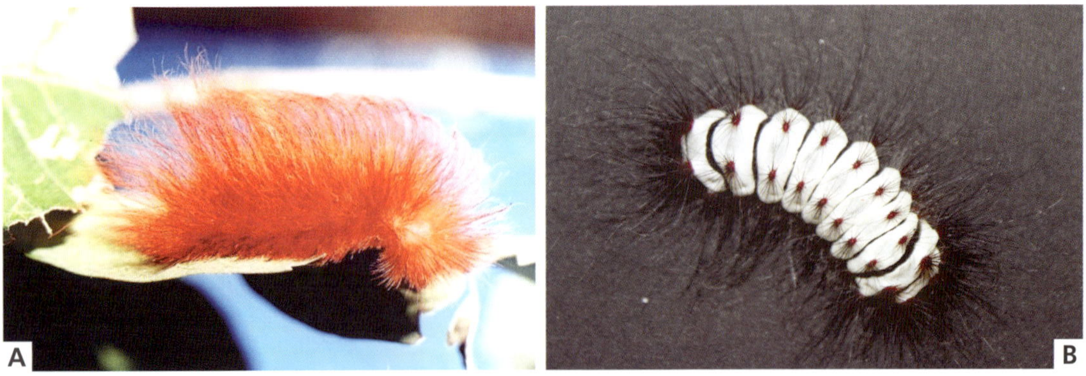

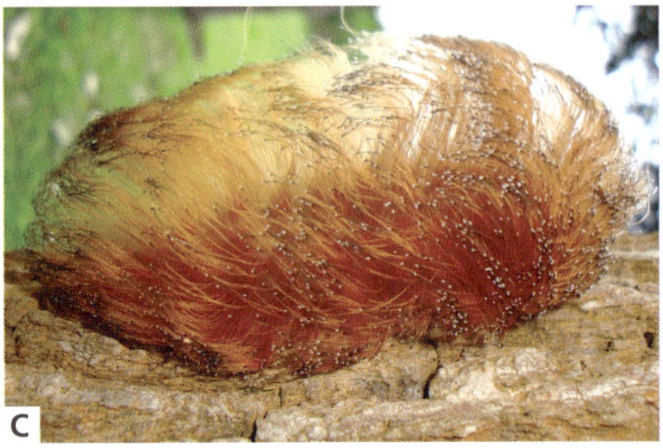

Fig. 4-1. Lepdópteros da família *Megalopygidae*. (**A**) *Megalopyge albicolis*. (**B**) *Megalopyge lanata*. (**C**) *Megalopyge sp.* Fotos de Roberto Moraes.

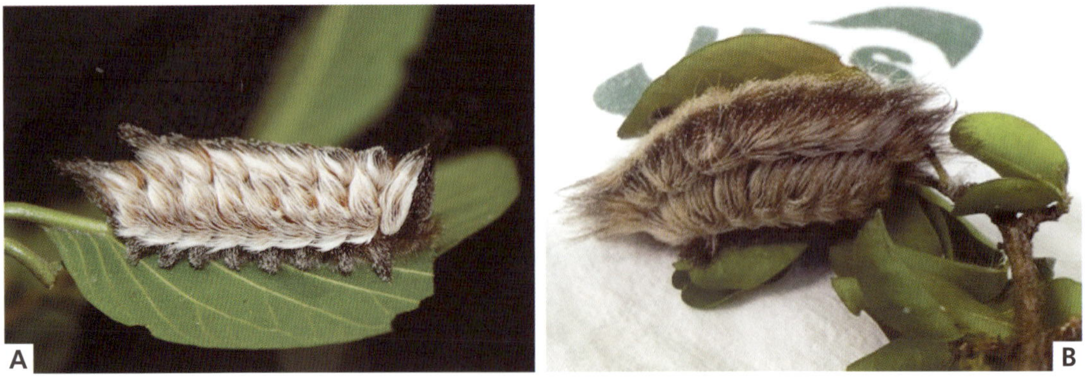

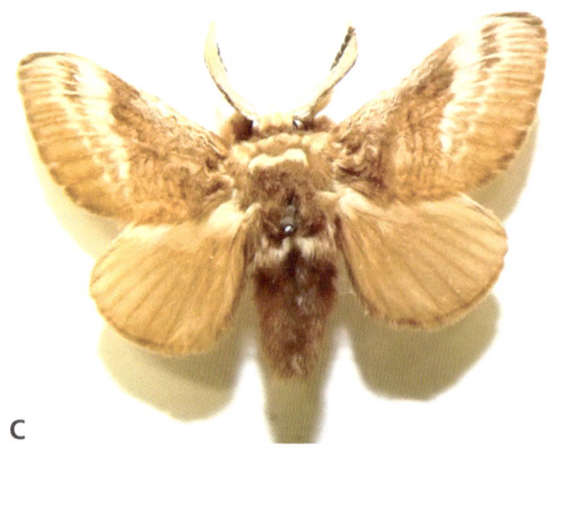

Fig. 4-2. Lepdópteros da família *Megalopygidae*. (**A** e **B**) *Podalia sp.* (**C**) *Podalia sp* adulto. Foto A de Roberto Moraes.

Família *Saturniidae*

Popularmente conhecidas por **orugas** ou **rugas** no sul do Brasil, ou mesmo **beijus-de-tapuru-de-seringueira**, no norte do Brasil. As lagartas de saturnídeos apresentam tonalidades esverdeadas, exibindo no dorso e laterais, manchas e listras características de gêneros e espécies, muitas vezes mimetizando as plantas em que habitam. Possuem, ainda, "espinhos" ramificados e pontiagudos de aspecto arbóreo, com glândulas de veneno em seus ápices.

São reconhecidas cerca de 1.530 espécies de saturnídeos no mundo. Destas, 380 estão presentes no Brasil, nessa família se incluem as lagartas do gênero *Lonomia sp*, causadoras de síndrome hemorrágica (Figs. 4-3 a 4-5).

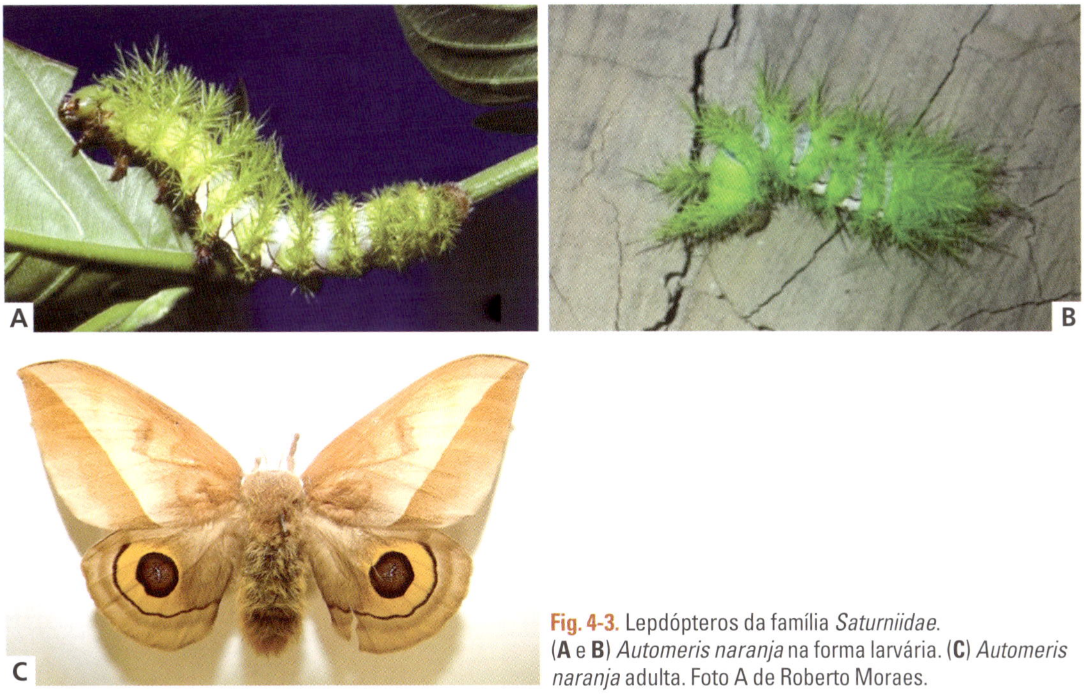

Fig. 4-3. Lepdópteros da família *Saturniidae*. (**A** e **B**) *Automeris naranja* na forma larvária. (**C**) *Automeris naranja* adulta. Foto A de Roberto Moraes.

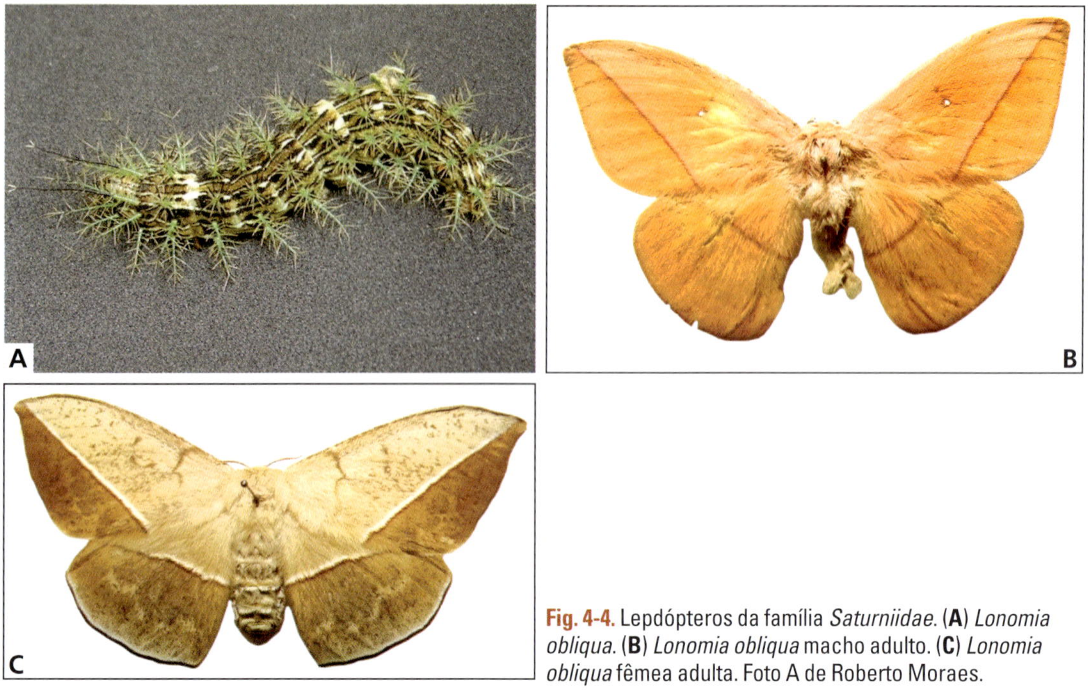

Fig. 4-4. Lepdópteros da família *Saturniidae*. (**A**) *Lonomia obliqua*. (**B**) *Lonomia obliqua* macho adulto. (**C**) *Lonomia obliqua* fêmea adulta. Foto A de Roberto Moraes.

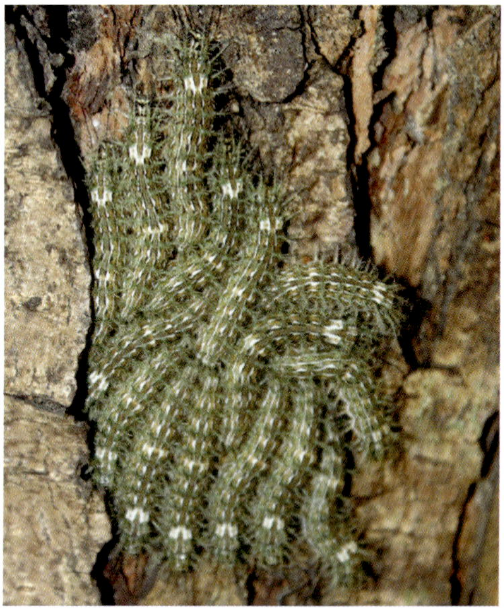

Fig. 4-5. Bando de *Lonomia obliqua*, a causadora de síndrome hemorrágica. Foto de Roberto Moraes.

Família *Arctiidae*

Nesta família se incluem as lagartas *Premolis semirufa*, causadoras da **pararamose**, mazela que será abordada adiante (Fig. 4-6).

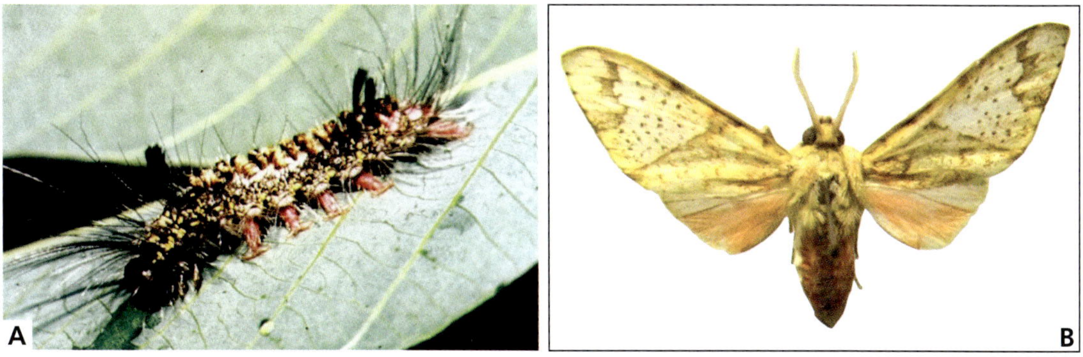

Fig. 4-6. Lepdópteros da família *Saturniidae*. (**A** e **B**) *Premolis semirufa* nas formas larvária e adulta. Foto A de Roberto Moraes.

Espécies de outras famílias

O gênero *Dirphia* inclui cerca de 40 espécies, das quais 21 ocorrem no Brasil, sendo 7 as espécies endêmicas no país (Fig. 4-7).

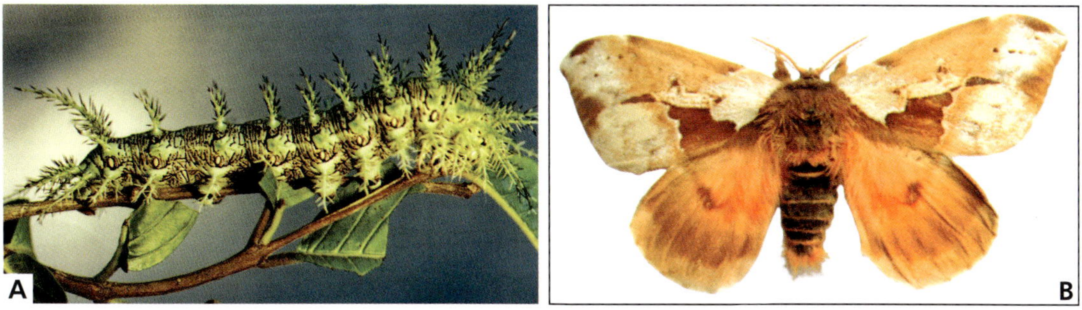

Fig. 4-7. Lepdópteros de outras famílias. (**A** e **B**) *Dirphia sp.* Nas formas larvária e adulta. Fotos A de Roberto Moraes, e B de Eliane Oliveira.

Formas adultas de importância médica

Dentre as várias espécies de lepdópteros do país em sua forma adulta, até o momento, as fêmeas adultas do gênero *Hylesia sp* (*Saturniidae*) apresentam escamas abdominais modificadas em cerdas no abdome que, ao se desprenderem e entrarem em contato com a pele, causam dermatite papulopruriginosa relevante para o ser humano. Esse gênero é representado por cerca de 110 espécies através do mundo (mariposas-da-coceira) (Fig. 4-8).

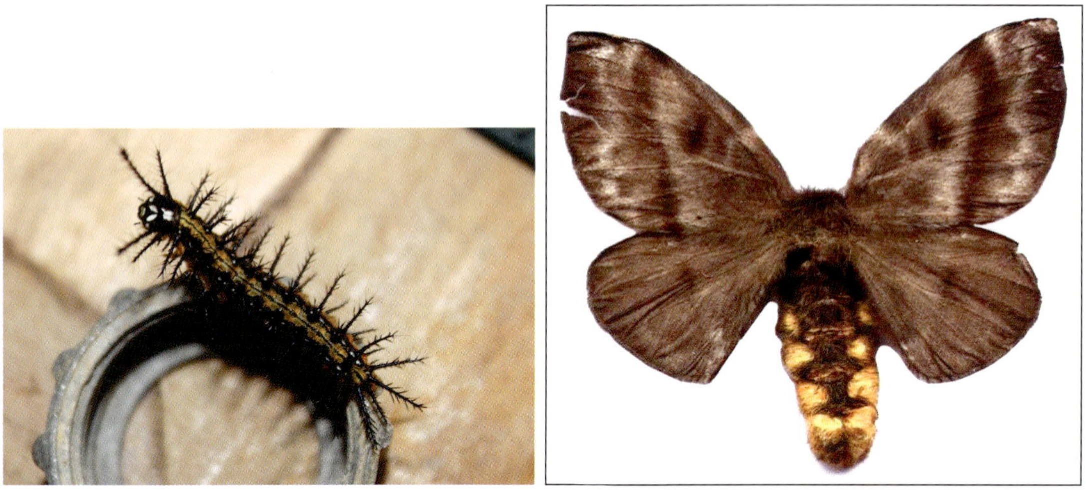

Fig. 4-8. Fêmeas do gênero *Hylesia sp* (da família *Saturniidae*), lepdópteros que, em sua forma adulta, as fêmeas causam dermatite papulopruriginosa relevante para o ser humano. Fotos de Roberto Moraes.

Ciclo biológico

O ciclo biológico dos lepidópteros apresenta quatro fases distintas, a saber: ovo, larva, pupa e adulto. Na *Lonomia sp* são válidos os seguintes períodos:

A) ***Ovo:*** apresenta 30 dias de período embrionário.
B) ***Larva:*** apresenta 59 dias de período larvário, é encontrada em troncos de árvores e alimentando-se de folhas.
C) ***Pupa:*** permanece 45 dias em dormência no solo.
D) ***Adultos:*** vive cerca de 15 dias, após o acasalamento ocorre a oviposição.

EXAMES COMPLEMENTARES

O erucismo é diagnosticado com base na história de contato com a lagarta e corroborada por dados de laboratório e testes. O paciente deverá ser mantido em observação clínica e controle laboratorial durante as primeiras 24 horas após o acidente se estiver sem sangramentos ou alterações na coagulação, pois nesse período pode haver o surgimento de um quadro hemorrágico e/ou alterações da coagulação, sendo indicada, nesse casos, a soroterapia específica.

Exames que deverão ser solicitados:

A) Tempo de coagulação (TC), tempo de protrombina (TP), tempo de tromboplastina parcial ativada (TTPA).
B) Hemograma.
C) Elementos anormais de sedimentação com proteinúria e hematúria quantitativa (EAS + PHQ).
D) Ureia e creatinina.
E) Eletrólitos.

Diagnóstico laboratorial de acidente por *Lonomia*

- *Distúrbios na coagulação:* aproximadamente 50% dos pacientes acidentados por *Lonomia* irão apresentar distúrbios na coagulação sanguínea, com ou sem sangramentos. A exemplo dos acidentes ofídicos, o tempo de coagulação é uma ferramenta útil na detecção e no acompanhamento de acidentes por *Lonomia*, mesmo após a soroterapia específica. A incoagulabilidade sanguínea costuma ser revertida somente 24 horas após a administração do antiveneno específico. O controle pode ser realizado pelas provas de coagulação, como TP, TTPA e tempo de trombina, que, em geral, estão alteradas na admissão e mantêm um perfil semelhante na recuperação pós-soro.
- *Plaquetas:* habitualmente não há alteração na contagem de plaquetas, mas pode ocorrer plaquetopenia nos casos graves.
- *Hemólise:* hemólise subclínica pode ser detectada através do ligeiro aumento de bilirrubina total e aumento da bilirrubina indireta, diminuição da hemoglobina livre e haptoglobina.
- *Ureia e creatinina:* se elevam na vigência de insuficiência renal aguda.

> Caso o paciente apresente torpor, rebaixamento do nível de consciência ou coma, recomenda-se a realização de tomografia computadorizada de crânio para detecção de eventual sangramento intracraniano.

Síndrome hemorrágica por contato com *Lonomia*

Não existem exames específicos, porém, pode ser observado:

- Alterações no tempo de coagulação (TC).
- Prolongamento do TP e TTPA, observados no coagulograma.
- Diminuição acentuada do fibrinogênio plasmático.
- Elevação de produtos de degradação do fibrinogênio (PDF) e dos produtos de degradação da fibrina (PDFib).
- Número de plaquetas normal.

> D-dímeros são encontrados em níveis extremamente elevados no sangue de pacientes envenenados por lagartas, no entanto, esses níveis parecem ser desproporcionais à ativação da cascata de coagulação do sangue. Na verdade, o perfil laboratorial desses pacientes assemelha-se à "fibrinólise primária", um termo que foi aplicado aos casos atípicos de coagulação intravascular disseminada, em que as manifestações clínicas e laboratoriais são dominadas pelos efeitos da fibrinólise. São caracterizados por uma marcada hipofibrinogenemia e títulos muito altos de D-dímeros com níveis normais de FII e FX e contagem de plaquetas; portanto, sem ocorrer uma coagulopatia de consumo.[5] Já Zannin *et al.*, em 2003,[6] descrevem uma redução significativa na coagulação fatores V, VIII e XIII, pré-calicreína, plasminogênio, alfa-antiplasmina e de proteína C em pacientes com níveis de fibrinogênio inferiores a 50 mg/dL, concluindo que a síndrome hemorrágica é o resultado de uma coagulopatia de consumo e fibrinólise secundária.

O diagnóstico diferencial com as dermatites urticantes provocadas por outros lepidópteros deve ser feito pela história clínica, identificação do agente agressor e pela presença de distúrbios hemostáticos.

A) ***Caso a lagarta seja capturada:*** a identificação deve ser feita para que o diagnóstico diferencial com outros gêneros de lepidópteros seja estabelecido. Caso a lagarta seja identificada como *Lonomia*, deve-se verificar a presença de hemorragias e alterações na coagulação. **Caso o TC esteja normal**, não havendo sangramentos, o paciente deve ser acompanhado por 48 horas, com avaliação do TC a cada 12 horas. **Se o TC estiver alterado, ou houver evidências de sangramento**, é estabelecido o diagnóstico de síndrome hemorrágica.
B) ***Caso a lagarta não seja identificada:*** deve-se fazer o TC e, se esse mostrar-se normal, o acompanhamento por 48 horas deve seguir as mesmas orientações acima.

Periartrite falangiana por contato com lagarta de *Premolis semirufa* (Pararama)

Apesar de os exames radiológicos comprovarem as alterações clínicas referidas, eles não oferecem características específicas ou diagnósticos diferenciais.

MEDIDAS INICIAIS

Medidas gerais devem ser tomadas como (Anexo 1):

A) Lavagem e compressas da região com água fria ou gelada.
B) Emprego de analgésicos para alívio da dor.
C) Anti-histamínicos sistêmicos.
D) Infiltração local com anestésico do tipo lidocaína 2%.

TIPOS DE ACIDENTE

Acidente por *Lonomia*

O contato com lagartas do gênero *Lonomia sp* pode desencadear síndrome hemorrágica que, nos últimos anos, vem adquirindo significativa importância médica em razão da gravidade e da expansão dos casos, principalmente na região Sul. Essas lagartas têm cerdas cheias de toxinas, que são capazes de causar lesões cutâneas e distúrbios sanguíneos e renais.[1] Duas espécies estão diretamente envolvidas, podendo causar acidentes graves ou dano fatal para os seres humanos, a saber: *Lonomia obliqua* e *Lonomia*.

Ações do veneno

Muitas vezes o animal inteiro é esmagado no acidente, e, nesse caso, a cutícula do inseto é quebrada e muitas secreções, incluindo hemolinfa, penetram na pele humana, entrando na circulação. Enquanto alguns princípios tóxicos são encontrados no extrato de cerdas, outros estão presentes na hemolinfa de *L. obliqua*.[5,7]

Ação fibrinolítica e hemorrágica

O veneno de *Lonomia sp* provoca um distúrbio na coagulação sanguínea, com dois mecanismos descritos, quais sejam: ação pró-coagulante e fibrinolítica, o que pode reduzir significativamente o processo de coagulação sanguínea.

Os extratos de cerdas de *L. obliqua* indicam atividade pró-coagulante do veneno por ativação de um ou mais fatores de coagulação (fator X e protrombina). Por exemplo, a lonofibrase, enzima capaz de desencadear uma síndrome hemorrágica semelhante à coagulação intravascular disseminada, aumenta os produtos de degradação de fibrinogênio e diminui o plasminogênio, fibrinogênio e fator XIII. O veneno de *Lonomia obliqua* contém várias lipocalinas (grupo de proteínas que transporta moléculas hidrofóbicas), dentre elas a proteína ativadora da protrombina da *Lonomia obliqua* (Lopap), envolvida no aumento de expressão de moléculas de adesão celular na superfície.[8-11]

O mecanismo pelo qual a toxina da *Lonomia sp* induz a síndrome hemorrágica ainda não está esclarecido, apesar de que algumas frações do veneno foram isoladas, tais como fosfolipases, substância caseinolítica e ativadora de complemento, proteases séricas, inibidores de proteases, fosfolipase A2, lipocalinas etc.

Verifica-se uma hipofibrinogenemia atribuída a uma atividade fibrinolítica intensa e persistente, associada a uma ação pró-coagulante moderada; o veneno parece, também, estar associado à diminuição dos níveis de fator XIII, responsável pela estabilização da fibrina e controle da fibrinólise; não se observam alterações nas plaquetas, apesar de as substâncias de ação fribrinolítica estarem presentes nas cerdas das larvas, sendo registradas em apenas duas espécies do gênero *Lonomia*: a *obliqua* e *achelous*.

Manifestações

A maioria das manifestações de erucismo é local e inclui hipertermia local, dor em queimação, coceira e, mais raramente, bolhas nos locais de contato (sintomas benignos com regressão espontânea em poucas horas). Nos acidentes por *Lonomia sp*, sintomas gerais como náuseas e vômitos, dor de cabeça, febre, mialgia, dor abdominal e conjuntivite também podem ocorrer. Sintomas mais graves são pouco frequentes e incluem artrite, distúrbios da coagulação (manifestados como hematomas e hemorragia), hemorragia intracerebral e insuficiência renal aguda.

Síndrome hemorrágica por contato com *Lonomia*

Constitui a forma mais grave do erucismo. A gravidade geralmente depende do número de larvas, a fase larval e a área de pele do paciente envolvido no acidente. Apenas duas espécies de *Lonomia* conhecidas por causar a síndrome hemorrágica, *Lonomia achelous*, encontrada na Venezuela e norte do Brasil, e *Lonomia obliqua*, encontrada no sul do Brasil.

Dentre os sintomas iniciais estão: dor, sensação de queimadura, hiperemia, inflamação local ocasional nos locais de contato, edema, dor de cabeça, náuseas e vômitos, tais sintomas geralmente são seguidos por reações sistêmicas associadas a uma coagulopatia grave e manifestações hemorrágicas. O diagnóstico proposto por envenenamento por *lonomia* é caracterizado por hemorragia subcutânea e/ou generalizada, incluindo a pele, hemorragia mucosa e visceral, hematoma, hematúria, gengivorragia, equimoses, epistaxe, hematêmese e melena. Essa síndrome geralmente ocorre durante as primeiras 12 horas após o envenenamento, os sangramentos podem aparecer espontaneamente ou como resultado de lesões leves. As principais complicações, como insuficiência renal aguda e hemorragia intracerebral, podem ocorrer levando o paciente à morte.[1,12]

> A insuficiência renal é relativamente frequente entre os pacientes envenenados por *L. obliqua*, mas raramente é observada no envenenamento por *L. achelous*.

Locais

Independentemente do gênero ou família do lepidóptero causador do acidente, o quadro local é indistinguível, caracterizando-se por dor imediata em queimação irradiada para o membro em cerca de 50% dos casos. Áreas de eritema aparecerão em cerca de 40% dos casos e edema em 35% dos casos, ambas em região do contato. Sintomas como dormência ocorrerão em cerca de 20% dos casos, eventualmente evidenciando-se lesões puntiformes eritematosas nos pontos de inoculação das cerdas. Embora rara, pode haver evolução com bolhas (10%) e necrose cutânea superficial, sendo que adenomegalias regionais dolorosas são, eventualmente, referidas (5%) (Fig. 4-9).

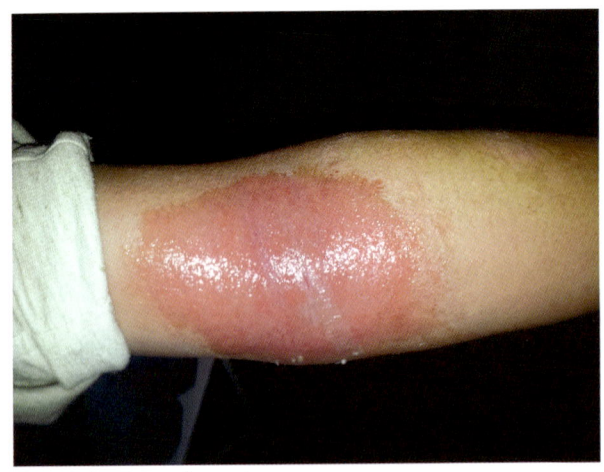

Fig. 4-9. Lesão por *Lonomia sp*.

Sistêmicas

São somente observadas nos acidentes por *Lonomia*. Instalam-se algumas horas depois do acidente, mesmo após a regressão do quadro local, sendo normalmente associada à presença de queixas inespecíficas como: cefaleia (80%), náuseas (50%), mal-estar, tonturas (20%), dor abdominal (13%) e artralgia (8%), que muitas vezes antecedem o aparecimento de sangramentos.

Nem todos os pacientes apresentam manifestações hemorrágicas, contudo, se presentes, apresentar-se-ão após um período de 1 até 48 horas, quando instala-se um quadro de discrasia sanguínea, acompanhado ou não de manifestações hemorrágicas, comumente aparecendo cerca de 8 a 72 horas após o contato. As manifestações mais comumente observadas são: gengivorragias (40%), sangramentos pós-traumáticos ou em feridas recentes (45%), equimoses de aparecimento espontâneo ou provocados por traumatismo/venopunção (30%), hematúria microscópica (40%) e macroscópica (22%), epistaxe (9%), hematêmese/melena (3%), hemoptise (0,5%). Além disso, podem ser encontrados desde equimoses até **sufusões hemorrágicas**, hematomas de aparecimento espontâneo ou provocados por trauma ou em lesões cicatrizadas, outras **hemorragias de cavidades mucosas** (epistaxe, hematêmese, enterorragia), **hematúria macroscópica**, sangramentos em feridas recentes, hemorragias intra-articulares, abdominais (intra e extraperitoniais), pulmonares, glandulares (tireoide, glândulas salivares) e hemorragia intraparenquimatosa cerebral.

A intensidade dos distúrbios hemostáticos fará com que o acidente seja classificado em:

A) *Leve:* confirmada a identificação do agente agressor com paciente apresentando envenenamento local, sem alteração da coagulação ou sangramentos até 48 horas após o acidente.
B) *Moderado:* paciente apresentando envenenamento local com alteração da coagulação somente ou manifestações hemorrágicas na pele e/ou em mucosas (gengivorragia, equimose, hematoma), hematúria e sem alterações hemodinâmicas (hipotensão, taquicardia ou choque).
C) *Grave:* paciente apresentando alteração da coagulação, manifestações hemorrágicas em vísceras (hematêmese, hipermenorragia, sangramento pulmonar, hemorragia intracraniana), e com alterações hemodinâmicas e/ou falência de múltiplos órgãos ou sistemas.

Complicações

Locais

Necrose e ou infecção secundária.

Sistêmicas

A) ***Insuficiência renal aguda (IRA):*** a principal complicação é a insuficiência renal aguda que pode ocorrer em até 5% dos casos, potencialmente fatal e mais frequente em pacientes acima de 45 anos e naqueles com sangramento intenso. A fisiopatologia é multifatorial, podendo estar relacionada com hipotensão sistêmica, isquemia renal, e/ou deposição de fibrina nos capilares glomerulares e/ou ação direta do veneno sobre os rins.[13-15]
B) ***Hemorragia intracraniana:*** pouco frequente, mas é uma das principais causas de óbitos.

Tratamento

Medidas iniciais + medidas específicas

Medidas específicas

Pacientes com manifestações hemorrágicas devem ser mantidos em repouso, evitando-se intervenções traumáticas como injeções intramusculares, punções e manipulações cirúrgicas até a normalização da coagulopatia.

Medidas de suporte com cuidados locais, controle do equilíbrio hidroeletrolítico e ácido-básico, hemotransfusão, reposição de fatores da coagulação (fibrinogênio ou crioprecipitado do fator VIII) e terapia dialítica compõem a conduta na maior parte dos casos.

A correção da anemia deve ser instituída por meio da administração de concentrado de hemácias, mas **a terapia com sangue total e plasma fresco é contraindicada pelo potencial agravamento da coagulação intravascular disseminada relacionada com tais agentes**.[1,16]

Além disso, agentes antifibrinolíticos têm sido utilizados, como:

- Ácido épsilon-aminocaproico (Ipsilon, ampola de 1 g e 4 g) 30 mg/kg de peso como dose inicial por via IV, seguida de 15 mg/kg a cada 4 horas até a normalização da coagulação.
- Aprotinina (Trasylol) deve ser utilizada na dose-teste de 1 mL pelo risco de anafilaxia, precedida de uma dose de cimetidina 50 mg, 10 minutos antes de sua administração. Após a dose-teste, deve ser infundido 1.000.000 UI em 1 hora e 2.000.000 UI em infusão contínua de 24 horas, que resulta em melhoria do sangramento (discutível).[17]

Soroterapia

O soro antilonômico (SALon) encontra-se disponível para aplicação conforme a gravidade do envenenamento, e sua aplicação é feita por via intravenosa. A produção das imunoglobulinas específicas se faz por meio da imunização de cavalos com extratos de cerdas de lagartas. E os cuidados em relação às reações adversas das imunoglobulinas são os mesmos adotados na administração dos demais soros antipeçonhentos (Anexos 2 e 3).

Prognóstico

Habitualmente há boa resposta terapêutica, porém, tornam o prognóstico mais reservado:

- Acidentes com elevado número de lagartas e contato intenso com as larvas.
- Acidentes em idosos.
- Patologias prévias do tipo hipertensão arterial e úlcera péptica, entre outras, e traumatismos mecânicos pós-contato.

Acidentes por outros lepdópteros

A) ***Dermatite urticante provocada por contato com lagartas urticantes:*** lagartas urticantes de vários gêneros podem levar a quadros de dermatite urticante através de seu contato direto com seres humanos, acidente extremamente comum em todo o Brasil, em geral, de curso agudo e evolução benigna, fazendo exceção os acidentes com *Lonomia sp*.

B) **Dermatite urticante provocada por contato com mariposa Hylesia sp:** surtos de dermatite papulopruriginosa têm sido causados por fêmeas de mariposas de *Hylesia sp* em várias localidades do país, causando grande incomodo às populações. As mariposas, atraídas pela luz, invadem os domicílios e, ao se debaterem, liberam no ambiente as espículas que, ao atingir a superfície cutânea, podem causar quadros de dermatite aguda, em geral, de evolução benigna e autolimitada.

C) **Periartrite falangiana por contato com pararama:** a pararamose ou reumatismo dos seringueiros é uma forma de erucismo que ocorre em seringais cultivados, causada pela larva da mariposa *Premolis semirufa*, vulgarmente chamada de **pararama**.

Diferindo do modelo usual de acidentes agudos e transitórios, a pararama determina, em alguns indivíduos, lesões crônicas que comprometem as articulações falangeanas e levam a deformidades com incapacidade funcional. Em quase sua totalidade, as vítimas são homens que se acidentam durante o trabalho de coleta da seiva das seringueiras, com mais de 90% dos acidentes comprometendo as mãos, – normalmente a mão direita é a mais atingida e o dedo médio o mais lesionado, e a terceira articulação interfalangeana a mais comprometida.

Ações do veneno

Não é conhecido com exatidão o mecanismo de ação dos venenos das lagartas urticantes, porém, atribui-se a ação aos líquidos da hemolinfa e da secreção das espículas, com a histamina como um dos principais componentes. Situação bem diferente do veneno de lagartas *Lonomia achelous*, em que é descrita intensa ação fibrinolítica e um quadro semelhante ao de coagulação intravascular disseminada, cujo resultado final se traduz por consumo dos fatores de coagulação e consequente incoagulabidade sanguínea.

No caso do veneno das cerdas do abdome de fêmeas adultas de mariposas do gênero *Hylesia sp*, o trauma mecânico provocado pela introdução das espículas e seu conteúdo urticante dão origem a uma intensa reação inflamatória caracterizada por infiltração maciça de células inflamatórias, equimoses e degeneração vascular. A separação cromatográfica mostrou que o veneno é composto de proteínas com propriedades seletivamente fibrinolítico-vaso-degenerativas ou pró-quimotáticas.[18]

No contato com lagartas pararama (*Premolis semirufa*), relata-se que o primeiro contato com esses insetos seja autolimitado e que somente sucessivas exposições levariam a um quadro crônico como no caso da periartrite falangiana. Uma reação granulomatosa e consequente fibrose do tecido cartilaginoso e bainhas do periósteo têm sido relacionadas, em modelos experimentais, com a ação mecânica das cerdas nesses tecidos e/ou com a existência de secreções proteicas no interior dessas cerdas, levando a reações do tipo corpo estranho e alimentando o processo inflamatório. Estudos recentes demonstraram *in vitro* a existência de atividades proteolíticas e de hialuronidases, mas não de fosfolipase A2. *In vivo*, observou-se que o extrato de cerdas não é letal, mas pode induzir um processo inflamatório, caracterizado pela presença de neutrófilos nos tecidos da pata de ratos injetados. Além disso, os componentes de cerdas estimularam uma intensa e específica resposta de anticorpos, no entanto, autoanticorpos, como anti-DNA ou anticolágeno tipo II não foram detectados. Além disso, a elevada imunogenicidade dos componentes das cerdas da lagarta, demonstrada pela geração de títulos elevados de anticorpos, juntamente com as enzimas envolvidas no processo, podem, também, contribuir para a indução e estabelecimento da doença inflamatória.[19]

Manifestações
Locais

É praticamente impossível distinguir pelo quadro local o gênero ou família do lepidóptero causador do acidente, mas caracteriza-se por dor imediata intensa em queimação (70%), irradiada para o membro (30%), com área de eritema (98%) e edema (76%) na região do contato e lesões puntiformes eritematosas nos pontos de inoculação das cerdas, sendo, eventualmente, acompanhadas de prurido discreto e/ou adenomegalia regional dolorosa (31,2%). Na área de contato, a evolução para vesiculação é rara. A evolução para bolhas se apresenta em aproximadamente 13% dos casos, e necroses cutâneas superficiais em 2,5% dos casos. Os sintomas geralmente regridem em 24 horas, sem maiores complicações e podem, eventualmente, evoluir com necroses nos pontos de contato.

A) ***Dermatite urticante causada por contato com lagartas de vários gêneros:*** o contato com lagartas urticantes de maneira geral, na sua grande maioria de gêneros, manifestado predominantemente de maneira dermatológica e superficial, depende da intensidade e extensão do contato, que é caracterizado, inicialmente, por um quadro de dor local intensa, edema, eritema e, eventualmente, prurido local. O infartamento ganglionar regional é característico e doloroso. Nas primeiras 24 horas, a lesão pode evoluir com vesiculações e, mais raramente, com formação de bolhas e necrose na área do contato.

B) ***Dermatite urticante provocada por contato com mariposa* Hylesia sp:** são observadas lesões papulares, intensamente pruriginosas, acometendo as áreas expostas da pele em cerca de poucas horas após o contato com as cerdas. As lesões evoluem para cura em períodos variáveis de 7 a 14 dias após o início dos primeiros sintomas.

C) ***Periartrite falangiana por contato com pararama:*** inicialmente, é instalado um quadro caracterizado por prurido, dor e sensação de queimadura, seguido por rubor e tumefação local. Esse quadro poderá perdurar por horas ou poucos dias, regredindo no curso de 1 semana, na maioria dos casos. Mas para alguns acidentados, o edema na área lesionada habitualmente persistirá na face dorsal dos dedos, a ponto de provocar tumefação das articulações interfalangeanas.

A incapacitação funcional temporária é um fato na maioria dos acidentados, isso porque a limitação transitória dos movimentos articulares dos dedos comprometidos nesse limitado grupo de indivíduos é dada pelo edema crônico que se segue à fibrose periarticular, que imobiliza progressivamente a articulação atingida, levando ao quadro final de anquilose, com deformações que simulam um quadro de artrite reumatoide.

Complicações
Locais
Necrose em ponto de contato.

Sistêmicas
Somente observada em acidentes com *Lonomia*. Instala-se algumas horas após o acidente, mesmo após a regressão do quadro local.

TRATAMENTO
Medidas iniciais + medidas específicas
O tratamento consiste em lavar a área afetada com água fria, compressas frias, infiltração de anestésico local com lidocaína a 2% e corticosteroides tópicos. Em caso de sangramentos, o paciente deve ser mantido em repouso a fim de evitar intervenções traumáticas.

> No caso de apresentar sangramentos até 48 horas após o contato, todo o paciente que não trouxer a lagarta para identificação deve ser orientado para retorno em razão da possibilidade de se tratar de acidente hemorrágico por *Lonomia sp*.

Medidas específicas

A) **Dermatite urticante causada por contato com lagartas de vários gêneros:** a utilização de corticoides tópicos e anti-histamínicos por via oral pode contribuir no controle do quadro urticante, e deve ser associada à elevação do membro acometido e ao uso de corticosteroides tópicos.

B) **Dermatite urticante provocada por contato com mariposa Hylesia sp:** banhos muito quentes imediatamente após a exposição podem aliviar a dor, provavelmente pela natureza termolábil do veneno.

   Fricção com solução aquosa de hipossulfito de sódio (40-50%) ou água fria aplicada logo após a primeira aparição dos sintomas também podem aliviar a coceira. Outras soluções naturais também foram relatadas, como suco de limão contra os sintomas cutâneos, mas a real eficácia desses meios não foi cientificamente avaliada.[20]

   A extração precoce das microcerdas através da utilização de borracha adesiva foi também comprovada para aliviar manifestações irritativas.[21]

   O uso de anti-histamínicos, por via oral, também está indicado para o controle do prurido, juntamente com o tratamento tópico com compressas frias, banhos de amido e, eventualmente, cremes à base de corticosteroides.

C) **Periartrite falangiana por contato com pararama:** recomenda-se aplicar calor na região afetada, fazendo-se um esforço prévio para retirar as cerdas implantadas com esparadrapo (tentativa). No pós-contato imediato o tratamento segue o descrito para dermatite por contato com larvas urticantes, embora as formas crônicas, com artropatia, devam ter acompanhamento especializado.

Soro

O soro antilonômico (SALon) é indicado de acordo com a gravidade do acidente, e sua administração precoce previne manifestações hemorrágicas que começam a partir de 1 a 10 dias após o contato com o animal, dependendo de sua intensidade e localização.

PROGNÓSTICO

O quadro local apresenta boa evolução, regredindo em até 2 ou 3 dias sem maiores complicações ou sequelas. Nos acidentes com pararama, o primeiro acidente costuma evoluir com cura total e as reincidências tendem a cronificar.

O fluxograma a seguir apresenta o tratamento adequado em acidentes por lepdópteros (Fig. 4-10).

ACIDENTE POR LEPDÓPTEROS 149

Acidentes com Lepidópteros

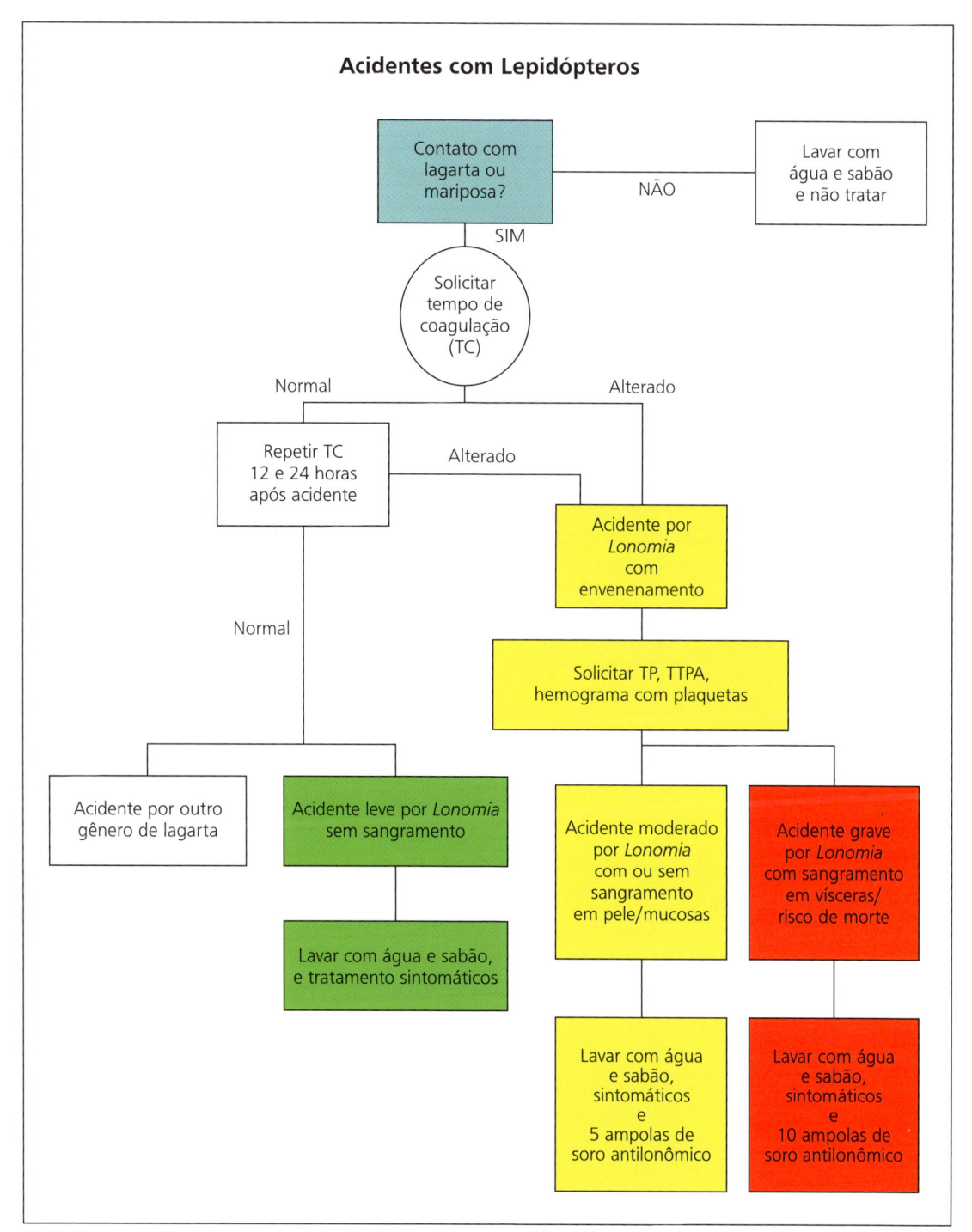

```
                    ┌─────────────┐
                    │ Contato com │              ┌──────────────┐
                    │ lagarta ou  │─── NÃO ──────│ Lavar com    │
                    │ mariposa?   │              │ água e sabão │
                    └─────────────┘              │ e não tratar │
                         │ SIM                   └──────────────┘
                    ┌─────────────┐
                    │  Solicitar  │
                    │  tempo de   │
                    │ coagulação  │
                    │    (TC)     │
                    └─────────────┘
              Normal │           │ Alterado
       ┌─────────────┤           │
       │             │ Alterado  │
  ┌──────────┐       │───────────│
  │Repetir TC│                   │
  │12 e 24 h │              ┌──────────┐
  │após acid.│              │Acidente  │
  └──────────┘              │por       │
       │                    │Lonomia   │
   Normal                   │com       │
       │                    │envenen.  │
                            └──────────┘
                                  │
                            ┌──────────────┐
                            │Solicitar TP, │
                            │TTPA, hemograma│
                            │com plaquetas │
                            └──────────────┘
```

- Acidente por outro gênero de lagarta
- Acidente leve por *Lonomia* sem sangramento
  - Lavar com água e sabão, e tratamento sintomáticos
- Acidente moderado por *Lonomia* com ou sem sangramento em pele/mucosas
  - Lavar com água e sabão, sintomáticos e 5 ampolas de soro antilonômico
- Acidente grave por *Lonomia* com sangramento em vísceras/ risco de morte
  - Lavar com água e sabão, sintomáticos e 10 ampolas de soro antilonômico

Fig. 4-10. Fluxograma indicando tratamentos adequados em casos de acidentes com lepdópteros.

REFERÊNCIAS BIBLIOGRÁFICAS

1. Corrêa MS, Siqueira-Batista R, Gomes AP *et al.* Erucismo por *Lonomia* spp em Teresópolis, RJ, Brasil. Relato de um caso provável e revisão da literatura. *Rev Soc Bras Med Trop.* 2004;37:418-21.
2. Lorini LM, Corseuil E. Morfological aspects of *Lonomia obliqua* walker (Lepidoptera: Saturniidae). *Neotropical Entomology.* 2001;30(3):373-8.
3. Fraiha Neto HI, Ballarini AJ, Leão RNQ *et al.* Síndrome hemorrágica por contato com larvas de mariposa (Lepidoptera, Saturniidae). Man Inst Evandro Chagas, *Fund Serv S Pública.* 1986;2:811-20.
4. Duarte AC, Caovilla J, Lorini I *et al.* Insuficiência renal aguda por acidente com lagartas. *Nefrologia.* 1990;12:184-7.
5. Veiga AB, Pinto AF, Guimarães JA. Fibrinogenolytic and procoagulant activities in the hemorrhagic syndrome caused by Lonomia obliqua caterpillars. *Thromb Res.* 2003;111(1-2):95-101.
6. Zannin M, Lourenço DM, Motta G *et al.* Blood coagulation and fibrinolytic factors in 105 patients with hemorrhagic syndrome caused by accidental contact with Lonomia obliqua caterpillar in Santa Catarina, southern Brazil. *Thromb Haemost.* 2003 Feb.;89(2):355-64.
7. Donato JL, Moreno RA, Hyslop S *et al.* Lonomia obliqua caterpillar spicules trigger human blood coagulation via activation of factor X and prothrombin. *Thromb Haemost.* 1998 Mar.;79(3):539-42.
8. Berger M, Reck J Jr, Terra RM *et al.* Lonomia obliqua venomous secretion induces human platelet adhesion and aggregation. *J Thromb Thrombolysis.* 2010;30(3):300-10.
9. Carrijo-Carvalho LC, Chudzinski-Tavassi AM. The venom of the Lonomia caterpillar: an overview. *Toxicon.* 2007 May;49(6):741-57. *Epub* 2007 Jan 10.
10. Lucena S, Guerrero B, Salazar AM *et al.* Degradation of extracellular matrix proteins (fibronectin, vitronectin and laminin) by serine-proteinases isolated from Lonomia achelous caterpillar hemolymph. *Blood Coagul Fibrinolysis.* 2006;17(6):427-35.
11. Siqueira-Batista R, Gomes P, Calixto-Lima L *et al.* Sepse: atualidades e perspectivas. *Rev Bras Ter Intensiva.* 2011;23(2):207-16.
12. Souza APB, Peixoto CC, Maranga L *et al.* Purification and characterization of an anti-apoptotic protein isolated from *Lonomia obliqua* hemolymph. *Biotechnol. Prog.* 2005;21:99-105.
13. Gamborgi GP. Insuficiência renal aguda em pacientes após acidente com lagarta da espécie – Lonomia oblíqua. Dissertação de Mestrado. Universidade Federal do Rio Grande do Sul; 2004. Disponível em: http://www.lume.ufrgs.br/handle/10183/7807.
14. Pinto AF, Dragulev B, Guimarães JA, Fox JW. Novel perspectives on the pathogenesis of Lonomia obliqua caterpillar envenomation based on assessment of host response by gene expression analysis. *Toxicon.* 2008;51(6):1119-28.
15. Mendonça RZ, Greco KN, Sousa APB *et al.* Enhancing effect of a protein from Lonomia obliqua hemolymph on recombinant protein production. *Cytotechnology.* 2008;57(1):83-91.
16. Fan HW, Cardoso JL, Olmos RD *et al.* Hemorrhagic syndrome and acute renal failure in a pregnant woman after contact with *Lonomia caterpillars*: a case report. *Revista Instituto Medicina Tropical* (São Paulo). 1998;40:119-20.
17. Cárdenas P, Arbelbide J, Nucifora E *et al.* Coagulopatia grave por Lonomia. *Hematologia.* 2002;6(2):36-41.
18. Lundberg U, Salazar V, Tovar M, Rodriguez J. Isolation and partial characterization of proteins with vasodegenerative and proinflammatory properties from the egg-nests of Hylesia metabus (Lepidoptera: Saturniidae). *J Med Entomol.* 2007;44(3):440-9.
19. Villas-Boas IM, Gonçalves-de-Andrade RM, Pidde-Queiroz G *et al.* Premolis semirufa (Walker, 1856) envenomation, disease affecting rubber tappers of the Amazon: searching for caterpillar-bristles toxic components, 2012. *PLoS Negl Trop Dis* Feb.;6(2):e1531.
20. Thiéry G, Adam S, Coulet O *et al.* Papillonite. *Médecine Tropicale.* 2008;68:27-8.
21. Paniz-Mondolfi AE, Pérez-Alvarez AM, Lundberg U *et al.* Cutaneous lepidopterism: dermatitis from contact with moths of *Hylesia metabus* (Cramer 1775) (Lepidoptera: Saturniidae), the causative agent of caripito itch. *International Journal of Dermatology.* 2011;50:535-41.

LEITURA RECOMENDADA

Alvarez Flores MP, Fritzen M, Reis CV, Chudzinski-Tavassi AM. Losac, a factor X activator from Lonomia obliqua bristle extract: its role in the pathophysiological mechanisms and cell survival. *Biochem Biophys Res Commun.* 2006 May 19;343(4):1216-23.

Alvarez Flores MP, Zannin M, Chudzinski-Tavassi AM. New insight into the mechanism of Lonomia obliqua envenoming: toxin involvement and molecular approach. *Pathophysiol Haemost Thromb.* 2010;37(1):1-16.

Arocha-Piñango CL, Guerrero B. Lonomia obliqua and haemorrhagic syndrome. *Lancet.* 1999 Oct. 9;354(9186):1304.

Benvenuti LA, Cardoso JL, Moraes RH. Cutaneous leucocytoclastic vasculitis from contact with Hylesia moths (Lepidoptera: Saturniidae). *Trans R Soc Trop Med Hyg.* 1998 July-Aug.;92(4):428-9.

Berger M, Reck J Jr, Terra RM et al. Lonomia obliqua venomous secretion induces human platelet adhesion and aggregation. *J Thromb Thrombolysis.* 2010 Oct.;30(3):300-10.

Burdmann EA, Antunes I, Saldanha LB, Abdulkader RC. Severe acute renal failure induced by the venom of Lonomia caterpillars. *Clin Nephrol.* 1996 Nov.;46(5):337-9.

Cabrera G, Salazar V, Montesino R et al. Structural characterization and biological implications of sulfated N-glycans in a serine protease from the neotropical moth Hylesia metabus (Cramer [1775]) (Lepidoptera: Saturniidae). *Glycobiology.* 2016 Mar.;26(3):230-50.

Caovilla JJ, Barros EJ. Efficacy of two different doses of antilonomic serum in the resolution of hemorrhagic syndrome resulting from envenoming by Lonomia obliqua caterpillars: a randomized controlled trial. *Toxicon.* 2004 June 1;43(7):811-8.

Cardoso JLC, França FOS, Wen FH et al. Animais peçonhentos no Brasil. Biologia, clínica e terapêutica dos acidentes. 2. ed. São Paulo: Sarvier; 2009.

Carrijo-Carvalho LC, Chudzinski-Tavassi AM. The venom of the Lonomia caterpillar: an overview. *Toxicon.* 2007;49(6):741-57.

Casalá A, Bianchi C, Sánchez Navarro JV et al. Granuloma of the hands caused by handling lepidoptera nests (Hylesia nigricans)]. *Arch Argent Dermatol.* 1967 Dec.;17(4):307-14.

de Roodt AR, Salomón OD, Orduna TA. Accidents due to lepidoptera with special reference to Lonomia sp. *Medicina* (B Aires) 2000;60(6):964-72.

Dinehart SM, Archer ME, Wolf JE Jr et al. Caripito itch: dermatitis from contact with Hylesia moths. *J Am Acad Dermatol.* 1985 Nov.;13(5 Pt 1):743-7.

Duarte AC, Crusius PS, Pires CA et al. Intracerebral haemorrhage after contact with Lonomia caterpillars. *Lancet.* 1996 Oct. 12;348(9033):1033.

Fan HW, Cardoso JL, Olmos RD et al. Hemorrhagic syndrome and acute renal failure in a pregnant woman after contact with Lonomia caterpillars: a case report. *Rev Inst Med Trop.* (São Paulo) 1998 Mar.-Apr.;40(2):119-20.

Gamborgi GP, Metcalf EB, Barros EJ. Acute renal failure provoked by toxin from caterpillars of the species Lonomia obliqua. *Toxicon.* 2006 Jan.;47(1):68-74.

Glasser CM, Cardoso JL, Bruno GC et al. Epidemic outbreaks of dermatitis caused by butterflies of the genus Hylesia (Lepidoptera: Hemileucidae) in São Paulo State, Brazil. *Rev Saúde Pública.* 1993 June;27(3):217-20.

Haddad V Jr, Cardoso JL, Lupi O, Tyring SK. Tropical dermatology: venomous arthropods and human skin: Part I. Insecta. *J Am Acad Dermatol.* 2012 Sept.;67(3):331.e1-14.

Jörg ME. Subcutaneous inflammatory nodule caused by spicules of Hylesia fulviventris (Lepidoptera). *Bol Chil Parasitol.* 1969 July-Dec.;24(3):146-50.

Lucena S, Salazar AM, Gil A et al. The action of Lonomin V (Lonomia achelous) on fibronectin functional properties. *Thromb Res.* 2008;121(5):653-61. Epub 2007 Nov. 13.

Malaque CM, Andrade L, Madalosso G et al. Short report: a case of hemolysis resulting from contact with a Lonomia caterpillar in southern Brazil. *Am J Trop Med Hyg.* 2006 May;74(5):807-9.

Ministério da Saúde do Brasil; Fundação Nacional de Saúde. *Manual de diagnóstico e tratamento de acidentes por animais peçonhentos.* Distrito Federal (Brasil), 2001.

Nakamura F. Pruritic dermatosis caused by the venomous butterflies of the species Hylesia at the port of Caripto, Venezuela. *Bull Tokyo Med Dent Univ.* 1971 Sept.;18(3):179-88.

Paniz-Mondolfi AE, Pérez-Alvarez AM, Lundberg U et al. Cutaneous lepidopterism: dermatitis from contact with moths of Hylesia metabus (Cramer 1775) (Lepidoptera: Saturniidae), the causative agent of caripito itch. *Int J Dermatol.* 2011 May;50(5):535-41.

Pinto AF, Berger M, Reck J Jr et al. Lonomia obliqua venom: in vivo effects and molecular aspects associated with the hemorrhagic syndrome. *Toxicon.* 2010 Dec. 15;56(7):1103-12.

Reis CV, Farsky SH, Fernandes BL et al. In vivo characterization of Lopap, a prothrombin activator serine protease from the Lonomia obliqua caterpillar venom. *Thromb Res.* 2001 June 1;102(5):437-43.

Reis CV, Kelen EM, Farsky SH *et al.* A Ca^{++} activated serine protease (LOPAP) could be responsible for the haemorrhagic syndrome caused by the caterpillar Lonomia obliqua. L obliqua Prothrombin Activator Protease. *Lancet.* 1999 June 5;353(9168):1942.

Reis CV, Portaro FC, Andrade SA *et al.* A prothrombin activator serine protease from the Lonomia obliqua caterpillar venom (Lopap) biochemical characterization. *Thromb Res.* 2001 June 1;102(5):427-36.

Rodríguez-Acosta A, Rubiano H, Reyes M, Fernández CT. Dermatitis causada por Hylesia metabus (Lepidoptera: Hemileucidae) en la región costera del Estado del Delta del Amacuro, Venezuela [Dermatitis caused by Hylesia metabus (Lepidoptera: Hemileucidae) in the costal region of the state of Delta Amacuro, Venezuela]. *Rev Cubana Med Trop.* 1998;50(3):215-7.

Rodriguez-Morales AJ, Arria M, Rojas-Mirabal J *et al.* Lepidopterism due to exposure to the moth Hylesia metabus in northeastern Venezuela. *Am J Trop Med Hyg.* 2005 Nov.;73(5):991-3.

Salomon OD, Simon D, Rimoldi JC *et al.* Lepidopterism due to the butterfly Hylesia nigricans. Preventive research-intervention in Buenos Aires. *Medicina.* (B Aires) 2005;65(3):241-6.

Seibert CS, Santoro ML, Tambourgi DV *et al.* Lonomia obliqua (Lepidoptera, Saturniidae) caterpillar bristle extract induces direct lysis by cleaving erythrocyte membrane glycoproteins. *Toxicon.* 2010 June 15;55(7):1323-30.

Seibert CS, Shinohara EM, Sano-Martins IS. In vitro hemolytic activity of Lonomia obliqua caterpillar bristle extract on human and Wistar rat erythrocytes. *Toxicon.* 2003 June;41(7):831-9.

Zaias N, Ioannides G, Taplin D. Dermatitis from contact with moths (genus Hylesia). *JAMA.* 1969 Jan. 20;207(3):525-7.

Zannin M, Lourenço DM, Motta G *et al.* Blood coagulation and fibrinolytic factors in 105 patients with hemorrhagic syndrome caused by accidental contact with Lonomia obliqua caterpillar in Santa Catarina, Southern. Brazil. *Thromb Haemost.* 2003;89:355-64.

ACIDENTE POR COLEÓPTEROS VESICANTES

CAPÍTULO 5

ASPECTOS GERAIS

Introdução

Atualmente são descritas em torno de 350 mil espécies no mundo. Cerca de 360 espécies de besouros são do gênero *Epicauta*, enquanto os do gênero *Lytta* são mais de 160 espécies identificadas. No caso do gênero *Paederus, são* 600 espécies, das quais apenas 4% são causadoras de dermatite linear, e mais de 48 são sul-americanas.

O atrito ou a compressão desses besouros sobre a pele humana leva à liberação de substâncias tóxicas de efeito cáustico-vesicante, que causa quadros de dermatite vesiculosa ou dermatite linear, normalmente de pequena gravidade. O contato com esses insetos pode ocorrer, principalmente, nas proximidades de luz artificial para a qual são fortemente atraídos.

Algumas espécies de meloídeos, quando ingeridos por equinos, principalmente por estarem inseridos entre as plantações ou mesmo vegetações de alfafa e ao feno, causam a eles irritações no trato gastrointestinal e urinário, muitas vezes levando-os à morte.[1] Tal consideração é de grande importância, uma vez que são possíveis ingestões acidentais de meloídeos por crianças, ou mesmo adultos, em vegetais mal lavados.

No Brasil são conhecidos como **Potós** duas famílias de coleópteros diferentes. Apesar de não se tratar de animais peçonhentos do ponto de vista biológico eles foram aqui incluídos devido à sua importância na diferenciação dos demais acidentes. Não é raro o evento, e confusão de diagnóstico é frequente, sendo considerado como alergia ou confundido com outros animais verdadeiramente peçonhentos como, por exemplo, a aranha.

Epidemiologia

No Brasil não existem muitos dados disponíveis sobre este tema, porém, os relatos são, principalmente, nas regiões norte, nordeste e centro-oeste. Acidentes com coleópteros são incomuns em Minas Gerais, tendo sido registrado um surto em 1985, no nordeste do estado de Minas Gerais, no município de Machacalis, e outro em Betim, em 2009, ambos sem muitas complicações.

A título de curiosidade, um estudo turco demonstra predominância de acidentes em zonas urbanas (66%).[2] Esse fato pode ser explicado pelo processo de urbanização que também ocorre em nosso país.

Como qualquer outro acidente com animal peçonhento, este evento deverá seguir as mesmas orientações quanto à notificação, porém, deverá ser enquadrado no modelo do SINAN (Sistema de Informação de Agravos de Notificação – Anexo 4) como "outros" (item 45 – número 6). Cabe ressaltar que pode tratar-se de acidente de trabalho e seu devido registro deverá ser observado (Anexos 5 e 6).

Distribuição
Gênero Paederus
Existem registros de acidentes na Região Nordeste do Brasil como Bahia, Ceará, Alagoas, Pernambuco e até mesmo em outras regiões como Minas Gerais, Pará e São Paulo.

Gêneros Lytta e Epicauta
Registros de acidentes em São Paulo.

Sazonalidade e ambiente
Em geral os acidentes ocorrem em meses quentes e chuvosos e o besouro é atraído por luzes fortes e plantações. No ambiente domiciliar são encontrados, normalmente, à noite nas lâmpadas.

Gênero Paederus
É um inseto de hábitos noturnos que vive em lugares úmidos como arrozais, culturas de milho e algodão etc. São polífagos, predadores de insetos, nematódeos e girinos. Os adultos, quando molestados, se defendem com as mandíbulas, tentando morder e encurvar o abdome para acionar a secreção das glândulas pigidiais.

A intensa proliferação desses animais se dá, preferencialmente, em períodos chuvosos seguidos de períodos de estiagem. Seu ciclo de vida é considerado longo, com sete fases larvárias até se tornar adulto. Normalmente se multiplica na faixa de um ciclo por ano.

As lesões ocorrem por esmagamento do animal contra a pele do indivíduo.

Gêneros Lytta e Epicauta
Quando larvas, vivem no solo e se alimentam de outros insetos, especialmente de ovos de outros insetos. Na fase adulta, alimentam-se de plantas de interesse ao ser humano, como tomates, batatas e outras solanáceas.

Gêneros envolvidos
Gênero Paederus
Dentre os da família *Staphylinidae*, o gênero *Paederus* é o mais conhecido como causador desse tipo de acidente. No Brasil, cinco espécies de *Paederus* são associadas a acidentes humanos, a saber: *P. amazonicus, P. brasiliensis, P. columbinus, P. fuscipes* e *P. goeldi*.

Gêneros Lytta e Epicauta
Dentre os da família *Meloidea*, dois gêneros são de importância médica, *Lytta* e *Epicauta*, confundidos frequentemente com insetos da ordem Dermáptera, conhecidos como "tesourinhas", animais inofensivos que têm por característica possuírem apêndices caudais em forma de ferrões paralelos semelhantes a pinças.

Faixa etária e sexo
No Brasil são raros os dados disponíveis relacionados a este assunto, mas existe predominância de acidentes no sexo masculino.[3]

Localização das lesões
Principalmente região cervical, face e membros superiores, normalmente não acometendo região palmar e plantar. As lesões podem ser espelhadas ou "em beijo" em áreas de flexão.

Gravidade e letalidade

Os acidentes por insetos do gênero *Paederus* tendem a ser mais graves do que os do gênero *Epicauta*, já que formam eritema mais intenso e vesículas de menor tamanho que confluem e formam bolhas.

Imunidade e suscetibilidade

Não há identificação pelos métodos de imunofluorescência direta nos tecidos biopsiados de depósitos de imunoglobulinas: IgG, IgM, IgA e C3 nos vários estágios da lesão por *paederus*.[4]

COLEÓPTEROS DE IMPORTÂNCIA MÉDICA NO BRASIL

Ordem coleóptera

Família Staphilinidae

O gênero *Paederus,* conhecido popularmente como **potó**, **trepa-moleque**, **péla-égua**, **fogo-selvagem**, **potó-selvagem**, compõe-se de pequenos besouros de corpo alongado, que medem cerca de 0,7 a 1,3 cm de comprimento. Além disso, possuem élitros curtos, que cobrem as asas do inseto, deixando descoberta mais da metade do abdome. Possuem cabeça e élitros na coloração preta (ou azul metálico) e seu protórax e primeiros segmentos abdominais na coloração vermelho-alaranjada e segmentos posteriores e apêndices na coloração preta. Esses insetos não picam nem mordem (Figs. 5-1 a 5-3).[5-7]

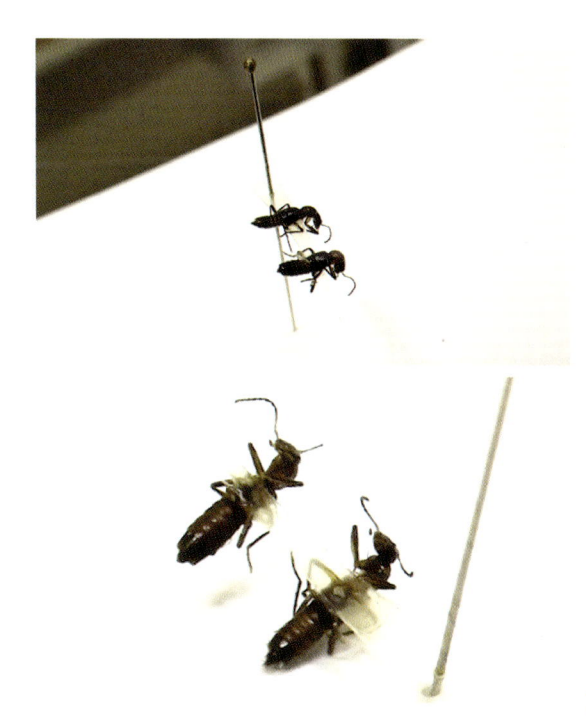

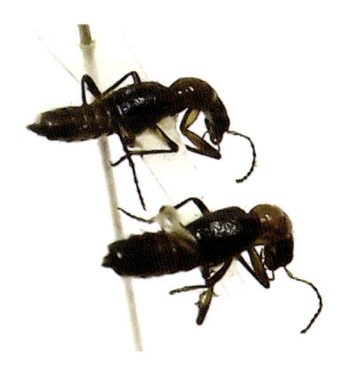

Fig. 5-1. Insetos do gênero *Paederus sp.*

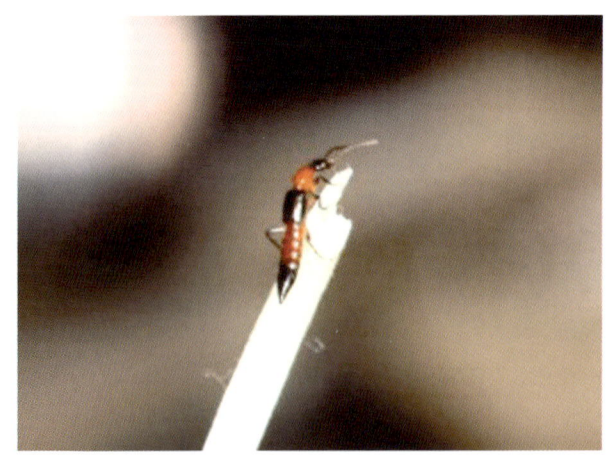

Fig. 5-2. Inseto do gênero *Paederus sp* em extremidade de palito de fósforo. Fonte: Haddad Junior, 2009.[6]

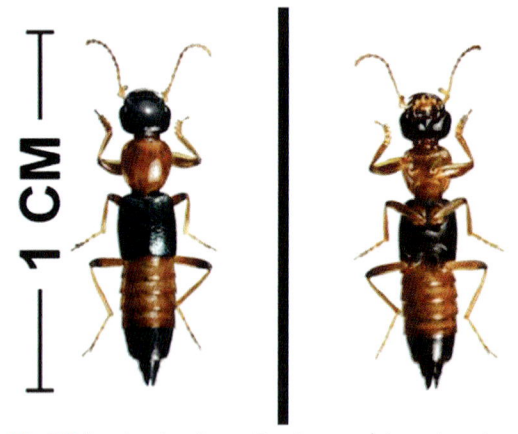

Fig. 5-3. Insetos do gênero *Paederus sp* (vistas dorsal e ventral). Fonte: Iserson *et al.*, 2012.[7]

Família Meloidae

- *Gênero* Epicauta: conhecido popularmente como **cantáridas**, **besouros-da-bolha**, **potó-pimenta**, **potó-grande**, **burrinho**, **papa-pimenta**, **caga-fogo** e **caga-pimenta**, mede cerca de 1,5 a 3 cm. Possui ampla variedade de colorações e variações (Figs. 5-4 e 5-5).[1]
- *Gênero* Lytta: também é conhecido popularmente pelos mesmos nomes que o gênero *Epicauta* – mede cerca de 3,5 cm (Fig. 5-6).

ACIDENTE POR COLEÓPTEROS VESICANTES **157**

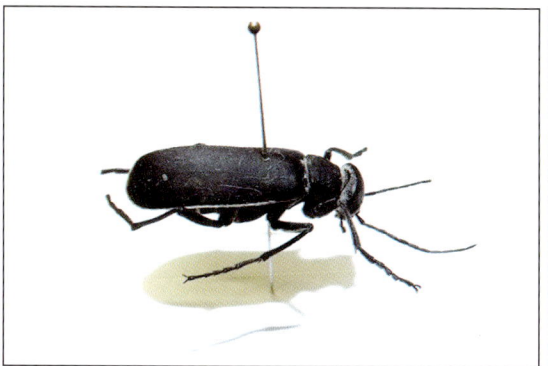

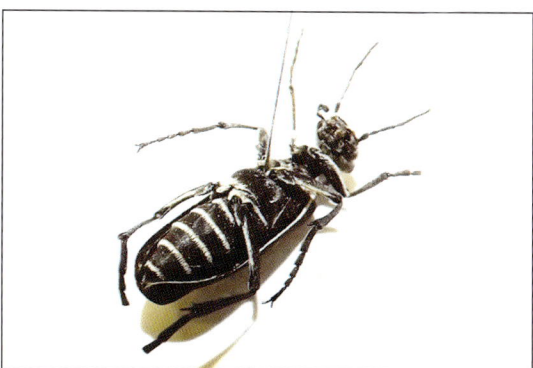

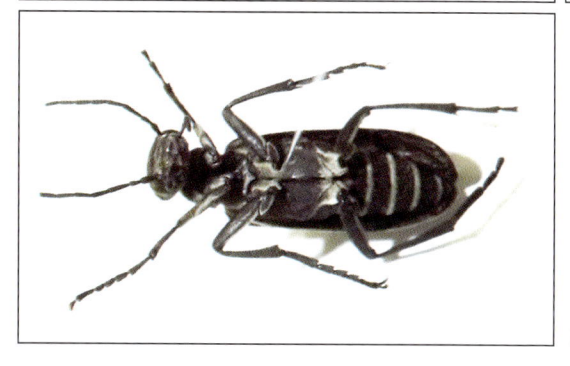

Fig. 5-4. Insetos do gênero *Epicauta sp.*

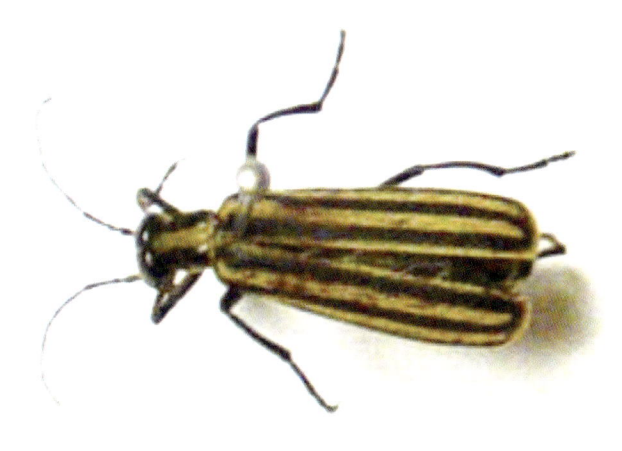

Fig. 5-5. Inseto do gênero *Epicauta excavata*. Fonte: Vianna et al., 2007.[1]

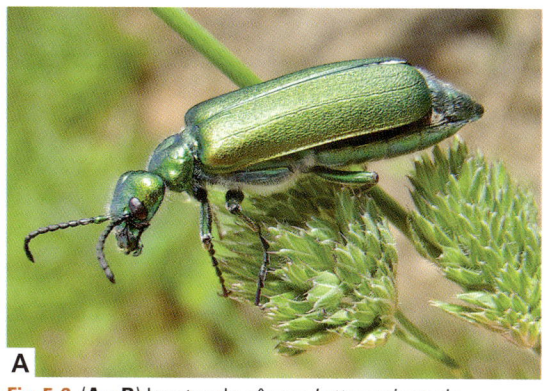

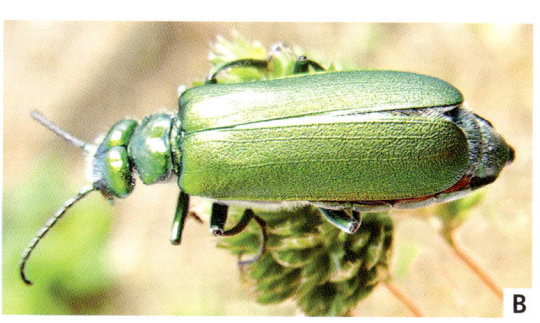

Fig. 5-6. (A e **B)** Insetos do gênero *Lytta vesicatoria*.
Foto A de https://upload.wikimedia.org/wikipedia/commons/5/57/Lytta_vesicatoria_natur.jpg
Foto B de https://upload.wikimedia.org/wikipedia/commons/c/c9/Lytta_vesicatoria_side.jpg

EXAMES COMPLEMENTARES

Não existem exames complementares que confirmem o acidente com esses insetos, porém, nos casos de infecções graves (raro no Brasil), o controle do quadro infeccioso se impõe com pedidos de exames laboratoriais corriqueiros.

Diagnóstico

O diagnóstico definitivo deve ser feito pela história clínica e pelos achados clínicos.

Deve-se fazer o diagnóstico diferencial, principalmente, com lesões por larva *migrans* cutânea, acidente de contato com lagartas, herpes simples, dermatite herpetiforme, herpes-zóster, pênfigo e fitofotodermatite.[3]

Se houver dúvida diagnóstica, a solicitação da citologia de bolha pelo método de Tzanck possui boa especificidade no diagnóstico diferencial de infecções por herpes simples ou zóster.[3]

MEDIDAS INICIAIS

Medidas gerais devem ser tomadas, como (Anexo 1):

A) ***Limpeza com água:*** lavar imediatamente as áreas atingidas, com abundante água corrente e sabão no local do acidente.
B) ***Compressas úmidas:*** para alívio dos sintomas pode-se utilizar compressas úmidas frias; popularmente utiliza-se a folha de coentro (*Coriandrum sativum*) para o alívio dos sintomas, ela melhora da sensação de dor, ardor e queimação, diminui a gravidade e reduz o tempo de evolução da dermatite.[3]
C) ***Analgesia:*** pode-se empregar analgésicos nos casos com lesões mais extensas e com sintomas mais intensos.
D) ***Antibioticoterapia:*** somente nos casos mais graves com áreas extensas.

> O paciente pode usar, até chegar ao atendimento médico, álcool ou mentol tópico para aliviar os sintomas de queimação.[8]

ACIDENTE

Ações do veneno

Ação cáustico-vesicante

- *Epicauta:* também dotadas de propriedades vesicantes, capaz de produzir acantólise, atribuídas à cantaridina. Essa substância atua na inibição das fosfoproteínas fosfatases, causando degeneração dos desmossomos e produzindo lesões menos evidentes como bolhas e vesículas sem sinais inflamatórios que regridem em cerca de 3 dias.[9]
- *Paederus:* é dada através da pederina, considerada uma potente substância tóxica, considerada de 1.000 a 10.000 vezes mais ativa que os antimetabólitos mais comuns. É uma amida cristalina, solúvel em água e em álcool, de potente ação cáustica e vesicante, presente na hemolinfa e secreção glandular do *Paederus*. Atuante em contato com a pele do indivíduo, também possui ação inibidora do DNA e da síntese proteica, em nível celular, por bloqueio da mitose.

    Ovos e larvas de *Paederus* também portam a toxina, mas a dermatite produzida pelas fêmeas é a mais grave. A pseudopederina e a pederona também foram isoladas da hemolinfa de *Paederus*. As lesões têm característica inflamatória com vesículas e pústulas brotando da pele intensamente inflamada.

Manifestações

As lesões são conhecidas como "queimaduras noturnas", conforme a série de casos de Sendur *et al.*, 1999, realizada na Turquia.[10]

Um artigo de revisão feito por Gnanaraj *et al.*, realizado em 2007, na Índia, demonstrou que a dor e a sensação de queimação são sintomas apresentados na grande maioria dos pacientes (86% dos casos).[11]

Após o contato da toxina com a pele, essa fica eritematosa e com aparência de "queimadura" após 6 a 12 horas por 1 ou 2 dias, e o paciente sente prurido e ardor na região acometida, que pode apresentar necrose epidérmica. Após esse período, em 24 a 48 horas, ocorre a formação de vesículas grandes, se o agressor for do gênero *Epicauta* ou *Lytta*, ou pequenas, se for do gênero *Paederus*. Neste caso, as vesículas normalmente evoluem para a formação de pústulas estéreis, exulcerações e crostas amareladas e, em alguns pacientes, podem apresentar o mesmo quadro nas áreas superpostas (áreas de flexão ou atrito – imagem em espelho), enquanto que naquele caso as lesões ocasionadas por insetos do gênero *Epicauta* ou *Lytta* não apresentarão sinais inflamatórios nas vesículas ou bolhas (Figs. 5-7 a 5-10).[12]

Em cerca de 1 semana a 12 dias o quadro se resolve, as vesículas esfoliam e deixam máculas eritematosas ou hipercrômicas residuais transitórias, alongadas, em faixa, ou lineares, em geral com até 15 cm de comprimento – conhecidas em algumas regiões como "chicotadas" –, causadas pelo ato de esfregar o inseto contra a pele. Essas máculas podem persistir por 20 até 60 dias e podem ser acompanhadas de adenopatia satélite, e, no caso de infecções bacterianas, o quadro pode-se estender por mais alguns dias (Fig. 5-11).[13]

Essas lesões podem levar a limitações funcionais transitórias, normalmente as palmas das mãos e dos pés são poupadas, além de essa toxina poder causar inflamações às regiões oculares (Fig. 5-12).[14] As lesões podem ser agravadas pela ação da luz solar, calor, suor e contato com roupas.

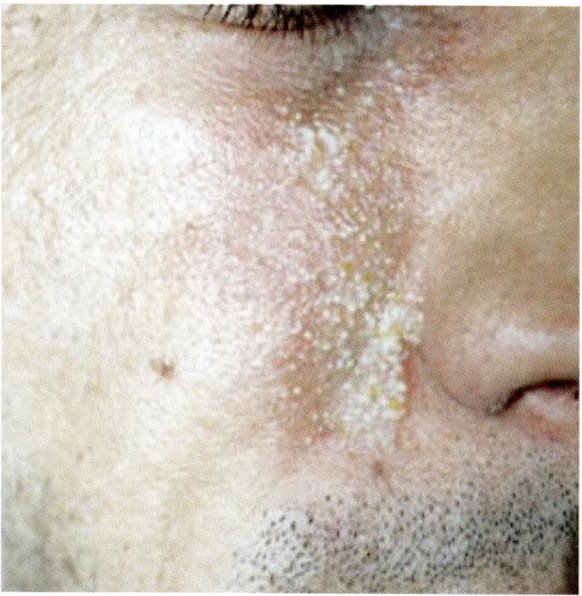

Fig. 5-7. Pústulas estéreis e crostas amareladas. Fonte: Uslular *et al.*, 2002.[2]

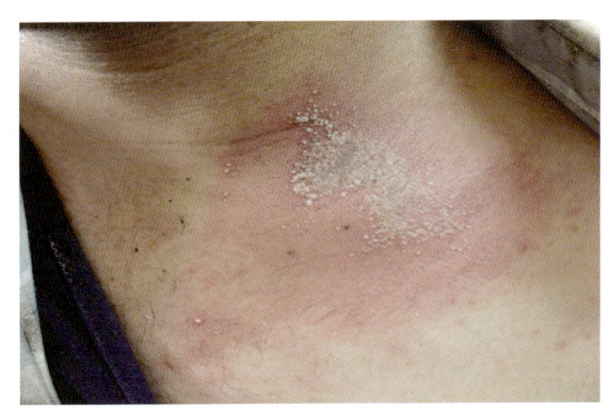

Fig. 5-8. Pústulas estéreis em base eritematosa.
Fonte: Al-Dhalimi, 2008.[5]

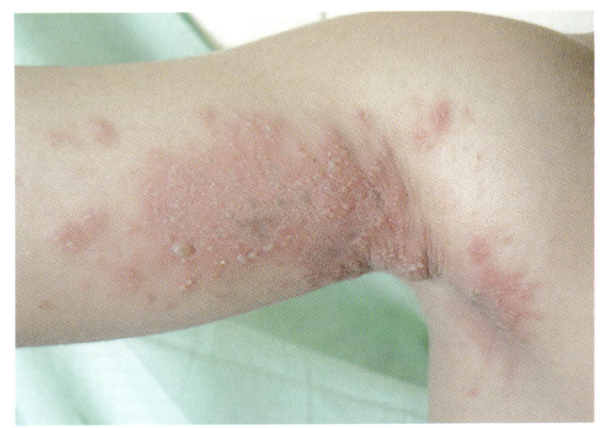

Fig. 5-9. Vesículas e pústulas com eritema de base em região axilar. Fonte: Al-Dhalimi, 2008.[5]

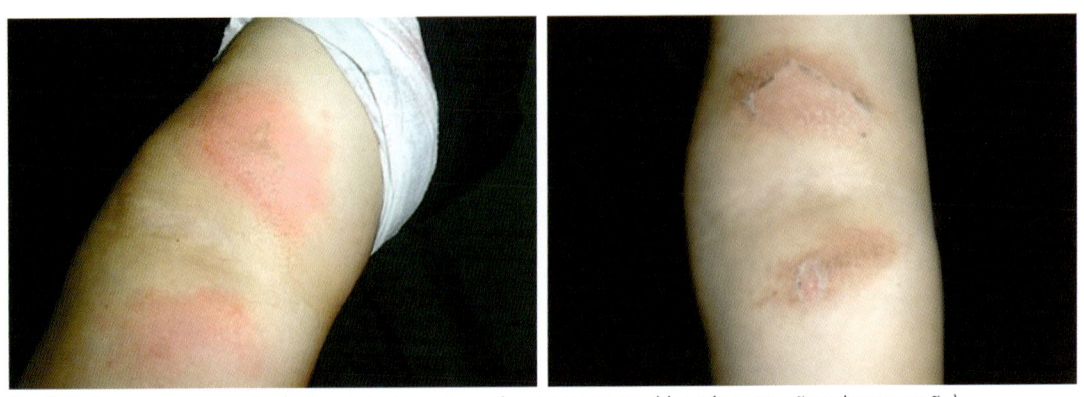

Fig. 5-10. Imagens em espelho (antes do tratamento; após o tratamento – hiperpigmentação e descamação). Fonte: Assaf *et al.*, 2010.[12]

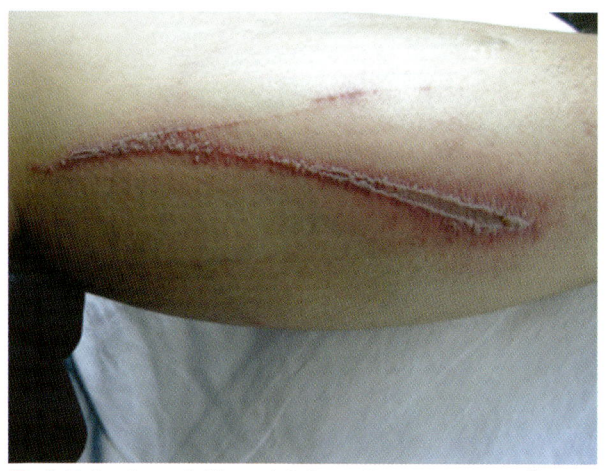

Fig. 5-11. Lesão em "chicotada". Fonte: Huang *et al.*, 2009.[13]

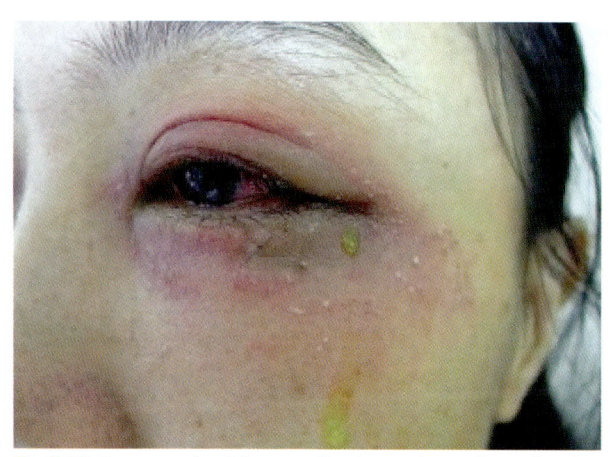

Fig. 5-12. Ceratoconjuntivite complicada por dermatite periocular com pequenas pústulas em eritema basal. Fonte: Huang *et al.*, 2010.[14]

Locais

Pacientes relatam sensação de ardor contínuo, no momento do contato, eritema e posterior vesicularização, comumente com lesões superpostas em áreas de flexão.

Sistêmicas

Normalmente não há envolvimento sistêmico nesse tipo de acidente, mas existem relatos de casos na Índia que evidenciam respostas asmáticas em pacientes que inalaram cantaridina oriunda de besouros comuns.[15]

O acidente por coleópteros pode ser classificado em:

A) **Leve:** eritema discreto, com início em cerca de 24 horas após o contato, que persiste por aproximadamente 48 horas.
B) **Moderado:** eritema marcado, prurido e ardor, também se iniciando algumas horas depois do contato, com posterior manifestação vesicular local. As lesões alargam-se gradualmente, atingindo seu grau máximo de desenvolvimento em cerca de 48 horas. Manifestações escamosas surgem posteriormente com as vesículas, tornam-se umbilicadas e secam por 8 dias. Após esse período, esfoliam-se e deixam manchas pigmentadas que persistem por um mês ou mais.

C) **Grave:** em geral mais extensos devido ao contato com maior número de espécimes. Apresentam sintomas como febre, dor local, artralgia e vômitos. As lesões são tipicamente alongadas, por causa da esfregadela do inseto sobre a pele, de onde vem a expressão "dermatite linear". As vesículas podem ser claras ou pustulizadas por infecção secundária e o eritema pode persistir por meses.

Complicações
Locais
Os dedos que friccionaram o inseto podem levar a toxina a outras áreas, inclusive à mucosa conjuntival.

A) Conjuntivite.
B) Blefarite.
C) Irite.
D) Ceratite esfoliativa.
E) Infecções secundárias.
F) Disestesia.

Sistêmicas

A) **Vômitos:** somente nos casos graves – raro.
B) **Febre:** somente nos casos graves – raro.

TRATAMENTO
Medidas iniciais + medidas específicas

Medidas iniciais
Primariamente o paciente deve lavar a área afetada com abundante água corrente e sabão no local do acidente, podendo-se utilizar de compressas úmidas para alívio dos sintomas, além de, popularmente, utilizar-se a folha de coentro (*Coriandrum sativum*) para o alívio dos sintomas, que diminui a gravidade e tempo de evolução da dermatite.[3]

A analgesia pode ser feita com medicamentos habituais como dipirona, paracetamol ou cloridrato de tramadol em casos mais intensos, sendo que a antibioticoterapia será indicada somente nos casos mais graves, utilizando-se de cefalosporinas de 1ª geração ou amoxicilina com ácido clavulânico por 10 dias.

Medidas específicas
Nas lesões instaladas deve-se utilizar banhos antissépticos ou compressas com permanganato ($KMnO_4$) 1:40.000, 2 vezes ao dia; além de antimicrobianos, como creme de Neomicina; pode-se utilizar cremes com corticosteroides tópicos, como a triancinolona, que tem ótimos resultados.[16]

O uso de corticoides orais pode ser prescrito nos casos mais graves (prednisolona 30 mg dose única por 7 dias em adultos).[7]

Por agir como solvente da pederina e da cantaridina, a tintura de iodo é utilizada no tratamento das lesões cutâneas.[8]

Nas infecções secundárias, antibióticos sistêmicos podem ser utilizados no tratamento, enquanto os cremes tópicos com ácido fusídico podem ser utilizados na prevenção dessas infecções.[17]

Sabe-se que algumas espécies africanas de *paederus* tendem a desenvolver acidentes mais graves que as de outros locais do mundo, e, nos casos de acidentes mais graves, o uso de antibióticos com cobertura gram-negativa associados a anti-histamínicos orais e corticoides locais demonstram superioridade na recuperação desses pacientes.[18]

O uso de anti-histamínicos orais como loratadina e desloratadina são indicados para o alívio do prurido.

Nos casos de disestesia o uso de anticonvulsivantes como gabapentina ou pregabalina em doses baixas podem ser necessários até a resolução dos sintomas.[8]

Nas lesões oftálmicas, o local deve ser lavado com água limpa e abundante e tratado como queimadura química com posterior instilação de antibióticos associado a corticoides para prevenir a purulência. A atropina é indicada nos casos de irite.

PROGNÓSTICO

O prognóstico é bom. A maioria das lesões desaparece espontaneamente, deixando uma hiperpigmentação transitória.

REFERÊNCIAS BIBLIOGRÁFICAS

1. Vianna EES, Brandão RK, Brum JGW. Ocorrência de acidentes em humanos causados por *epicauta excavata klug*, 1825 (coleoptera, meloidae) no sul do Rio Grande do Sul, Brasil. *Arq Inst Biol.* 2007;74(1):47-8.
2. Uslular C, Kavukçu H, Alptekïn D et al. An epidemicity of Paederus species in Cukurova region. *Cutis* 2002 Apr.;69(4):277-9.
3. Diógenes MJ. Contact dermatitis by pederine: clinical and epidemiological study in Ceará State, Brazil. *Rev Inst Med Trop.* (São Paulo) 1994 Jan.-Feb.;36(1):59-65.
4. Zargari O, Kimyai-Asadi A, Fathalikhani F, Panahi M. Paederus dermatitis in northern Iran: a report of 156 cases. *Int J Dermatol.* 2003 Aug.;42(8):608-12.
5. Al-Dhalimi MA. Paederus dermatitis in Najaf province of Iraq. *Saudi Med J.* 2008 Oct.;29(10):1490-3.
6. Haddad Junior V. Identificação de enfermidades agudas causadas por animais e plantas em ambientes rurais e litorâneos: auxílio à prática dermatológica. *An Bras Dermatol.* 2009;84(4):343-8.
7. Iserson KV, Walton EK. Nairobi fly (Paederus) dermatitis in South Sudan: a case report. *Wilderness Environ Med.* 2012 Sept.;23(3):251-4.
8. Cressey BD, Paniz-Mondolfi AE, Rodríguez-Morales AJ et al. Dermatitis linearis: vesicating dermatosis caused by paederus species (coleoptera: staphylinidae). Case series and review. Wilderness Environ Med. 2013 June;24(2):124-31.
9. Chen X, Lü S, Zhang Y. Identification and biochemical characterization of protein phosphatase 5 from the cantharidin-producing blister beetle, Epicauta chinensis. *Int J Mol Sci.* 2013 Dec. 16;14(12):24501-13.
10. Sendur N, Savk E, Karaman G. Paederus dermatitis: a report of 46 cases in Aydin, Turkey. *Dermatology* 1999;199(4):353-5.
11. Gnanaraj P, Venugopal V, Mozhi MK, Pandurangan CN. An outbreak of Paederus dermatitis in a suburban hospital in South India: a report of 123 cases and review of literature. *J Am Acad Dermatol.* 2007 Aug.;57(2):297-300.
12. Assaf M, Nofal E, Nofal A et al. Paederus dermatitis in Egypt: a clinicopathological and ultrastructural study. *J Eur Acad Dermatol Venereol.* 2010 Oct.;24(10):1197-201.
13. Huang C, Liu Y, Yang J et al. An outbreak of 268 cases of Paederus dermatitis in a toy-building factory in central China. *Int J Dermatol.* 2009 Feb.;48(2):128-31.
14. Huang FC, Chen WJ, Shih MH. Paederus-induced keratitis. *Cornea.* 2010 Aug.;29(8):941-3.
15. Menon MP, Das AK. Delayed asthmatic response to inhalant allergen: cantharidine beetle, case report. *Clin Allergy.* 1977 July;7(4):365-8.
16. Nikookar SH, Hajheydari Z, Moosa-Kazemi SH et al. Comparison of topical triamcinolone and oral atorvastatin in treatment of paederus dermatitis Northern Iran. *Pak J Biol Sci.* 2012 Jan. 15;15(2):103-7.
17. Heo CC, Latif B, Hafiz WM, Zhou HZ. Dermatitis caused by Paederus fuscipes Curtis, 1840 (Coleoptera: Staphylinidae) in student hostels in Selangor, Malaysia. *Southeast Asian J Trop Med Public Health.* 2013 Mar.;44(2):197-205.
18. Qadir SN, Raza N, Rahman SB. Paederus dermatitis in Sierra Leone. *Dermatol Online J.* 2006 Dec. 10;12(7):9.

LEITURA RECOMENDADA

Awad SS, Abdel-Raof H, Hosam-ElDin W, El-Domyati M. Linear neutrophilic dermatitis: a seasonal outbreak of Paederus dermatitis in upper Egypt. *Cutis*. 2013 June;91(6):300-4.

Brega A, Falaschi A, De Carli L, Pavan M. Studies on the mechanism of action of pederine. *J Cell Biol*. 1968 Mar.;36(3):485-96.

Canan H, Altan-Yaycioglu R, Durdu M. Periocular Paederus dermatitis mimicking preseptal cellulitis. *Can J Ophthalmol*. 2013 Apr.;48(2):121-5.

Cardoso JLC, França FOS, Wen FH ET AL. Animais peçonhentos no Brasil. Biologia, clínica e terapêutica dos acidentes. 2. ed. São Paulo: Sarvier; 2009.

Chauhan V, Saroha G, Thakur S, Sharma R. Profile of 'Paederus dermatitis outbreak' in boys hostel of a rural medical college in the north India. *J Assoc Physicians India*. 2013 Apr.;61(4):288-9.

Drouet G, Glaizal M, Schmitt C et al. Paederus dermatitis: four cases in Provence, Southern France. *Presse Med*. 2013 Mar.;42(3):355-7.

Fisch HP, Reutter FW, Gloor F. Lesions of the kidney and the efferent urinary tract due to cantharidine. *Schweiz Med Wochenschr*. 1978 Oct. 28;108(43):1664-7.

Gelmetti C, Grimalt R. Paederus dermatitis: an easy diagnosable but misdiagnosed eruption. *Eur J Pediatr*. 1993 Jan.;152(1):6-8.

George AO. Paederus dermatites – a mimic. *Contact Dermatitis*. 1993 Oct.;29(4):212-3.

Gerber GH, Church NS, Rempel JG. The anatomy, histology, and physiology of the reproductive systems of Lytta nuttalli Say (Coleoptera: Meloidae). I. The internal genitalia. *Can J Zool*. 1971 Apr.;49(4):523-33.

Haddad V Jr, Cardoso JL, Lupi O, Tyring SK. Tropical dermatology: venomous arthropods and human skin: Part I. Insecta. *J Am Acad Dermatol*. 2012 Sept.;67(3):331.e1-14.

Hu ZY, Qin GZ, Zhang FL. A case of dermatitis caused by Paederus fuscipes. *Zhongguo Ji Sheng Chong Xue Yu Ji Sheng Chong Bing Za Zhi*. 2000;18(3):161.

Lefkowitz RY, Ridge GE. Paederus dermatitis in a seafarer diagnosed via telemedicine collaboration. *J Travel Med*. 2016 Mar. 28;23(3).

Mbonile L. Acute haemorrhagic conjunctivitis epidemics and outbreaks of Paederus spp. keratoconjunctivitis ('Nairobi red eyes') and dermatitis. *S Afr Med J*. 2011 July 25;101(8):541-3.

Mbonile L. Understanding of acute hemorrhagic conjunctivitis (AHC) epidemics and outbreaks of Paederus spp keratoconjuctivitis, periorbital oedema ("Nairobi red eyes") and dermatitis. *East Afr J Public Health*. 2010 Sept.;7(3):242-5.

Méndez E, Sáenz RE, Johnson CM. Blister dermatitis caused by Epicauta flagellaria (Erichson) (Coleoptera: Meloidae) species. *Rev Med Panama*. 1989 Sept.;14(3):139-44.

Meyer D, Schlatter C, Schlatter-Lanz I et al. Breeding of Lytta vesicatoria in the laboratory and demonstration of cantharidine synthesis in larvae. *Experientia* 1968 Oct. 15;24(10):995-8.

Ministério da Saúde do Brasil; Fundação Nacional de Saúde. *Manual de diagnóstico e tratamento de acidentes por animais peçonhentos*. Distrito Federal (Brasil), 2001.

Morsy TA, Arafa MA, Younis TA, Mahmoud IA. Studies on Paederus alfierii Koch (Coleoptera:Staphylinidae) with special reference to the medical importance. *J Egypt Soc Parasitol*. 1996 Aug.;26(2):337-51.

Nikbakhtzadeh MR, Sadeghiani C. Dermatitis caused by 2 species of Paederus in south Iran. *Bull Soc Pathol Exot*. 1999 Feb.;92(1):56.

Rahmah E, Norjaiza MJ. An outbreak of Paederus dermatitis in a primary school, Terengganu, Malaysia. *Malays J Pathol*. 2008 June;30(1):53-6.

Singh G, Yousuf Ali S. Paederus dermatitis. *Indian J Dermatol Venereol Leprol*. 2007 Jan.-Feb.;73(1):13-5.

Vanhecke C, Malvy D, Guevart E et al. Paederus dermatitis: a retrospective study of 74 cases occurring in 2008 in Guinea-Conakry. *Ann Dermatol Venereol*. 2010 Mar.;137(3):189-93.

Villadsen AB, Hansen HE. Acute renal failure following ingestion of Spanish fly. Cantharidine poisoning. *Ugeskr Laeger*. 1984 May 7;146(19):1436-7.

ACIDENTE POR HIMENÓPTEROS

CAPÍTULO 6

ASPECTOS GERAIS

Introdução

A ordem *Hymenoptera* possui cerca de 108.000 espécies conhecidas, embora exista a possibilidade de haver cerca de 300.000 espécies diferentes ao redor do mundo.

Pertencem à ordem *Hymenoptera* as famílias: **Apidae**, correspondente às abelhas e mamangavas; **Vespidae**, correspondente às vespas amarelas, vespões e marimbondos ou cabas; e **Formicidae**, correspondente às formigas.

A essa ordem é que pertencem os únicos insetos que possuem ferrões verdadeiros, ou seja, aparelhos inoculadores de venenos derivados de ovopositores modificados, o que justifica o fato de somente as fêmeas ferroarem.

São insetos potencialmente perigosos por causarem acidentes graves, ou até mesmo morte, através de uma única picada, levando a reações anafiláticas em pessoas suscetíveis e/ou envenenamentos maciços decorrentes de múltiplas picadas.

Epidemiologia

A incidência dos acidentes por himenópteros é desconhecida, em decorrência de dados raros e incompletos, porém, a hipersensibilidade provocada pela picada desses insetos é estimada na literatura médica em torno de 0,4% a 10% em determinadas populações estudadas (Quadro 6-1 e 6-2).[1]

Como qualquer outro acidente com animal peçonhento, este evento deverá seguir as mesmas orientações quanto à notificação, porém, deverá ser enquadrado no modelo do SINAN (Sistema de Informação de Agravos de Notificação – Anexo 4) como "abelha" ou "outros" no caso das vespas e formigas (item 45 – número 5 e 6). Cabe ressaltar que pode tratar-se de acidente de trabalho e seu devido registro deverá ser observado (Anexos 5 e 6).

Quadro 6-1. Acidente por animais peçonhentos

Notificações Registradas no Sistema de Informação de Agravos de Notificação – Sinan Net		
Notificações por UF de Ocorrência e Tipo de Acidente		
Tipo de Acidente: Abelha		
Período: 2007-2012		
UF de Ocorrência	**Abelha**	**Total**
Rondônia	240	240
Acre	210	210
Amazonas	106	106
Roraima	246	246
Pará	249	249
Amapá	11	11
Tocantins	717	717
Maranhão	128	128
Piauí	265	265
Ceará	1.024	1.024
Rio Grande do Norte	1.092	1.092
Paraíba	573	573
Pernambuco	3.141	3.141
Alagoas	1.685	1.685
Sergipe	323	323
Bahia	2.292	2.292
Minas Gerais	6.467	6.467
Espírito Santo	1.125	1.125
Rio de Janeiro	194	194
São Paulo	11.035	11.035
Paraná	5.097	5.097
Santa Catarina	4.604	4.604
Rio Grande do Sul	2.579	2.579
Mato Grosso do Sul	687	687
Mato Grosso	195	195
Goiás	687	687
Distrito Federal	559	559
Total	45.531	45.531

Quadro 6-2. Acidente por animais peçonhentos

Notificações Registradas no Sistema de Informação de Agravos de Notificação – Sinan Net		
Notificações por UF de Ocorrência e Tipo de Acidente		
Tipo de Acidente: Abelha		
Período: 2012		
UF de Ocorrência	Abelha	Total
Rondônia	62	62
Acre	71	71
Amazonas	42	42
Roraima	45	45
Pará	83	83
Tocantins	152	152
Maranhão	28	28
Piauí	59	59
Ceará	231	231
Rio Grande do Norte	282	282
Paraíba	88	88
Pernambuco	686	686
Alagoas	361	361
Sergipe	64	64
Bahia	499	499
Minas Gerais	1.463	1.463
Espírito Santo	352	352
Rio de Janeiro	30	30
São Paulo	2.327	2.327
Paraná	1.210	1.210
Santa Catarina	916	916
Rio Grande do Sul	593	593
Mato Grosso do Sul	250	250
Mato Grosso	45	45
Goiás	165	165
Distrito Federal	104	104
Total	10.208	10.208

Distribuição

As abelhas de origem alemã (*Apis mellifera mellifera*) e italiana (*Apis mellifera ligustica*) foram introduzidas no sul e sudeste do Brasil, respectivamente, em 1839 e em 1870 e, posteriormente, em 1956. As abelhas africanas (*Apis mellifera scutellata*), mais agressivas que as europeias, foram introduzidas no país na região de Rio Claro, no interior paulista, devido ao interesse dos apicultores em aumentar a produção de mel e cera.

Em 1957, um acidente com a manipulação de colmeias de abelhas africanas permitiu a enxameação de 26 colmeias com uma posterior expansão biogeográfica de enormes proporções. Hoje as abelhas africanas e seus híbridos com as abelhas europeias (abelhas africanizadas) dominam toda a América do Sul, a América Central e a região sul da América do Norte.

No Brasil, seu deslocamento foi mais rápido na região Nordeste, onde o clima é tropical seco, com aproximadamente 500 km/ano; de 200 a 250 km/ano em locais com clima úmido, tais como florestas tropicais da Bacia Amazônica e Guianas; e, em direção ao Paraguai e Bolívia, aproximadamente 150 km/ano, tornando-se zero após os paralelos 33 e 34, entre as províncias de Entre Rios, Santa Fé, Córdoba e São Luiz, na Argentina.

As vespas estão distribuídas por todo o país. São descritas cerca de 30 mil espécies de vespas no mundo. No Brasil são mais de 400 espécies de vespas sociais (por apresentarem hábitos de coletividade), todas pertencentes à subfamília *Polistinae*. O grau de agressividade varia de espécie para espécie, algumas espécies, por exemplo, atacam à simples aproximação, enquanto outras só atacam quando seus ninhos são esbarrados ou a grandes aproximações. Algumas vespas são conhecidas por apresentarem mel tóxico ao ser humano.

No Brasil são encontradas mais de 1.000 espécies de formigas espalhadas por todo o país, dessas, 400 espécies pertencem à subfamília *Myrmicinae*, o principal grupo, ao qual pertencem as formigas saúvas, quenquéns e lava-pés. Em sua maioria, possuem diversos mecanismos de defesa, como: aparelho inoculador de veneno, poderosas mandíbulas ou ejeção/exudação de secreções malcheirosas.

Sazonalidade e ambiente

Habitam os mais variados *habitats*, sendo que as abelhas e vespas podem viver em cavernas, árvores, parte interna de telhados, ou mesmo em ninhos de barro. As formigas podem habitar os mais variados ambientes.

Gêneros envolvidos

1. **Abelhas:** principalmente membros das subfamílias *Meliponinae* (abelhas sem ferrão que produzem mel tóxico), *Bombinae* (mangavas) e *Apinae* (*Apis mellifera sp*).
2. **Vespas:** *synoeca cyanea* (marimbondo-tatu) e de pompilídeos como *Pepsis fabricius* (marimbondo-cavalo) são encontrados em todo o território nacional e à subfamília *Polistinae*.
3. **Formigas:** principalmente formigas pertencentes ao gênero *Solenopsis* (lava-pés) e à espécie *Paraponera clavata* (tocandira).

Faixa etária e sexo

Não existem dados disponíveis.

Localização das lesões

Em acidentes com abelhas e vespas nos mais variados locais, e formigas normalmente em mãos e pés.

Gravidade e letalidade

Considerando os acidentes por abelhas, os estudos são escassos e os casos subnotificados. Assim, o número de acidentes moderados e graves pode ultrapassar 15% do total de acidentes por abelhas, enquanto a letalidade pode chegar a 0,3% ou até mais em determinadas regiões do país (Quadros 6-3 a 6-5).

Quadro 6-3. Acidente por animais peçonhentos

Notificações Registradas no Sistema de Informação de Agravos de Notificação – Sinan Net					
Notificações por Tipo de Acidente e Classificação Final					
Tipo de Acidente: Abelha					
Período: 2012					
Tipo de Acidente	Ign/Branco	Leve	Moderado	Grave	Total
Abelha	457	8.698	974	79	10.208
Total	457	8.698	974	79	10.208

Quadro 6-4. Acidente por animais peçonhentos

Notificações Registradas no Sistema de Informação de Agravos de Notificação – Sinan Net		
Notificações por UF de Ocorrência e Tipo de Acidente		
Tipo de Acidente: Abelha		
Evolução do Caso: Óbito pelo Agravo Notificado		
Período: 2007-2012		
UF de Ocorrência	Abelha	Total
Rondônia	4	4
Amazonas	1	1
Pará	1	1
Tocantins	1	1
Maranhão	1	1
Piauí	2	2
Ceará	2	2
Rio Grande do Norte	2	2
Paraíba	4	4
Pernambuco	16	16
Alagoas	1	1
Sergipe	2	2
Bahia	15	15
Minas Gerais	21	21
Espírito Santo	4	4
Rio de Janeiro	2	2
São Paulo	20	20
Paraná	24	24
Santa Catarina	10	10
Rio Grande do Sul	8	8
Mato Grosso do Sul	2	2
Goiás	3	3
Total	146	146

Quadro 6-5. Acidente por animais peçonhentos

Notificações Registradas no Sistema de Informação de Agravos de Notificação – Sinan Net		
Notificações por UF de Ocorrência e Tipo de Acidente		
Tipo de Acidente: Abelha		
Evolução do Caso: Óbito pelo Agravo Notificado		
Período: 2012		
UF de Ocorrência	Abelha	Total
Rondônia	2	2
Tocantins	1	1
Pernambuco	1	1
Bahia	2	2
Minas Gerais	6	6
Espírito Santo	2	2
São Paulo	5	5
Paraná	3	3
Santa Catarina	2	2
Rio Grande do Sul	2	2
Mato Grosso do Sul	2	2
Goiás	1	1
Total	29	29

Imunidade e suscetibilidade

Reações anafiláticas são uma realidade quando se trata de himenópteros. Estatísticas americanas relatam cerca de 40 óbitos por ano devido à anafilaxia por picada de insetos. Na Europa, pacientes com níveis de IgE específico para veneno de himenóptero em uma parcela de pacientes que tiveram morte súbita por causa desconhecida pode chegar a 100. Enquanto que, a nível mundial, estudos epidemiológicos apontam uma incidência de 1,5 até 3,3% de reações alérgicas sistêmicas, e de 15 a 25% de sensibilização a diferentes venenos de insetos dessa ordem na população geral.

Apesar de os estudos dessa ordem não estarem disponíveis em nosso país, estima-se que essas reações sejam frequentes em nosso meio.

HIMENÓPTEROS DE IMPORTÂNCIA MÉDICA NO BRASIL

A ordem *Hymenoptera* se distingue dos demais insetos por apresentar, nos indivíduos alados, quatro asas, as anteriores maiores que as posteriores, peças bucais do tipo mastigador ou mastigador sugador, ovopositor em geral bem desenvolvido, além de outras características.

Divide-se em duas subordens, a **Apocrita** (abelhas, vespas e formigas), cuja maioria das espécies é entomófaga, ou seja, alimenta-se exclusivamente de insetos, e os adultos são detentores de abdome separado do tórax por uma forte constrição chamada pecíolo; e **Symphyta** (moscas-serra), cuja maioria das espécies é fitófaga, ou seja, que se alimenta de plantas, e os adultos apresentam abdome aderente ao tórax.

A subordem *Apocrita* possui ainda uma subdivisão tradicionalmente aceita, dividindo-se em *Parasitica* ou *Terebrantia*, que possui ovipositor adaptado para a deposição de seus ovos em hospedeiros; e, *Aculeata*, dotada de acúleos ou ferrões verdadeiros capazes de injetar veneno, utiliza-se de seu ovipositor não para depositar ovos, mas para paralisar suas presas ou para defender suas colônias. Esta subordem é detentora, portanto, de maior interesse médico, apesar de muitas espécies da subordem *Symphyta* possuírem glândulas veneníferas anexas tão desenvolvidas quanto os da subordem *Aculeata*, porque elas se utilizam dessas glândulas para paralisar suas vítimas e inocularem seus ovos em seu interior e, quando a vítima é um ser humano, pode causar picadas de intensidade moderadamente dolorosas.

O número de espécies conhecidas da subordem *Aculeata* é de aproximadamente 50 mil, das quais 20 a 25 mil são vespas (superfamílias *Bethyloidea*, *Scalioidea*, *Pompiloidea*, *Sphecoidea* e *Vespoidea*), 12 a 20 mil são formigas (superfamília *Formicoidea*) e 10 mil são abelhas (superfamília *Apoidea*).

Características dos himenópteros de importância médica

Algumas características distinguem os himenópteros dos demais insetos. No caso dos indivíduos alados, eles apresentam quatro asas membranosas, com suas asas posteriores menores que as anteriores, além de peças bucais do tipo mastigador ou mastigador-sugador. Nas formas superiores, o lábio e a maxila formam uma estrutura semelhante a uma língua, usada para alimentação líquida. Suas antenas possuem, em sua maioria, 10 ou mais segmentos, geralmente, possuem tarsos com cinco segmentos e ovipositores bem desenvolvidos.

As abelhas e vespas apresentam o corpo dividido em cabeça, tórax e abdome.

Abelhas

Outra característica importante das abelhas é o fato de possuírem pelos ramificados ou plumosos, principalmente na região da cabeça e tórax, enquanto os outros himenópteros possuem pelos simples (Fig. 6-1).[1]

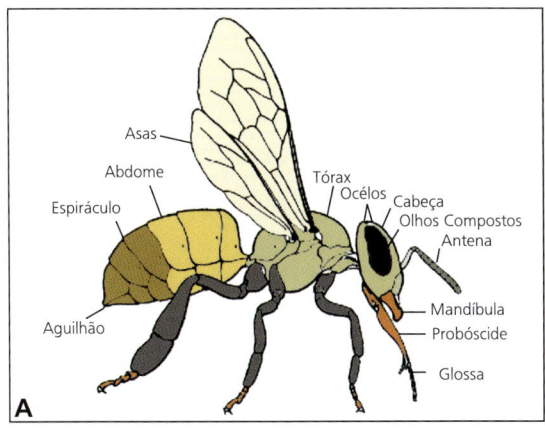

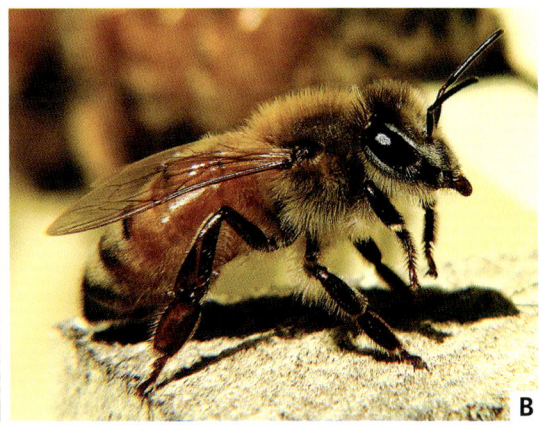

Fig. 6-1. (A e B) Morfologia externa de abelha operária *Apis Mellifera sp.* Gravura A adaptada do Manual de Diagnóstico e Tratamento de Acidentes por Animais Peçonhentos MS; *Apis mellifera ligustica*. Foto B de https://en.wikipedia.org/wiki/Italian_bee#/media/File:Honeybee-27527-1.jpg

Vespas

As vespas diferem das abelhas por apresentarem escassa pilosidade revestindo seu corpo, por seus hábitos alimentares distintos, mas principalmente pelo fato de apresentarem o abdome mais afilado e uma estrutura relativamente alongada entre o tórax e o abdome, chamada pedicelo, popularmente conhecida como "cintura".

As **vespas** são também conhecidas, principalmente, como **marimbondos** ou **cabas**. Algumas famílias de vespídeos como *Synoeca cyanea* (marimbondo-tatu) e de pompilídeos como *Pepsis fabricius* (marimbondo-cavalo) são encontrados em todo o território nacional. No Brasil, dentre as vespas sociais (cerca de 400 espécies), todas são pertencentes à subfamília *Polistinae* (p. ex., *Polistes sp*) (Fig. 6-2).

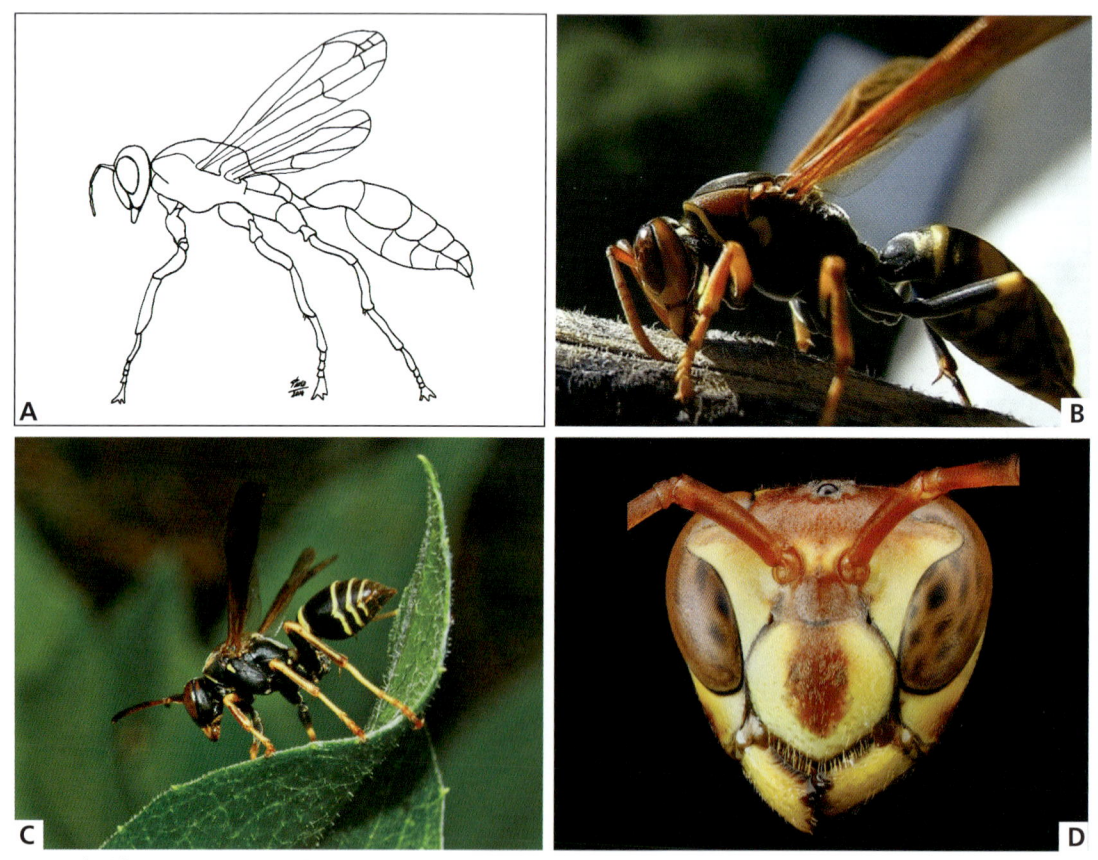

Fig. 6-2. (A-D) Vespa *Polistes sp.* – Gravura A de Paulo Tedi Costa. Foto B de http://opencage.info/pics/files/800_6676.jpg
Foto C de https://en.wikipedia.org/wiki/Polistes_fuscatus#/media/File:Vespidae_-_Polistes_fuscatus.jpg.
Foto D de https://c1.staticflickr.com/9/8243/8660614957_56790cb01f_b.jpg

> Vespas do gênero *Brachygastra* são conhecidas além dos acidentes por suas picadas, também pelo envenenamento pela ingestão de seu mel (Fig. 6-3).

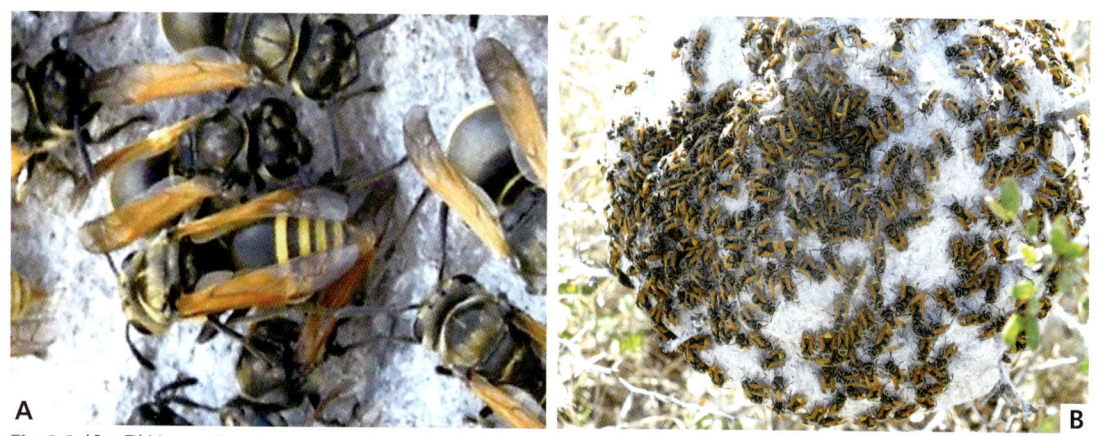

Fig. 6-3. (A e B) Vespa *Brachygastra sp*. Fotos A e B de https://upload.wikimedia.org/wikipedia/commons/a/a1/Brachygastra_mellifica_(5761924787).jpg

Formigas

Dentre as formigas, as subfamílias de importância médica são: *Dorylinae* (presente na selva amazônica), *Ponerinae* (encontrada no Brasil central e região amazônica, representada, por exemplo, por *Paraponera clavata*, conhecida como tocandira e formiga vinte-e-quatro-horas, nome dado pela dor intensa e prolongada relacionada com sua ferroada; formiga que pode alcançar 30 mm de comprimento) e *Myrmicinae* (a principal subfamília de formigas brasileiras, representada, por exemplo, pelas saúvas (gênero Atta), pelas formigas-cortadeiras ou quequéns (gênero *Acromyrmex*), os acidentes limitam-se às lesões provocadas por suas fortes mandíbulas); e lavapés (gênero *Solenopsis*), o mais importante gênero ligado a acidentes no Brasil, provoca lesões fixando-se à pele com suas mandíbulas, dobrando seu corpo em arco e picando através de um aguilhão abdominal conectado à glândula de veneno) (Figs. 6-4 a 6-7).

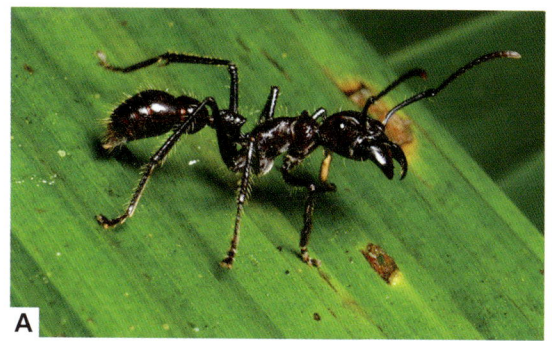

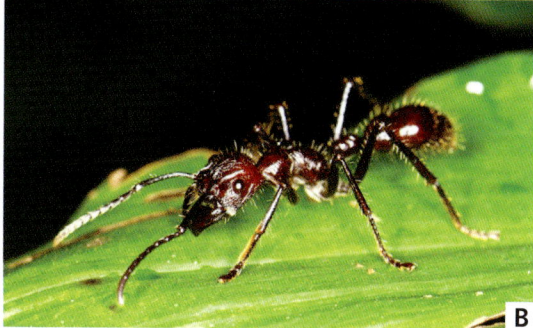

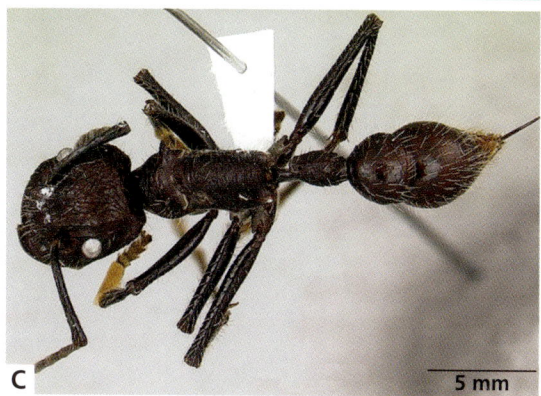

Fig. 6-4. (A-C) *Paraponera clavata*.
Foto A de https://upload.wikimedia.org/wikipedia/commons/e/e1/Paraponera_clavata_in_La_Selva.jpg
Foto B de https://c2.staticflickr.com/4/3878/14522400922_5f097ac97d_b.jpg
Foto C de https://upload.wikimedia.org/wikipedia/commons/thumb/d/d5/Paraponera_clavata_casent0003165_dorsal_1.jpg/640px-Paraponera_clavata_casent0003165_dorsal_1.jpg

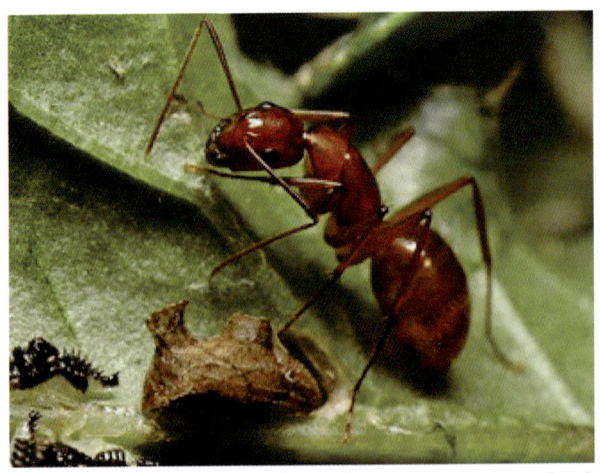

Fig. 6-5. *Atta sp* – Saúva. Foto de http://www.petmag.com.br/img/outros/especies/7916/formigas-02.jpg

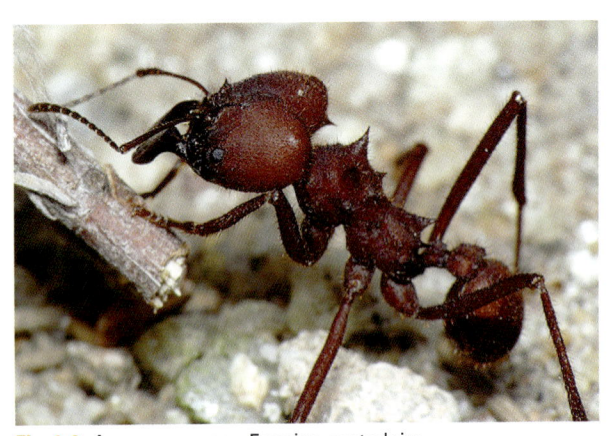

Fig. 6-6. *Acromyrmex sp* – Formiga-cortadeira. Foto de http://trilhegal.blogspot.com.br/p/queimadura-por-agua-viva-ou-caravela-o.htmL

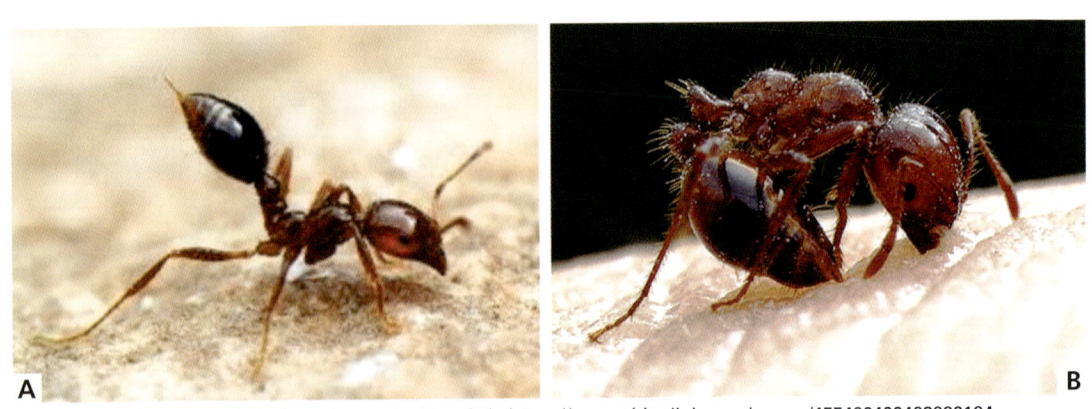

Fig. 6-7. (A e B) *Solenopsis invicta* – Lava-pés. Foto A de https://www.thinglink.com/scene/455490400463880194
Foto B de http://cisr.ucr.edu/red_imported_fire_ant.htmL

Os *Aculeata* podem ser divididos em dois grupos quanto ao padrão de utilização do aparelho de ferroar, a saber: as que **possuem autotomia** e as **sem autotomia**. As espécies que apresentam **autotomia** (autoamputação), quando ferroam perdem o ferrão e morrem devido à perda do aparelho de ferroar e parte das estruturas do abdome, mas injetam maior quantidade de veneno; e, espécies **sem autotomia**, como as vespas, cujo aparelho de ferroar pode ser utilizado várias vezes.

Apesar de a glândula de veneno dos *Aculeata* apresentar muitas variações, é geralmente constituída por dois filamentos excretores, um reservatório de veneno e um canal que liga o reservatório ao ferrão. Esse canal é dividido em duas partes, uma formada por uma estrutura muscular e quitinosa, responsável pela introdução do ferrão e do veneno, e outra glandular, que secreta e armazena o veneno.

EXAMES COMPLEMENTARES

O diagnóstico pode ser feito, basicamente, pela história clínica do paciente, porém, nos casos em que não é possível identificar o agente agressor e existem manifestações alérgicas, pode-se fazer uso da detecção de anticorpos IgE veneno-específicos através de testes cutâneos imediatos (*prick-test* e intradérmico) e pela dosagem sérica dos anticorpos IgE específicos ao veneno – RAST (*Radioallergosorbent Test*).

Nos pacientes com centenas de picadas, em que a síndrome de envenenamento grave está presente, com manifestações clínicas sugestivas de rabdomiólise e hemólise intravascular, a gravidade deverá orientar os exames complementares, como, por exemplo, a determinação dos níveis séricos de enzimas de origem muscular, como a creatinoquinase total (CK), lactato desidrogenase (LDH), aldolases e aminotransferases (ALT e AST) e as dosagens de hemoglobina, haptoglobina sérica e bilirrubinas.

Exames que deverão ser solicitados a critério:

A) *Hemograma:* pode ser um dos primeiros a se alterar nos quadros sistêmicos.
B) *Elementos anormais de sedimentação com proteinúria e hematúria quantitativa (EAS + PHQ):* exames de urina tipo I podem ser um dos primeiros a se alterar nos quadros sistêmicos.
C) *Ureia e creatinina:* visa a possibilidade de detecção da insuficiência renal aguda em pacientes com múltiplas picadas.

> Nos pacientes com centenas de picadas, em que a síndrome de envenenamento grave está presente, com manifestações clínicas sugestivas de rabdomiólise e hemólise intravascular, a gravidade deverá orientar os exames complementares, como, por exemplo, a determinação dos níveis séricos de enzimas de origem muscular, como a creatinoquinase total (CK), lactato desidrogenase (LDH), aldolases e aminotransferases (ALT e AST) e as dosagens de hemoglobina, haptoglobina sérica e bilirrubinas. Em pacientes com rabdomiólise, cuja instalação é precoce, as enzimas como CKmm, aldolase, LDH e TGO encontrar-se-ão elevadas.

MEDIDAS INICIAIS

Medidas gerais devem ser tomadas como (Anexo 1):

A) Retirada dos ferrões, insetos e limpeza local com soro fisiológico 0,9% e sabão antisséptico.
B) Emprego de analgésicos para alívio da dor.
C) Uso de compressas frias no local.

TIPOS DE ACIDENTE
Acidente com abelhas e vespas

Existem cerca de 10 mil espécies de abelhas no mundo, sendo que 3 do gênero *Apis* possuem maior relevância médica no Brasil (*Apis mellifera mellifera*, *Apis mellifera lingustica* e *Apis mellifera Scutellata* – abelha africanizada).

Duas situações diferentes caracterizam esses acidentes: a vítima pode ser acometida por poucas ou mesmo uma única picada, ou ser atacada por enxames e receber múltiplas picadas. No primeiro caso o quadro pode variar desde quadros inflamatórios locais até o choque anafilático, enquanto na segunda situação, devido à maior quantidade de veneno absorvida, podem ocorrer manifestações sistêmicas graves em que o óbito é uma real e não rara possibilidade.

Ações do veneno
Abelhas

Uma mistura complexa de substâncias químicas com atividades tóxicas compõe o veneno da *A. mellifera*, dentre elas: enzimas fosfolipases e hialuronidases, peptídeos ativos como melitina e a apamina, fosfatase ácida, aminas como histamina e serotonina, aminas biogênicas, entre outras.

A hialuronidase atua como propagador do veneno através dos tecidos. A melitina é a toxina mais ativa nesses venenos e possui ação sinérgica a fosfolipase A2. O peptídeo MCD, fator degranulador de mastócitos, é o principal responsável pela liberação de mediadores de mastócitos e basófilos, como histamina, serotonina, dentre outras, no organismo das vítimas picadas.

- *Ação neuromuscular:* o principal alérgeno, a fosfolipase A2, e a melitina representam cerca de 75% dos constituintes químicos do veneno. São agentes bloqueadores neuromusculares, que podem provocar paralisia respiratória, além de possuir uma poderosa ação destrutiva sobre membranas biológicas, como hemácias, produzindo hemólise em células musculares, hepatócitos etc. Já a apamina, que representa cerca de 2% do veneno total, age como uma neurotoxina de ação motora.

> Reações alérgicas tendem a ocorrer preferencialmente em adultos e nos indivíduos profissionalmente expostos. Os relatos de acidentes graves e de mortes pela picada de abelhas africanizadas são consequência da maior agressividade dessa espécie (ataques maciços) e não das diferenças de composição de seu veneno.

Vespas

Seu veneno é composto, principalmente, por fosfolipase, hialuronidase, fosfatase ácida, mastoparanos (principal responsável pelos efeitos quimiotáxicos, hemólise e liberação de serotonina das plaquetas), cininas (principal responsável pela dor nesses acidentes) e peptídeos quimiotáxicos.

Seus principais alérgenos apresentam reações cruzadas com os das abelhas e também produzem fenômenos de hipersensibilidade. Seu veneno difere do das vespas encontradas em clima temperado, o que limita o uso terapêutico de extratos importados para tratamento de pacientes com hipersensibilidade em nosso país. Do ponto de vista médico, em relação aos efeitos locais, as picadas de todas as espécies são similares, no entanto, diferem-se em relação às reações de hipersensibilidade.

Manifestações

As reações desencadeadas pela picada de abelhas variam de acordo com o local, número de ferroadas, características e passado alérgico do indivíduo atingido, podendo ser **alérgicas** (mesmo com uma só picada) e **tóxicas** (múltiplas picadas).

Hipersensibilidade

A alergia ao veneno de himenópteros ocorre quando, em uma primeira picada, o indivíduo é exposto a determinados alérgenos presentes no veneno, e seu corpo produz uma resposta imunológica chamada "sensibilização". O indivíduo se mantém assintomático até uma nova picada, quando os antígenos do veneno reagem com os anticorpos específicos, induzindo uma resposta inflamatória responsável pelos sinais e sintomas encontrados em uma reação alérgica típica.

No ser humano, os indicadores de inflamação alérgica são a ativação de mastócitos e basófilos, e a eosinofilia tecidual, todos diretamente dependentes de IgE. As citocinas têm um papel fundamental nesse processo.

São descritas reações de hipersensibilidade do tipo I (ou imediata) e tipo III (como a doença do soro e reação de Arthus). As proteínas enzimáticas são os principais constituintes responsáveis por esse processo alergênico. No caso das abelhas, a fosfolipase A_2 e, mais raramente, a hialuronidase são os maiores alérgenos e, no caso das vespas, o "antígeno 5".

Locais

A) ***Reações alérgicas:*** após a ferroada pode formar-se um processo inflamatório acentuado nas áreas contíguas às picadas com formação de edema, geralmente maior que 10 cm de diâmetro, que progride por até 48 horas e regride em alguns dias, bolhas com conteúdo seroso poderão surgir no local. A grande maioria desses pacientes apresentará, se realizados os testes cutâneos específicos, resultado positivo sugestivo de mecanismo alérgico mediado por IgE (Figs. 6-8 e 6-9).[2]

B) ***Reações tóxicas:*** após uma ferroada, normalmente há dor local aguda que tende a desaparecer espontaneamente em poucos minutos, deixando eritema, prurido e edema por várias horas ou dias, cuja intensidade dessa reação inicial deve alertar para um possível estado de hipersensibilidade às picadas subsequentes, únicas ou múltiplas.

C) ***Sintomas regionais:*** são de início lento, manifestados através de eritema, edema e prurido. O edema flogístico evolui para enduração local, aumentando de tamanho nas primeiras 24-48 horas e diminuindo gradativamente nos dias subsequentes, em alguns casos; entretanto, podem ser tão exuberantes a ponto de limitarem a mobilidade do membro. Dos indivíduos que apresentaram grandes reações localizadas, menos de 10% apresentarão, a seguir, reações sistêmicas.

> Os efeitos locais do veneno de vespa são semelhantes e menos intensos do que os das abelhas.

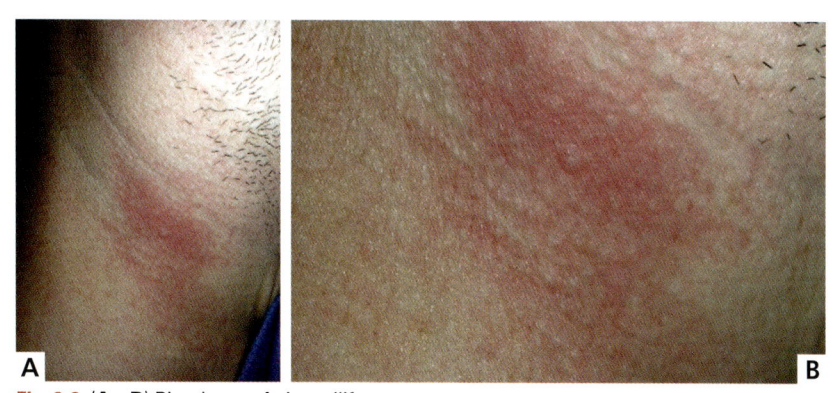

Fig. 6-8. (A e B) Picada por *Apis mellifera sp.*

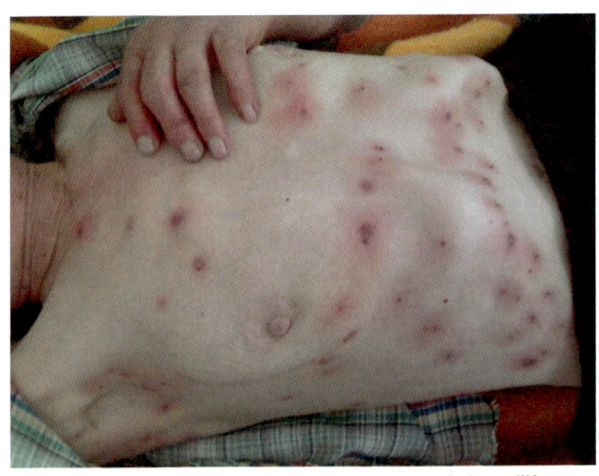

Fig. 6-9. Múltiplas picadas – Acidente grave por *Apis mellifera sp.*
Fonte: Iliev *et al.*, 2010.[2]

Sistêmicas

Reações alérgicas tardias

Há relatos de raros casos de reações alérgicas que ocorrem vários dias após a picada, manifestadas pela presença de febre, artralgias e encefalite, quadro semelhante à doença do soro.

Manifestações tóxicas por abelhas

Ocorre nos acidentes com ataque múltiplo de abelhas, mesmo em indivíduos não previamente sensibilizados, diretamente relacionado com a quantidade de veneno inoculada. Em geral, acima de 100 picadas em indivíduos adultos e poucas dezenas em crianças são suficientes para desenvolver-se um quadro de toxicidade sistêmica denominado **síndrome de envenenamento**, potencialmente letal em acidentes com mais de 500 picadas, pelo efeito tóxico do veneno.

O quadro consiste em uma intoxicação histamínica com sensação de prurido, calor e rubor generalizados, podendo ou não estar associado a posteriores placas e/ou pápulas urticariformes disseminadas pelo corpo com posterior surgimento de hipotensão, taquicardia, cefaleia, náuseas e/ou vômitos, cólicas abdominais, broncospasmos e consequente evolução para choque e insuficiência respiratória. A hemólise intravascular e a rabdomiólise têm início precoce, em geral, nas primeiras horas após o acidente. O paciente sente dores generalizadas e intensas e, dependendo da intensidade da lise celular, anemia, icterícia, mioglobinúria, oligúria e insuficiência renal aguda podem ser observadas.[3]

Alterações neurológicas como torpor e coma; intoxicações adrenérgicas com taquicardia, sudorese e hipertermia; trobocitopenia, necrose hepática, lesões miocárdicas, arritmias cardíacas e convulsões também podem ocorrer. Apesar de extremamente raras, hemorragias subaracnóideas também são relatadas na literatura.[4]

A principal causa de óbito são as complicações decorrentes da insuficiência renal e respiratória.

Manifestações tóxicas por vespas

Os achados clínicos são semelhantes aos encontrados nos acidentes com abelhas, porém, é necessário menor número de picadas para produzir quadros de envenenamento sistêmico com risco de vida.

Manifestações anafiláticas

Possuem início rápido, de 2 a 3 minutos após a picada até cerca de 15 minutos na maioria dos casos, e, mais raramente, após horas depois do acidente. Em geral, quanto mais precoce o seu aparecimento, maior a tendência à gravidade do quadro.

Os sintomas podem ser divididos por sistemas:

A) *Tegumentar:* urticária, prurido generalizado, angioedema e eritema.
B) *Respiratório:* complicações como edema de laringe e árvore respiratória, rinite, broncospasmo podem levar a consequências como dispneia, respiração asmatiforme, rouquidão e estridor.
C) *Cardiocirculatório:* a hipotensão é o sinal maior, manifestada através de tontura ou insuficiência postural até colapso vascular total, além de poder ocorrer palpitações e arritmias cardíacas. No caso de lesões preexistentes, como na arteriosclerose, infartos isquêmicos no coração ou cérebro podem ocorrer.
D) *Digestivo:* edema labial, língua, úvula e epiglote, prurido no palato ou na faringe, disfagia, náuseas, vômitos e diarreias, cólicas abdominais ou pélvicas.

Além das reações locais, sintomas gerais como: cefaleia, vertigens e calafrios, sensação de opressão torácica, agitação psicomotora, outros sinais e sintomas podem estar presentes. Alterações como rabdomiólise, insuficiência renal aguda, hemólise intravascular, trombocitopenia, necrose hepática, lesões miocárdicas e arritmias cardíacas também podem ocorrer nesses pacientes.

Complicações
Abelhas

Reações de hipersensibilidade podem ser desencadeadas por uma única picada, levando o acidentado à morte em virtude de edema de glote ou choque anafilático.

Na síndrome de envenenamento, descrita em pacientes que geralmente sofreram mais de 500 picadas, alterações como distúrbios graves hidreletrolíticos e do equilíbrio ácido-básico, depressão respiratória, anemia aguda pela hemólise e insuficiência renal aguda são as mais frequentemente relatadas. Apesar de raros, choque, insuficiência renal, hemólise intravascular, rabdomiólise, doença do soro, vasculite, manifestações neurológicas, como neurite, encefalite, infarto e até mesmo síndrome de encefalopatia posterior reversível, acidente vascular cerebral isquêmico, hepatite tóxica e síndrome coronariana aguda, embora raros, também têm sido relatados após múltiplas picadas de abelhas.[2,5,6]

Vespas

O veneno das vespas contém uma mistura de componentes ativos como apamina, fosfolipase, hialuronidase, fosfatase ácida, histamina e cininas, que possuem ação hemolítica, neurotóxica, além de propriedades vasoativas que podem causar hemólise intravascular, rabdomiólise, insuficiência renal aguda e síndrome de encefalopatia posterior reversível.[7-9]

Locais

A) Infecções cutâneas secundárias.
B) Abscesso (raro).
C) Necrose (raro).

Sistêmicas

A) Choque anafilático.
B) Insuficiência renal aguda (IRA).
C) Insuficiência respiratória.
D) Distúrbios hidreletrolíticos e ácido-básico graves.
E) Anemia aguda.

Tratamento
Medidas iniciais + medidas específicas
Medidas iniciais

Remoção dos ferrões

Os manuais mais antigos relatam que nos acidentes causados por enxame, a retirada dos ferrões da pele deverá ser feita por raspagem com lâmina e não pelo pinçamento de cada um deles, pois a compressão poderá espremer a glândula ligada ao ferrão e inocular no paciente o veneno ainda existente. Porém, estudos mais recentes afirmam que a forma utilizada para retirar o ferrão é irrelevante, desde que ele seja retirado de maneira cuidadosa, sem espremer a glândula, e o mais rapidamente possível, de preferência nos primeiros 2 minutos após a picada (tempo necessário para o esvaziamento do reservatório de veneno através do ferrão), podendo-se aplicar, após a retirada dos ferrões, compressas locais frias.

Nas reações tóxicas locais, em que se observa apenas dor, edema e eritema locais, além das medidas acima descritas, o uso de compressas frias com analgesia sistêmica normalmente é o suficiente para o manejo desses pacientes.

Além disso, podem ser usadas no manejo destes pacientes:[10]

A) Drogas anti-inflamatórias não hormonais: ibuprofeno.
B) Inibidores da síntese de prostaglandinas: acetaminofeno.
C) Histamina 1 (H1) inibidores: famotidina.
D) Inibidores H2: difenidramina.
E) Aplicação tópica de medicamentos anti-histamínicos ou corticosteroides para alívio dos sintomas.

Nas reações locais extensas, deve-se usar AINH, mas nos casos em que o edema se estende além de duas articulações de uma extremidade, deve-se considerar o uso de corticoides sistêmicos. No caso de lesões em pescoço ou boca, o paciente deve ser mantido sob observação cuidadosa por um período de pelo menos 6 horas, devido ao risco de evoluir com obstrução de via aérea. Crianças em particular estão em alto risco de envolvimento multissistêmico e morte. Esses casos devem ser admitidos em serviços de vigilância, com cuidados intensivos e apoio do serviço de diálise, com acompanhamento por pelo menos 2 semanas, pois a insuficiência renal pode-se instalar de maneira progressiva e retardada.[11]

Medidas específicas

Quando necessária, a analgesia poderá ser feita através de Dipirona, via parenteral – 1 ampola (500 mg) em adultos e até 10 mg/kg peso – dose em crianças. E a manutenção das condições do equilíbrio ácido-básico e assistência respiratória devem ser preservadas e corrigidas, se necessário, devendo-se vigiar o balanço hidreletrolítico e a diurese, mantendo volume de 30 a 40 mL/hora no adulto e 1 a 2 mL/kg/hora na criança, inclusive através do uso de diuréticos, quando preciso.

Reações alérgicas

A) **Reações anafiláticas:** as reações sistêmicas fatais geralmente ocorrem minutos após as picadas. O tratamento de escolha para as reações anafiláticas, a administração subcutânea de solução aquosa de adrenalina 1:1.000 inicia-se com a dose de 0,5 mL, repetindo-a duas vezes em intervalos de 10 minutos para adultos, se necessário; nas crianças usa-se, inicialmente, 0,01 mL/kg/dose, podendo ser repetida duas a três vezes, com intervalos de 30 minutos, desde que não haja aumento exagerado da frequência cardíaca.

B) **Reações graves:** os glicocorticoides e anti-histamínicos não controlam as reações graves (urticária gigante, edema de glote, broncoespasmo e choque), mas podem reduzir a duração e intensidade dessas manifestações. São indicados, rotineiramente, para uso intravenoso (IV) o succinato sódico de hidrocortisona, na dose de 500 a 1.000 mg, ou succinato sódico de metilprednisolona, na dose de 50 mg, podendo ser repetidos a cada 12 horas, em adultos, ou prednisona 40 mg/dia por 3-5 dias em adultos e 4 mg/kg de peso de hidrocortisona a cada 6 horas nas crianças.

C) **Reações alérgicas tegumentares:** indica-se o uso tópico de corticoides e de anti-histamínicos para o alívio de reações alérgicas tegumentares. Pode-se utilizar o maleato de dextroclorofeniramina, por via oral, nas seguintes doses: adultos – 1 comprimido (6 mg) até 18 mg ao dia; em crianças de 2 a 6 anos – até 3 mg/dia; em crianças de 6 a 12 anos – até 6 mg/dia.

D) **Reações asmatiformes:** manifestações respiratórias asmatiformes, causadas por broncospasmo, podem ser controladas com oxigênio nasal, inalações e broncodilatadores tipo β_2-adrenérgico (fenoterol ou salbutamol) ou com o uso de aminofilina por via IV, na dose de 3 a 5 mg/kg/dose, em intervalos de 6 horas, numa infusão por 5 a 15 minutos.

E) **Intoxicação adrenégica:** podem ser usados agentes como o prazosin e a nifedipina.

- A nefropatia por deposição de pigmentos (hemoglobina e mioglobina) poderá ter seu curso alterado com hidratação e com o uso precoce de bicarbonato e manitol. No caso de IRA, a diálise deve ser instaurada o mais precocemente!

- A plasmaférese ou a exsanguineotransfusão deve ser considerada nos pacientes com quadro clínico grave após múltiplas picadas.

> Ainda não está disponível para uso humano o soro antiveneno de abelha para neutralizar o veneno que foi inoculado e que se encontra na circulação sanguínea. Dessa forma, deve ser dado um cuidado especial, rápido e vigoroso nos quadros de choque anafilático, insuficiência respiratória e da insuficiência renal aguda. Métodos dialíticos e de plasmaférese devem ser instituidores em casos de síndrome de envenenamento, e pacientes vítimas de enxames devem ser mantidos em Unidades de Terapia Intensiva, em razão da alta mortalidade.
>
> Pacientes que tenham experimentado reações alérgicas sistêmicas devem ser orientados a minimizar a exposição a novas picadas e quanto ao tratamento imediato de uma possível manifestação sistêmica. A imunoterapia com extratos de venenos purificados tem-se mostrado altamente eficaz para a maioria dos pacientes alérgicos a esses insetos. Portanto, eles devem ser orientados a procurar um médico alergista.

O processo de tratamento com imunoterapia diminui a proliferação de células T após estimulação do alérgeno, além de diminuir a secreção de citocinas e interleucinas, levando a uma supressão da resposta IgE-mediada. Diretrizes de tratamento americanas apoiam a administração de imunoterapia veneno-específica a cada 4 semanas durante os primeiros 18 a 24 meses de tratamento, seguido de administração a cada 6 semanas a partir de 18 a 24 meses. Em crianças reduz a frequência de reações alérgicas generalizadas de 17% para 5% e levam a vantagem de oferecer proteção a longo prazo a partir de outras reações generalizadas, em 85 a 95% dos casos. A melhora na qualidade de vida tem sido relatada com a imunoterapia em comparação com uma deterioração encontrada quando os indivíduos são tratados apenas com adrenalina.[10]

Prognóstico

De maneira geral, adultos que receberam poucas picadas possuem bom prognóstico, porém, nas reações tóxicas sistêmicas, o prognóstico é sombrio em adultos que receberam mais de 500 picadas e em crianças, idosos e portadores de doenças cardiopulmonares que receberam relativamente poucas picadas.

Acidente com formigas

As formigas são insetos com estrutura social complexa, com inúmeros indivíduos operários, guerreiros (formas não capazes de reprodução), rainhas e machos alados que determinarão o aparecimento de novas colônias sociais. Estima-se que existam cerca de 12 mil espécies de formigas no mundo. Pertencentes à ordem *Hymenoptera*, superfamília *Formicoidea*, algumas espécies portadoras de um aguilhão abdominal ligado a glândulas de veneno que possibilita alta intensidade de dor em suas picadas e pode provocar complicações como anafilaxia, necrose e infecção secundária.

A *Paraponera clavata*, pertencente à subfamília *Ponerinae*, é conhecida como formiga **tocandira**, **cabo-verde**, **formiga-da-febre** ou formiga **vinte-e-quatro-horas**. Possui cor negra e é capaz de atingir 3 cm de comprimento. É encontrada nas regiões Norte e Centro-Oeste do Brasil. Sua picada extremamente dolorosa pode provocar edema e eritema locais, ocasionalmente acompanhados de fenômenos sistêmicos (calafrios, sudorese, taquicardia etc.). As tocandiras, especialmente a espécie amazônica *Paraponera clavata*, são usadas em rituais de passagem para a idade adulta em Sateré-Mawé, uma tribo com cerca de 7.000 índios na Amazônia que fala a língua Mawé e vive na fronteira entre o Pará e o Amazonas. As crianças a partir dos 12 anos colocam a mão num tipo de luva trançada com um grande número de tocandiras por um período de cerca de 30 minutos.[12]

As formigas da subfamília *Myrmicinae* são as **formigas-de-fogo** ou **lava-pés** (**gênero *Solenopsis***) e as **formigas saúvas** (gênero *Atta*). A primeira possui maior interesse médico, pois as formigas-de-fogo tornam-se agressivas e atacam em grande número se o formigueiro for perturbado. Dentre as espécies de formigas **lava-pés**, as mais comuns são a *Solenopsis invicta*, a formiga **lava-pés vermelha**, originária das regiões Centro-Oeste e Sudeste (particularmente o Pantanal Mato-Grossense) e a *Solenopsis richteri*, a formiga **lava-pés preta**, originária do Rio Grande do Sul, Argentina e Uruguai. Conhecidas popularmente como **doceira**, **formiga-brasa**, **jiquitaia**, **formiga-malagueta**, **maceró** e **taciba**, é o mais importante gênero de formigas ligado a acidentes de importância médica. O formigueiro do gênero tem características próprias: tem inúmeras aberturas e a grama próxima não é atacada; pode haver folhas de permeio à terra da colônia.

As **formigas-de-correição**, gênero *Eciton* (subfamília *Dorilinae*), são popularmente conhecidas como **saca-saia**, **taoca**, **pauóca**, **morupeteca** e **guajú-guajú** e ocorrem na selva amazônica, são carnívoras e se locomovem em grande número, atacam pequenos seres vivos e sua picada é pouco dolorosa.

Ações do veneno

Paraponera clavata

A formiga vinte-e-quatro-horas não é considerada agressiva, a não ser em sua própria defesa ou de seu território. Se irritada, produz um ruído estridente e pica através de um aguilhão abdominal ligado a uma glândula de veneno. Dentre as substâncias pertencentes a esse veneno está a **poneratoxina**, um peptídeo que atua bloqueando a transmissão sináptica no SNC de insetos, sua atividade agonista se dá na musculatura lisa de mamíferos.[13]

Solenopsis

As formigas lava-pés são consideradas extremamente agressivas. Qualquer perturbação em seus formigueiros leva centenas de indivíduos a atacarem rapidamente o invasor, fixando-se com sua mandíbula à pele do agressor, arqueando seu corpo e picando-o com seu aguilhão abdominal. Se não retirada, a formiga, presa por sua mandíbula, gira em seu eixo, deferindo ainda mais picadas (de 10-12 picadas).

Seu veneno possui atividades citotóxicas, necróticas e hemolíticas, e é produzido em uma glândula conectada ao ferrão, sendo 95% constituído de alcaloides oleosos, cuja fração mais importante é a **Solenopsina A** (trans-2-metil-6-n-undecil-piperidina), de efeito citotóxico, com potente atividade necrótica e hemolítica. A morte celular provocada pelo veneno promove diapedese de neutrófilos no ponto de ferroada. Apenas 0,1% do veneno tem constituição proteica, com efeito de hialuronidases, fosfolipases e de β-glucosaminidase. As reações alérgicas provocadas em determinados indivíduos são mediadas por anticorpos IgE induzidos por antígenos proteicos presentes no veneno. A fração alcaloide do veneno não possui atividades alergênicas demonstradas por testes alérgicos cutâneos.[14-16]

> A Sol i3, antígeno encontrado no veneno de *Solenopsis*, é membro do antígeno 5 presente no veneno das vespas e tem demonstrado possuir reatividade imunológica cruzada com o veneno da formiga de fogo.[10,17]

Manifestações

Paraponera clavata (formiga vinte-e-quatro-horas)

Normalmente, no ponto da inoculação forma-se uma mancha esbranquiçada, evoluindo pouco depois com edema local, doloroso ao extremo, que ganha, progressivamente, todo o membro, atingido o seu ápice em 12 horas, permanecendo intensa por 24-48 horas de maneira colossal. Posteriormente surgem adenites, com palidez cutânea, taquicardia (> 100 bpm), taxº 37,5-38°C, com calafrios e vômitos. Reações urticariformes são comuns, persistindo por 10-30 horas após o acidente.

Formigas de correição, gênero *Eciton*

São muito temidas não por seu veneno, mas pelo número de indivíduos que pode atacar uma pessoa. Sua picada não é muito dolorosa, nem tem por característica formar pústulas nem necrose.

Solenopsis (formiga lava-pés)

O diagnóstico é basicamente clínico. Dois tipos de manifestações locais podem ser observados:

1. **Pápulas e pústulas:** imediatamente após a picada, forma-se uma pápula urticariforme de 0,5 a 1 cm no local que, em geral, desaparece em 30 min a 1 hora após a picada. A dor é importante, mas, com o passar das horas, ela cede e o local pode tornar-se pruriginoso. Cerca de 24 horas após, a pápula dá lugar a uma pústula estéril, que é reabsorvida em 3 a 10 dias. Acidentes múltiplos são comuns em crianças, alcoólatras e incapacitados. Pode haver infecção secundária das lesões, causada pelo rompimento da pústula pelo ato de coçar (Figs. 6-10 e 6-11).[18-20]
2. **Eritema pruriginoso:** uma lesão eritemato-edematosa endurada e extremamente pruriginosa pode surgir no local da picada, persistindo por 24-72 horas.

> Em acidentes por *Solenopsis*, pacientes previamente sensibilizados por picadas prévias de formigas-de-fogo ou mesmo vespas podem ter manifestações anafiláticas sistêmicas com eritema, prurido e urticária generalizados, angioedema, edema de laringe, broncospasmo, perda de consciência e choque.[21]

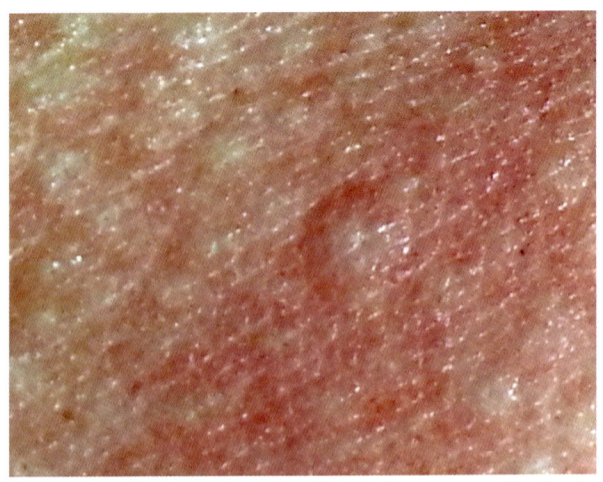

Fig. 6-10. Pápula eritematosa surgida imediatamente após picada por *S. invicta*.

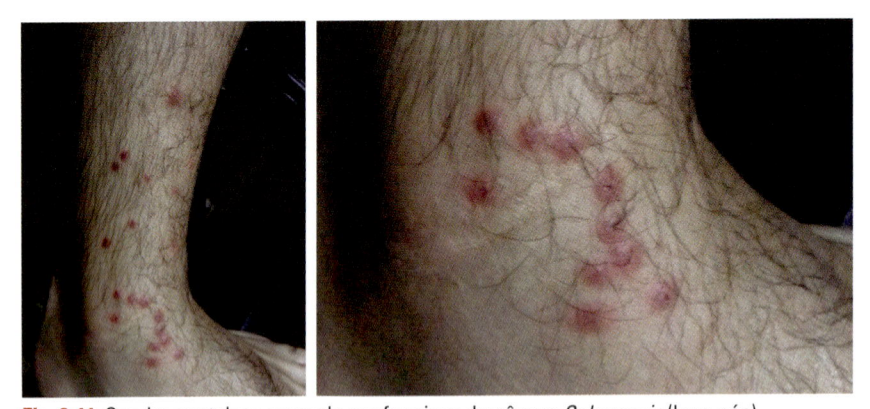

Fig. 6-11. Quadro pustuloso causado por formigas do gênero *Solenopsis* (lava-pés).

Complicações

Locais

Infecção secundária: é comum, podendo ocorrer abscessos, celulites, erisipela e escarificação.

Sistêmicas

A) Processos alérgicos: podem levar a óbito, principalmente em indivíduos atópicos.[22]
B) Sepse: por complicação da infecção secundária.
C) Choque.

> Existem relatos de convulsões, doença do soro e síndrome nefrótica de forma isolada como relacionadas em acidentes com *Solenopsis*.[23-25]

Tratamento
Medidas iniciais + medidas específicas

Medidas iniciais
O tratamento inicial deve ser feito pela limpeza do local com soro fisiológico 0,9% e sabão antisséptico, com o intuito de retirar os insetos e seus ferrões, mantendo o devido cuidado para não comprimir o aparelho inoculador que normalmente fica junto com o ferrão, no abdome do inseto, no caso de abelhas. O uso imediato de compressas frias locais é recomendado, seguido da aplicação de corticoides tópicos.

A analgesia pode ser feita com medicamentos habituais como dipirona, paracetamol ou cloridrato de tramadol em casos mais intensos.

Medidas específicas
No caso de acidentes com **formigas-de-correição**, pertencentes ao **gênero** *Eciton*, o tratamento é sintomático.

Em acidentes com *Paraponera clavata* o tratamento é sintomático. Analgésicos potentes **devem** ser utilizados, associados a antipiréticos e antibióticos caso haja infecção secundária.

No tratamento do acidente por *Solenopsis sp* (**lava-pés**), a analgesia pode ser feita com paracetamol e há sempre a indicação do uso de anti-histamínicos por via oral. Acidentes maciços ou complicações alérgicas têm indicação do uso de prednisona, 30 mg, VO, diminuindo-se 5 mg a cada 3 dias, após a melhora das lesões.

> Anafilaxia ou reações respiratórias asmáticas são emergências que devem ser tratadas imediatamente de maneira semelhante aos acidentes por abelhas, com o uso de adrenalina, corticosteroides, anti-histamínicos e medidas de suporte cardiorrespiratórias.

Os pacientes que apresentarem reações anafiláticas devem ser orientados quanto às medidas preventivas: evitar andar descalço, não se aproximar de formigueiros ou exercer atividades de jardinagem sem uso de luvas e procurar um alergista. Tratamentos de dessensibilização têm sido estudados nos últimos anos com bons resultados.

Prognóstico
Normalmente bom e sem grandes complicações.

REFERÊNCIAS BIBLIOGRÁFICAS
1. Ministério da Saúde do Brasil; Fundação Nacional de Saúde. *Manual de diagnóstico e tratamento de acidentes por animais peçonhentos.* Distrito Federal (Brasil), 2001.
2. Iliev YT, Tufkova SG, Prancheva MG. A rare case of severe intoxication from multiple bee stings with a favorable outcome. *Folia Med* (Plovdiv). 2010 July-Sept.;52(3):74-7.
3. Nair BT, Sanjeev RK, Saurabh K. Acute kidney injury following multiple bee stings. *Ann Afr Med.* 2016;15:41-2.
4. Kozak HH, Uca AU, Alta M, Elbeyli AB. Subarachnoid hemorrhage occurring after bee sting. *Neurol Neurochir Pol.* 2016 Jan;50(2):139-40.
5. Parakh M, Pilania K, Jangid H *et al.* Posterior reversible encephalopathy syndrome – a rare complication of bee-stings. *Can J Neurol Sci.* 2013 May;40(3):431-2.

6. Dechyapirom W, Cevik C, Nugent K. Concurrent acute coronary syndrome and ischemic stroke following multiple beestings. *Int J Cardiol*. 2011 Sept. 1;151(2):e47-52.
7. Loh HH, Tan CH. Acute renal failure and posterior reversible encephalopathy syndrome following multiple wasp stings: a case report. *Med J Malaysia*. 2012 Feb.;67(1):133-5.
8. Nandi M, Sarkar S. Acute kidney injury following multiple wasp stings. *Pediatr Nephrol*. 2012 Dec.;27(12):2315-7.
9. Bhatta N, Singh R, Sharma S *et al*. Acute renal failure following multiple wasp stings. *Pediatr Nephrol*. 2005 Dec.;20(12):1809-10.
10. Smallheer BA. Bee and wasp stings: reactions and anaphylaxis. *Crit Care Nurs Clin North Am*. 2013 June;25(2):151-64.
11. Pramanik S, Banerjee S. Wasp stings with multisystem dysfunction. *Indian Pediatr*. 2007 Oct.;44(10):788-90.
12. Haddad Junior V, Cardoso JL, Moraes RH. Description of an injury in a human caused by a false tocandira (Dinoponera gigantea, Perty, 1833) with a revision on folkloric, pharmacological and clinical aspects of the giant ants of the genera Paraponera and Dinoponera (sub-family Ponerinae). *Rev Inst Med Trop*. (São Paulo) 2005;47(4):235-8.
13. Piek T, Hue B, Mantel P *et al*. Pharmacological characterization and chemical fractionation of the venom of the ponerine ant, Paraponera clavata (F.). *Comp Biochem Physiol C*. 1991;99(3):481-6.
14. Diaz JD, Lockey RF, Stablein JJ, Mines HK. Multiple stings by imported fire ants (Solenopsis invicta), without systemic effects. *South Med J*. 1989;82(6):775-7.
15. Blum MS, Walker JR, Callaham PS. Chemical, insecticidal and antibiotic properties of fire ant venom. *Science*. 1958;128:306-7.
16. Jung R, Derbs VJ, Burch AD. Skin response to solenamine, a hemolytic component of fire ant venom. *Dermatologica Tropica*. 1963;2:241-5.
17. Hoffman DR. Fire ant venom allergy. *Allergy*. 1995;50(7):535-44.
18. de Shazo RD, Banks WA. Medical consequences of multiple fire ant stings occurring indoors. *J Allergy Clin Immunol*. 1994 May;93(5):847-50.
19. Smith JD, Smith EB. Multiple fire ant stings. A complication of alcoholism. *Arch Dermatol*. 1971 Apr.; 103(4):438-41.
20. Hardwick WE, Royall JA, Petitt BA, Tilden SJ. Near fatal fire ant envenomation of a newborn. *Pediatrics* 1992 Oct.; 90(4):622-4.
21. Triplett RF. The imported fire ant: health hazard or nuisance? *South Med J*. 1976 Mar.;69(3):258-9.
22. More DR, Kohlmeier RE, Hoffman DR. Fatal anaphylaxis to indoor native fire ant stings in an infant. *Am J Forensic Med Pathol*. 2008 Mar.;29(1):62-3.
23. Candiotti KA, Lamas AM. Adverse neurologic reactions to the sting of the imported fire ant. *Int Arch Allergy Immunol*. 1993;102(4):417-20.
24. Swanson GP, Leveque JA. Nephrotic syndrome associated with ant bite. *Tex Med*. 1990 Mar.;86(3):39-41.
25. Fox RW, Lockey RF, Bukantz SC. Neurologic sequelae following the imported fire ant sting. *J Allergy Clin Immunol*. 1982 Aug.;70(2):120-4.

LEITURA RECOMENDADA

Ariue BK. Multiple Africanized bee stings in a child. *Pediatrics*. 1994 July;94(1):115-7.
Balit CR, Isbister GK, Buckley NA. Randomized controlled trial of topical aspirin in the treatment of bee and wasp stings. *J Toxicol Clin Toxicol*. 2003;41(6):801-8.
Bansal AS. Bee stings. *Lancet*. 1996 Sept. 28;348(9031):900.
Bilò MB. Anaphylaxis caused by Hymenoptera stings: from epidemiology to treatment. *Allergy*. 2011 July;66 (Suppl 95):35-7.
Bresolin NL, Carvalho LC, Goes EC *et al*. Acute renal failure following massive attack by Africanized bee stings. *Pediatr Nephrol*. 2002 Aug.;17(8):625-7.
Broides A, Maimon MS, Landau D *et al*. Multiple hymenoptera stings in children: clinical and laboratory manifestations. *Eur J Pediatr*. 2010 Oct.;169(10):1227-31.
Cardoso JLC, França FOS, Wen FH *et al*. Animais peçonhentos no Brasil. Biologia, clínica e terapêutica dos acidentes. 2. ed. São Paulo: Sarvier; 2009.
Daher Ede F, Oliveira RA, Silva LS *et al*. Acute renal failure following bee stings: case reports. *Rev Soc Bras Med Trop*. 2009 Mar.-Apr.;42(2):209-12.

Fernández-Meléndez S, Miranda A, García-González JJ et al. Anaphylaxis caused by imported red fire ant stings in Málaga, Spain. *J Investig Allergol Clin Immunol.* 2007;17(1):48-9.

Freeman TM, Hylander R, Ortiz A, Martin ME. Imported fire ant immunotherapy: effectiveness of whole body extracts. *J Allergy Clin Immunol.* 1992 Aug.;90(2):210-5.

Heinig JH, Engel T, Weeke ER. Allergy to venom from bee or wasp: the relation between clinical and immunological reactions to insect stings. *Clin Allergy.* 1988 Jan.;18(1):71-8.

Herriot R. Hymenoptera stings and beta-blockers. *Lancet.* 1989 Nov. 11;2(8672):1159-60.

Hile DC, Coon TP, Skinner CG et al. Treatment of imported fire ant stings with mitigator sting and bite treatment – a randomized control study. *Wilderness Environ Med.* 2006 Spring;17(1):21-5.

Hiran S, Pande TK, Pani S et al. Rhabdomyolysis due to multiple honey bee stings. *Postgrad Med J.* 1994 Dec.;70(830):937.

Hoffman DR, Smith AM, Schmidt M et al. Allergens in Hymenoptera venom. XXII. Comparison of venoms from two species of imported fire ants, Solenopsis invicta and richteri. *J Allergy Clin Immunol.* 1990;85(6):988-96.

Kim YO, Yoon SA, Kim KJ et al. Severe rhabdomyolysis and acute renal failure due to multiple wasp stings. *Nephrol Dial Transplant.* 2003 June;18(6):1235.

Laskowski-Jones L. First aid for bee, wasp, & hornet stings: learn how to protect the victim-and yourself-from the potentially dangerous effects of their venom. *Nursing.* 2006 July;36(7):58-9.

Lin CJ, Wu CJ, Chen HH, Lin HC. Multiorgan failure following mass wasp stings. *South Med J.* 2011 May;104(5):378-9.

Mejía Vélez G. Acute renal failure due to multiple stings by Africanized bees. Report on 43 cases. *Nefrologia* 2010;30(5):531-8.

Mosbech H, Poulsen LK, Malling HJ. Sugar bandage is not effective for local reactions to bee stings. *Allergy.* 2010 Nov.;65(11):1493-4.

Müller U, Mosbech H, Blaauw P et al. Emergency treatment of allergic reactions to Hymenoptera stings. *Clin Exp Allergy.* 1991 May;21(3):281-8.

Nguyen SA, Napoli DC. Natural history of large local and generalized cutaneous reactions to imported fire ant stings in children. *Ann Allergy Asthma Immunol.* 2005 Mar.;94(3):387-90.

Schubert H. Emergency case. Hymenoptera stings. *Can Fam Physician.* 2001 June;47:1185-7.

Simini B. Bee stings. *Lancet.* 1996 Sept. 28;348(9031):900.

Tauk B, Hachem H, Bastani B. Nephrotic syndrome with mesangial proliferative glomerulonephritis induced by multiple wasp stings. *Am J Nephrol.* 1999;19(1):70-2.

Tome R, Somri M, Teszler CB et al. Bee stings of children: when to perform endotracheal intubation? *Am J Otolaryngol.* 2005 July-Aug.;26(4):272-4.

Tracy JM, Demain JG, Quinn JM et al. The natural history of exposure to the imported fire ant (Solenopsis invicta). *J Allergy Clin Immunol.* 1995;95(4):824-8.

Zhang L, Yang Y, Tang Y et al. Recovery from AKI following multiple wasp stings: a case series. *Clin J Am Soc Nephrol.* 2013 Nov.;8(11):1850-6.

Zhang R, Meleg-Smith S, Batuman V. Acute tubulointerstitial nephritis after wasp stings. *Am J Kidney Dis.* 2001 Dec.;38(6):E33.

Zirngibl G, Burrows HL. Hymenoptera stings. *Pediatr Rev.* 2012 Nov.;33(11):534-5; discussion 535.

ACIDENTE POR OUTROS ANIMAIS DE IMPORTÂNCIA MÉDICA

CAPÍTULO 7

CHILOPODA E *DIPLOPODA* (LACRAIAS E PIOLHOS-DE-COBRA)

Introdução

Os chilópodes, em conjunto com os diplópodes, são os miriápodes mais familiares, de maioria noturna. Estão distribuídos, cosmopolitamente, nas regiões temperadas e tropicais do planeta desde o nível do mar até altas elevações no solo e no húmus, sendo encontradas embaixo de pedras, cascas de árvores e troncos ou em cavernas e musgos.

Características das lacraias e piolhos-de-cobra

Chilopoda

As lacraias são animais pertencentes à classe *Chilopoda*. São animais carnívoros que têm seu corpo constituído por segmentos achatados e recobertos de quitina. Apresentam um par de patas por segmento do corpo, que variam entre 15 e 191 pares de patas, dependendo de espécie e tamanho.

Os chilópodes possuem um par de antenas e sua cabeça está recoberta por um escudo cefálico rígido e esclerotizado. Seu primeiro segmento conta com duas grandes presas que têm sua origem a partir de um par de patas, que funciona como órgão de defesa, que injeta o veneno contido no corpo do animal.

A maioria das espécies mede entre 3 e 6 cm de comprimento, mas algumas, como a *Scolopendra gigantea*, podem atingir 30 cm. O gênero *Scolopendra* é muito comum no Brasil e é capaz de produzir lesões dolorosas nos seres humanos (Fig. 7-1).

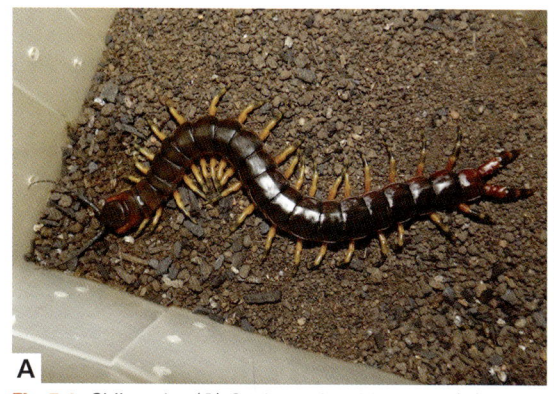

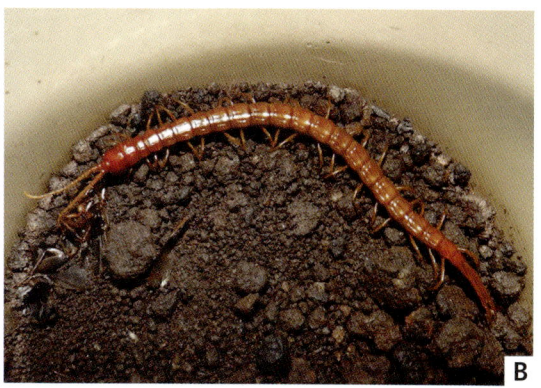

Fig. 7-1. Chilopodas. (**A**) *Scolopendra viridicornis*. (**B**) *Cryptops iheringi*.

Diplopoda

Os piolhos-de-cobra são animais diplópodes, ou seja, animais bastante semelhantes aos chilópodes. Possuem estrutura segmentada, porém cilíndrica, com um par de antenas, dois pares de patas locomotoras em cada segmento corporal, que podem variar de 20 a 100 pares de patas. São animais herbívoros, desprovidos de presas cefálicas inoculadoras, além de apresentarem orifícios nas regiões laterais de cada segmento corpóreo por onde eliminam substâncias, como o cianeto de hidrogênio, capazes de repelir predadores e, ocasionalmente, causar acidentes em seres humanos (Fig. 7-2).

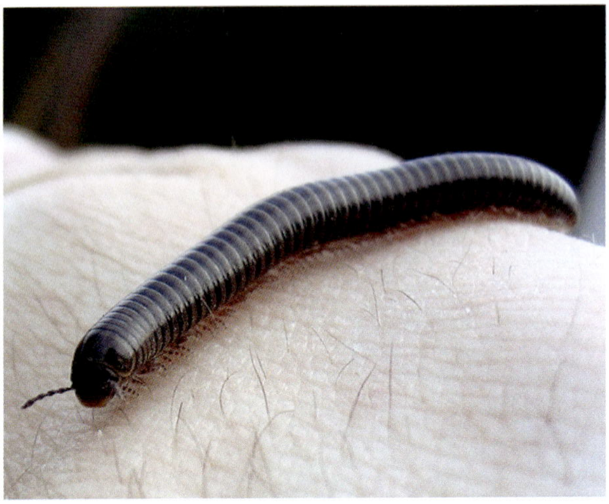

Fig. 7-2. *Diplopoda*: *cylinroiulus caeruleocinctus* (piolho-de-cobra). Foto de http://pt.wikipedia.org/wiki/Dipl%C3%B3pode#mediaviewer/Ficheiro:Cylinroiulus_caeruleocinctus_2.jpg.

Quadro clínico

Chilopoda

Os acidentes causados por lacraias são raros, e caracterizados por dois pontos de inoculação de suas presas. Apesar do edema e eritema local, a principal característica desse tipo de acidente é a **dor local**. Alguns pacientes relatam ansiedade, mal-estar, cefaleia e até mesmo vertigens.

As principais complicações nesse tipo de acidente são as infecções secundárias, muito raras. Também são raros os relatos de óbitos humanos e os que existem são bastante duvidosos.

Diplopoda

Por não possuírem presas inoculadoras de veneno, as únicas lesões causadas em seres humanos por esses animais são feitas através do esmagamento desses animais contra o corpo, com posterior liberação dos fluidos corporais tóxicos que podem, inclusive, ser liberados à distância, produzindo edema, eritema, vesiculações e lesões hiperpigmentadas marrons ou enegrecidas na pele atingida, que podem persistir de maneira hiper ou hipocrômicas por meses até desaparecerem.

Tratamento

O local atingido deve ser lavado com água e sabão e podem ser utilizadas compressas de água fria no local. Posteriormente, deve ser utilizado de maneira tópica, álcool ou mesmo éter, que funcionam como solventes do veneno. O uso de analgésicos sistêmicos é fundamental para o controle da dor e as lesões normalmente regridem espontaneamente e sem complicações.

Lesões nas áreas oculares devem ser encaminhadas para um oftalmologista devido ao risco de cegueira.

HEMIPTERA (PERCEVEJOS)

Introdução

A ordem *Hemiptera* é mais frequentemente conhecida como os insetos verdadeiros, com cerca de 50.000-80.000 espécies de cigarras, pulgões, insetos-escudo, e outros. Eles variam em tamanho de 1 mm a cerca de 15 cm.[1]

Características dos percevejos

Pentatomidae, do grego "pente" (cinco) e "tomos" (seção), é uma família de insetos pertencentes à ordem *Hemiptera*, que inclui alguns dos **percevejos** e **besouros-escudo**. Seu corpo escutelo é normalmente metade de uma polegada de comprimento, verde ou marrom, geralmente em forma trapezoidal, dando a essa família o nome de "inseto escudo" (Fig. 7-3).

O percevejo, também conhecido popularmente como **maria-fedida**, deriva seu nome da sua tendência a ejetar uma substância glandular maucheirosa secretada de poros no tórax quando perturbado. Os produtos químicos envolvidos incluem aldeídos, com cheiro semelhante ao de coentro. Em algumas espécies, o líquido contém compostos de cianeto com um aroma de amêndoas rançoso, uma forma de adaptação contra predadores.

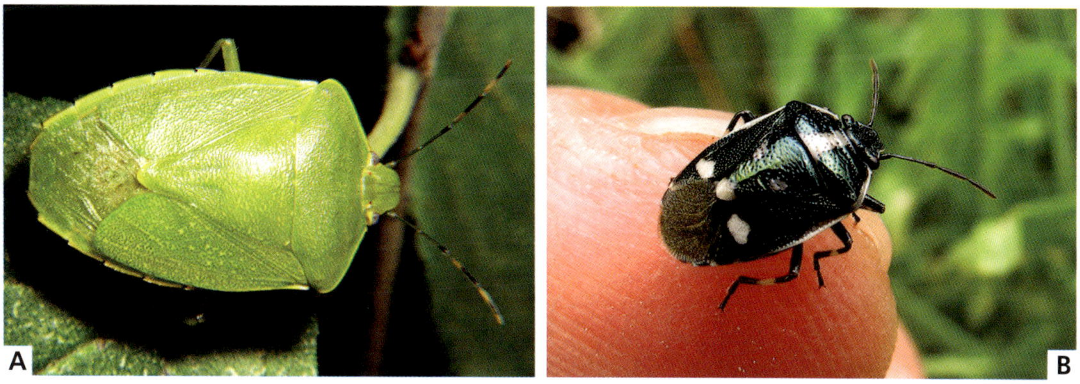

Fig. 7-3. (**A** e **B**) Insetos da família *Pentatomidae* (percevejos) – maria-fedida.
Foto A de https://commons.wikimedia.org/wiki/File:Pentatomidae_A_hilare.jpg
Foto B de https://www.flickr.com/photos/70626035@N00/15204943776

Quadro clínico

O contato com percevejos pode causar queimaduras e prurido. Os recentes aumentos dos percevejos podem ser relacionados com sua resistência a inseticidas e eliminação dos seus predadores. Semelhantes aos besouros vesicantes, alguns insetos da ordem *Hemiptera* (família *Pentatomidae*) podem causar irritação grave à pele do ser humano. Esses insetos são popularmente conhecidos e têm sido recentemente relacionados com placas eritematosas e vesiculares nas mesmas regiões afetadas por besouros vesicantes, que são acompanhados por ardência e prurido. O diagnóstico diferencial pode ser difícil.[2,3]

Tratamento

O tratamento é similar àquele usado após o contato com *Paederus* ou cantaridina, embora não haja nenhuma informação sobre as propriedades farmacológicas das substâncias secretadas pelos *Pentatomidae*.[3]

Nas lesões instaladas, deve-se utilizar banhos antissépticos ou compressas com permanganato (KMnO4) 1:40.000, 2 vezes ao dia; além de antimicrobianos, como creme de Neomicina; pode-se utilizar cremes com corticosteroides tópicos, como a triancinolona, que tem ótimos resultados.[4]

O uso de corticoides orais pode ser prescrito nos casos mais graves (prednisolona 30 mg dose única por 7 dias em adultos).[5]

Por agir como solvente da pederina e da cantaridina, a tintura de iodo é utilizada no tratamento das lesões cutâneas.[6]

Nas infecções secundárias, antibióticos sistêmicos podem ser utilizados no tratamento, enquanto os cremes tópicos com ácido fusídico podem ser utilizados na prevenção dessas infecções.[7]

Sabe-se que algumas espécies africanas de *Paederus* tendem a desenvolver acidentes mais graves que as de outros locais do mundo, e, nos casos de acidentes mais graves, o uso de antibióticos com cobertura gram-negativa associados a anti-histamínicos orais e corticoides locais demonstram superioridade na recuperação desses pacientes.[8]

O uso de anti-histamínicos orais como loratadina e desloratadina é indicado para o alívio do prurido.

Nos casos de disestesia, o uso de anticonvulsivantes como gabapentina ou pregabalina em doses baixas podem ser necessários até a resolução dos sintomas.[6]

Nas lesões oftálmicas, o local deve ser lavado com água limpa e abundante, e tratado como queimadura química com posterior instilação de antibióticos para prevenir a purulência associados a corticoides. A atropina é indicada nos casos de irite.

> Como qualquer outro acidente com animal peçonhento, este evento (acidentes com lacraias, piolhos-de-cobra e percevejos) deverá seguir as mesmas orientações quanto à identificação (Anexo 1) e à notificação, porém, deverá ser enquadrado no modelo do SINAN (Sistema de Informação de Agravos de Notificação – Anexo 4) como "outros" (item 45 – número 6). Cabe ressaltar que pode tratar-se de acidente de trabalho e seu devido registro deverá ser observado (Anexos 5 e 6).

REFERÊNCIAS BIBLIOGRÁFICAS

1. Shcherbakov DE. Permian faunas of Homoptera (Hemiptera) in relation to phytogeography and the permo-triassic crisis. *Paleontological Journal*. 2000;34(3):S251-S67.
2. Haddad V Jr, Cardoso JL, Lupi O, Tyring SK. Tropical dermatology: venomous arthropods and human skin: Part I. Insecta. *J Am Acad Dermatol*. 2012 Sept.;67(3):331.e1-14.
3. Haddad V Jr, Cardoso J, Moraes R. Skin lesions caused by stink bugs (Insecta: Hemiptera: Pentatomidae): first report of dermatological injuries in humans. *Wilderness Environ Med*. 2002;13:48-50.
4. Nikookar SH, Hajheydari Z, Moosa-Kazemi SH *et al*. Comparison of topical triamcinolone and oral atorvastatin in treatment of paederus dermatitis Northern Iran. *Pak J Biol Sci*. 2012 Jan. 15;15(2):103-7.
5. Iserson KV, Walton EK. Nairobi fly (Paederus) dermatitis in South Sudan: a case report. *Wilderness Environ Med*. 2012 Sept.;23(3):251-4.
6. Cressey BD, Paniz-Mondolfi AE, Rodríguez-Morales AJ *et al*. Dermatitis linearis: vesicating dermatosis caused by paederus species (coleoptera: staphylinidae). Case series and review. *Wilderness Environ Med*. 2013 June;24(2):124-31.

7. Heo CC, Latif B, Hafiz WM, Zhou HZ. Dermatitis caused by Paederus fuscipes Curtis, 1840 (Coleoptera: Staphilinidae) in student hostels in Selangor, Malaysia. *Southeast Asian J Trop Med Public Health*. 2013 Mar.;44(2):197-205.
8. Qadir SN, Raza N, Rahman SB. Paederus dermatitis in Sierra Leone. *Dermatol Online J*. 2006 Dec. 10;12(7):9.

ANEXOS

Anexo 1
ATENDIMENTO INICIAL AOS ACIDENTES POR ANIMAIS PEÇONHENTOS

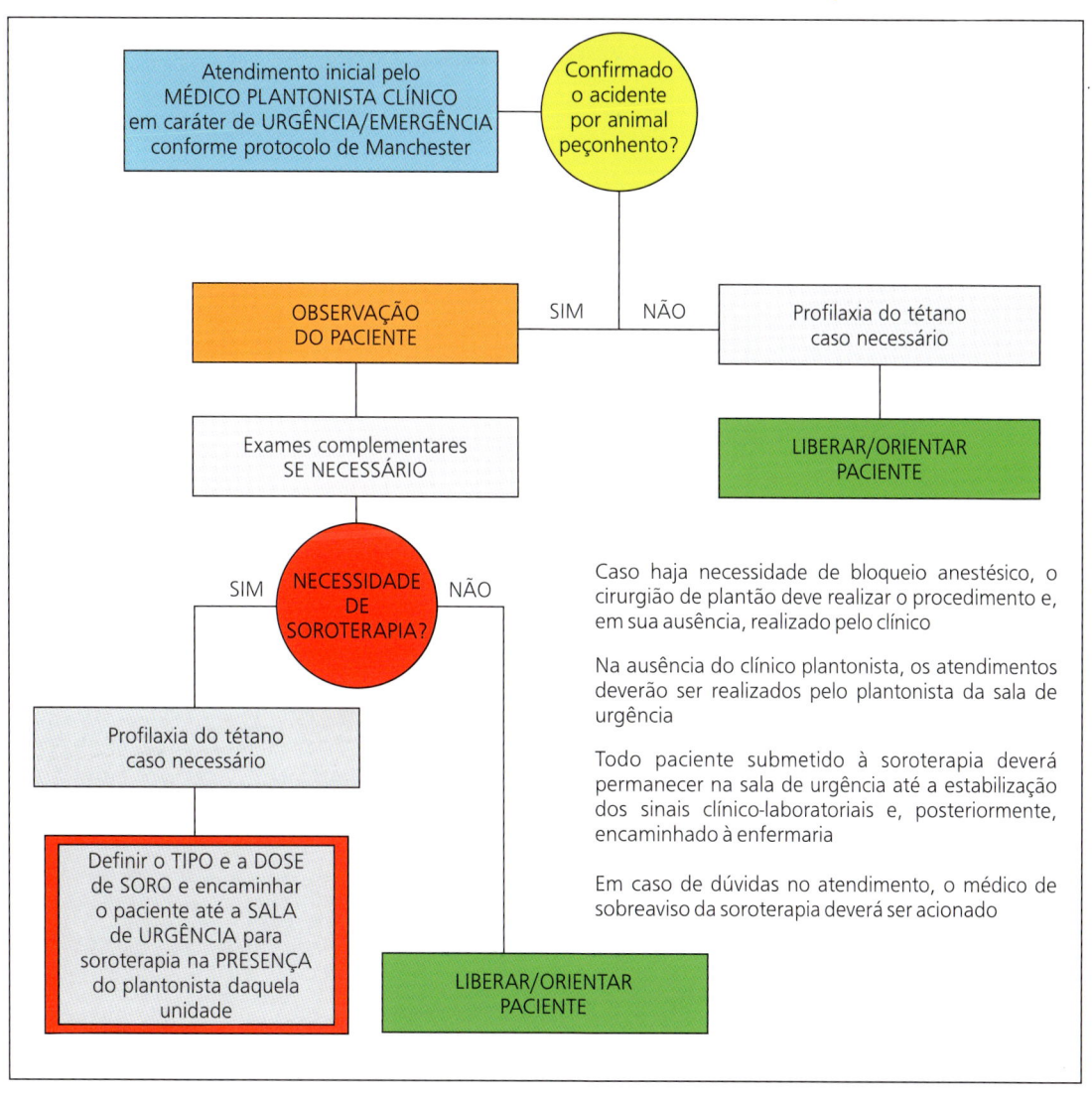

```
Atendimento inicial pelo MÉDICO PLANTONISTA CLÍNICO em caráter de URGÊNCIA/EMERGÊNCIA conforme protocolo de Manchester
        │
        ▼
Confirmado o acidente por animal peçonhento?
   │SIM                    │NÃO
   ▼                       ▼
OBSERVAÇÃO DO PACIENTE     Profilaxia do tétano caso necessário
   │                       │
   ▼                       ▼
Exames complementares      LIBERAR/ORIENTAR PACIENTE
SE NECESSÁRIO
   │
   ▼
NECESSIDADE DE SOROTERAPIA?
   │SIM              │NÃO
   ▼                 ▼
Profilaxia do       LIBERAR/ORIENTAR
tétano caso         PACIENTE
necessário
   │
   ▼
Definir o TIPO e a DOSE de SORO e encaminhar o paciente até a SALA de URGÊNCIA para soroterapia na PRESENÇA do plantonista daquela unidade
```

Caso haja necessidade de bloqueio anestésico, o cirurgião de plantão deve realizar o procedimento e, em sua ausência, realizado pelo clínico

Na ausência do clínico plantonista, os atendimentos deverão ser realizados pelo plantonista da sala de urgência

Todo paciente submetido à soroterapia deverá permanecer na sala de urgência até a estabilização dos sinais clínico-laboratoriais e, posteriormente, encaminhado à enfermaria

Em caso de dúvidas no atendimento, o médico de sobreaviso da soroterapia deverá ser acionado

Anexo 2
MANEJO NA SOROTERAPIA HETERÓLOGA

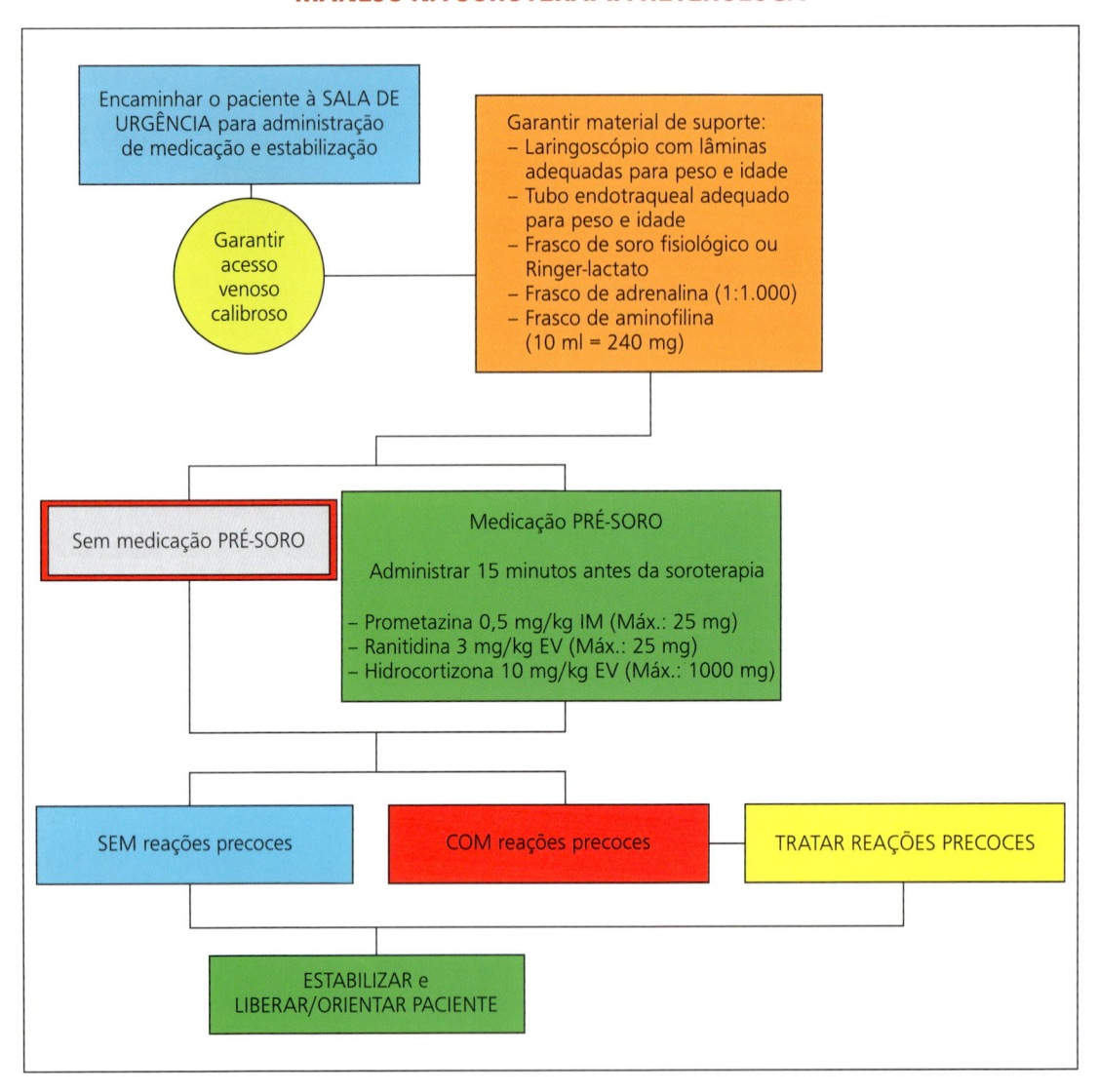

- Encaminhar o paciente à SALA DE URGÊNCIA para administração de medicação e estabilização
- Garantir acesso venoso calibroso
- Garantir material de suporte:
  – Laringoscópio com lâminas adequadas para peso e idade
  – Tubo endotraqueal adequado para peso e idade
  – Frasco de soro fisiológico ou Ringer-lactato
  – Frasco de adrenalina (1:1.000)
  – Frasco de aminofilina (10 ml = 240 mg)

- Sem medicação PRÉ-SORO
- Medicação PRÉ-SORO

  Administrar 15 minutos antes da soroterapia

  – Prometazina 0,5 mg/kg IM (Máx.: 25 mg)
  – Ranitidina 3 mg/kg EV (Máx.: 25 mg)
  – Hidrocortizona 10 mg/kg EV (Máx.: 1000 mg)

- SEM reações precoces
- COM reações precoces
- TRATAR REAÇÕES PRECOCES

- ESTABILIZAR e LIBERAR/ORIENTAR PACIENTE

Anexo 3
MANEJO FRENTE À REAÇÕES PRECOCES EM SOROTERAPIA

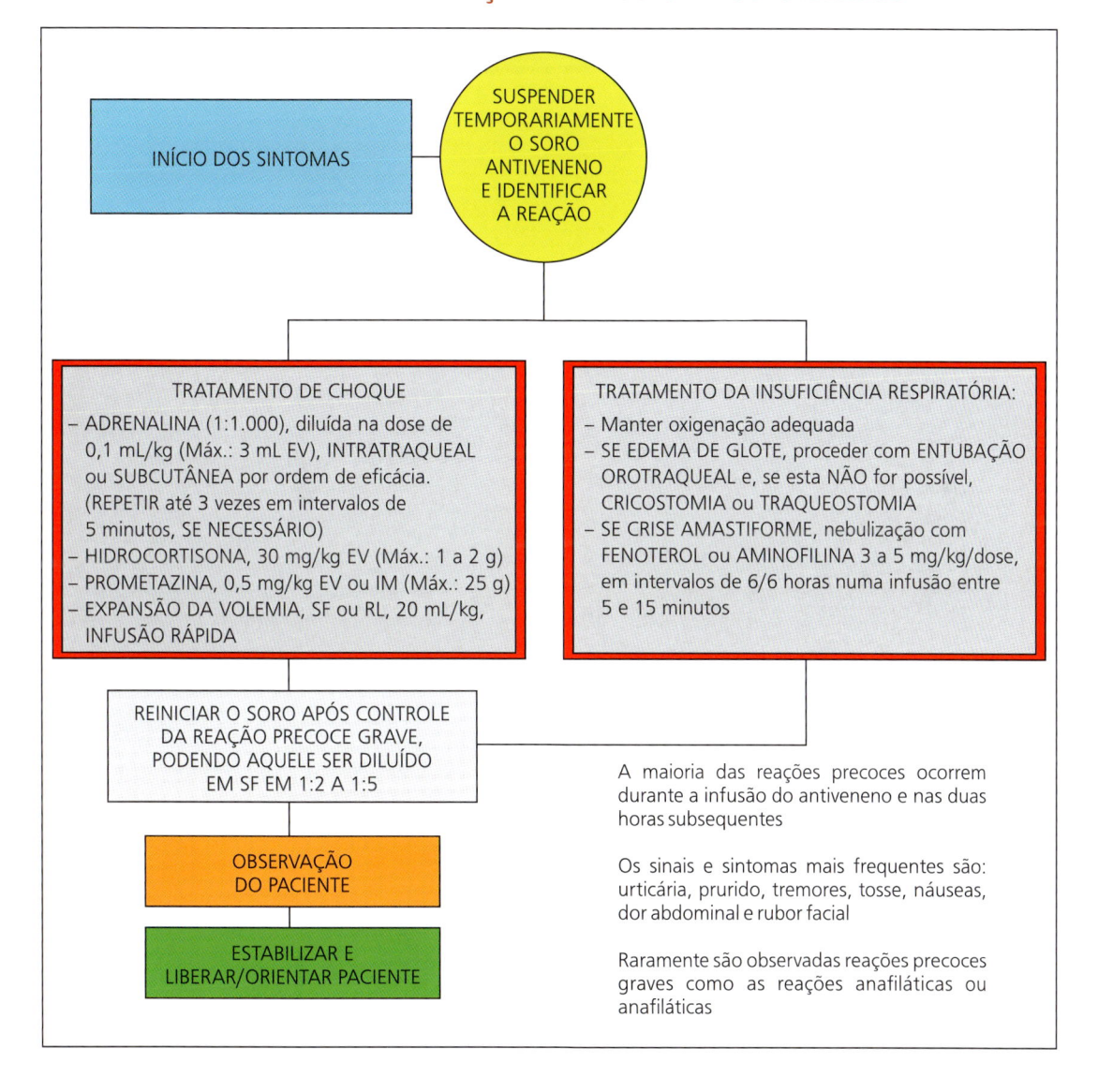

INÍCIO DOS SINTOMAS → **SUSPENDER TEMPORARIAMENTE O SORO ANTIVENENO E IDENTIFICAR A REAÇÃO**

TRATAMENTO DE CHOQUE
- ADRENALINA (1:1.000), diluída na dose de 0,1 mL/kg (Máx.: 3 mL EV), INTRATRAQUEAL ou SUBCUTÂNEA por ordem de eficácia. (REPETIR até 3 vezes em intervalos de 5 minutos, SE NECESSÁRIO)
- HIDROCORTISONA, 30 mg/kg EV (Máx.: 1 a 2 g)
- PROMETAZINA, 0,5 mg/kg EV ou IM (Máx.: 25 g)
- EXPANSÃO DA VOLEMIA, SF ou RL, 20 mL/kg, INFUSÃO RÁPIDA

TRATAMENTO DA INSUFICIÊNCIA RESPIRATÓRIA:
- Manter oxigenação adequada
- SE EDEMA DE GLOTE, proceder com ENTUBAÇÃO OROTRAQUEAL e, se esta NÃO for possível, CRICOSTOMIA ou TRAQUEOSTOMIA
- SE CRISE AMASTIFORME, nebulização com FENOTEROL ou AMINOFILINA 3 a 5 mg/kg/dose, em intervalos de 6/6 horas numa infusão entre 5 e 15 minutos

REINICIAR O SORO APÓS CONTROLE DA REAÇÃO PRECOCE GRAVE, PODENDO AQUELE SER DILUÍDO EM SF EM 1:2 A 1:5

OBSERVAÇÃO DO PACIENTE

ESTABILIZAR E LIBERAR/ORIENTAR PACIENTE

A maioria das reações precoces ocorrem durante a infusão do antiveneno e nas duas horas subsequentes

Os sinais e sintomas mais frequentes são: urticária, prurido, tremores, tosse, náuseas, dor abdominal e rubor facial

Raramente são observadas reações precoces graves como as reações anafiláticas ou anafiláticas

Anexo 4
FICHA DE NOTIFICAÇÃO COMPULSÓRIA DE ACIDENTES POR ANIMAIS PEÇONHENTOS

REPÚBLICA FEDERATIVA DO BRASIL
MINISTÉRIO DA SAÚDE
ESTADO DE SÃO PAULO
SECRETARIA DE ESTADO DA SAÚDE

SINAN
SISTEMA DE INFORMAÇÃO DE AGRAVOS DE NOTIFICAÇÃO
ACIDENTES POR ANIMAIS PEÇONHENTOS
FICHA DE INVESTIGAÇÃO

Nº

CASO CONFIRMADO: Paciente com evidências clínicas de envenenamento, específicas para cada tipo de animal, independentemente do animal causador do acidente ter sido identificado ou não.
Não há necessidade de preenchimento da ficha para casos suspeitos.

Dados Gerais

1. Tipo de notificação — 2 - Individual
2. Agravo/doença — ACIDENTES POR ANIMAIS PEÇONHENTOS — Código (CID10) X 29
3. Data da notificação
4. UF
5. Município de notificação — Código (IBGE)
6. Unidade de Saúde (ou outra fonte notificadora) — Código
7. Data dos primeiros sintomas

Notificação Individual

8. Nome do paciente
9. Data de nascimento
10. (ou) Idade — 1 - Hora 2 - Dia 3 - Mês 4 - Ano
11. Sexo — M - Masculino F - Feminino I - Ignorado
12. Gestante — 1 - 1º Trimestre 2 - 2º Trimestre 3 - 3º Trimestre 4 - Idade gestacional Ignorada 5 - Não 6 - Não se aplica 9 - Ignorado
13. Raça/Cor — 1 - Branca 2 - Preta 3 - Amarela 4 - Parda 5 - Indígena 9 - Ignorado
14. Escolaridade
0 - Analfabeto 1 - 1ª a 4ª série incompleta do EF (antigo primário ou 1º grau) 2 - 4ª série completa do EF (antigo primário ou 1º grau)
3 - 5ª à 8ª série incompleta do EF (antigo ginásio ou 1º grau) 4 - Ensino fundamental completo (antigo ginásio ou 1º grau) 5 - Ensino médio incompleto (antigo colegial ou 2º grau)
6 - Ensino médio completo (antigo colegial ou 2º grau) 7 - Educação superior incompleta 8 - Educação superior completa 9 - Ignorado 10 - Não se aplica
15. Número do cartão SUS
16. Nome da mãe

Dados de Residência

17. UF
18. Município de residência — Código (IBGE)
19. Distrito
20. Bairro
21. Logradouro (rua, avenida,...) — Código
22. Número
23. Complemento (apto., casa, ...)
24. Geo campo 1
25. Geo campo 2
26. Ponto de referência
27. CEP
28. (DDD) Telefone
29. Zona — 1 - Urbana 2 - Rural 3 - Periurbana 9 - Ignorado
30. País (se residente fora do Brasil)

Dados Complementares do Caso

Antecedentes Epidemiológicos

31. Data da investigação
32. Ocupação
33. Data do acidente
34. UF
35. Município de ocorrência do acidente: — Código (IBGE)
36. Localidade de ocorrência do acidente:
37. Zona de ocorrência — 1 - Urbana 2 - Rural 3 - Periurbana 9 - Ignorado
38. Tempo decorrido picada/atendimento — 1) 0 ⊢ 1h 2) 1 ⊢ 3h 3) 3 ⊢ 6h 4) 6 ⊢ 12h 5) 12 ⊢ 24 h 6) 24 e + h 9) Ignorado
39. Local da picada — 01 - Cabeça 02 - Braço 03 - Ante-Braço 04 - Mão 05 - Dedo da Mão 06 - Tronco 07 - Coxa 08 - Perna 09 - Pé 10 - Dedo do Pé 99 - Ignorado

Dados Clínicos

40. Manifestações Locais — 1 - Sim 2 - Não 9 - Ignorado
41. Se manifestações locais sim, especificar: 1 - Sim 2 - Não 9 - Ignorado — Dor Edema Equimose Necrose Outras (Espec.) _____
42. Manifestações sistêmicas — 1 - Sim 2 - Não 9 - Ignorado
43. Se manifestações sistêmicas sim, especificar: 1 - Sim 2 - Não 9 - Ignorado
   - neuroparalíticas (ptose palpebral, turvação visual)
   - hemorrágicas (gengivorragia, outros sangramentos)
   - vagais (vômitos, diarréias)
   - miolíticas/hemolíticas (mialgia, anemia, urina escura)
   - renais (oligúria/anúria)
   - Outras (Espec.)
44. Tempo de coagulação — 1 - Normal 2 - Alterado 9 - Não realizado

Dados do Acidente

45. Tipo de acidente — 1 - Serpente 2 - Aranha 3 - Escorpião 4 - Lagarta 5 - Abelha 6 - Outros_____ 9 - Ignorado
46. Serpente – Tipo de acidente — 1 - Botrópico 2 - Crotálico 3 - Elapídico 4 - Laquético 5 - Serpente não peçonhenta 9 - Ignorado
47. Aranha - Tipo de acidente — 1 - Foneutrismo 2 - Loxoscelismo 3 - Latrodectismo 4 - Outra Aranha 9 - Ignorado
48. Lagarta – Tipo de acidente — 1 - Lonomia 2 - Outra lagarta 9 - Ignorado

ANIMA_NET 15/12/2006 MR COREL Animais Peçonhentos Sinan Net SVS 19/01/2006

ANEXOS

Tratamento

49 Classificação do caso: 1 - Leve 2 - Moderado 3 - Grave 9 - Ignorado

50 Soroterapia: 1 - Sim 2 - Não 9 - Ignorado

51 Se soroterapia sim, especificar número de ampolas de soro:

- Antibotrópico (SAB)
- Anticrotálico (SAC)
- Antiaracnídico (SAAr)
- Antibotrópico-laquético (SABL)
- Antielapídico (SAE)
- Antiloxoscélico (SALox)
- Antilbotrópico-crotálico (SABC)
- Antiescorpiônico (SAEs)
- Antilonômico (SALon)

52 Complicações locais: 1 - Sim 2 - Não 9 - Ignorado

53 Se complicações locais sim, especificar: 1 - Sim 2 - Não 9 - Ignorado
- Infecção secundária
- Necrose extensa
- Síndrome compartimental
- Déficit funcional
- Amputação

54 Complicações sistêmicas: 1 - Sim 2 - Não 9 - Ignorado

55 Se complicações sistêmicas sim, especificar: 1 - Sim 2 - Não 9 - Ignorado
- Insuficiência renal
- Insuficiência respiratória / edema pulmonar agudo
- Septicemia
- Choque

Conclusão

56 Acidente relacionado ao trabalho: 1 - Sim 2 - Não 9 - Ignorado

57 Evolução do caso: 1 - Cura 2 - Óbito por acidentes por animais peçonhentos 3 - Óbito por outras causas 9 - Ignorado

58 Data do óbito

59 Data do encerramento

Acidentes com animais peçonhentos: manifestações clínicas, classificação e soroterapia

	Tipo	Manifestações clínicas	Tipo Soro	Nº ampolas
OFIDISMO	Botrópico — jararaca, jararacuçu, urutu, caiçara	Leve: dor, edema local e equimose discreto	SAB	2-4
		Moderado: dor, edema e equimose evidentes, manifestações hemorrágicas discretas		4-8
		Grave: dor e edema intenso e extenso, bolhas, hemorragia intensa, oligoanúria, hipotensão		12
	Crotálico — cascavel, boicininga	Leve: ptose palpebral, turvação visual discretos de aparecimento tardio, sem alteração da cor da urina, mialgia discreta ou ausente	SAC	5
		Moderado: ptose palpebral, turvação visual discretos de início precoce, mialgia discreta, urina escura		10
		Grave: ptose palpebral, turvação visual evidentes e intensos, mialgia intensa e generalizada, urina escura, oligúria ou anúria		20
	Laquético — surucuru, pico-de-jaca	Moderado: dor, edema, bolhas e hemorragia discreta	SABL	10
		Grave: dor, edema, bolhas, hemorragia, cólicas abdominais, diarréia, bradicardia, hipotensão arterial		20
	Elapídico — coral verdadeira	Grave: dor ou parestesia discreta, ptose palpebral, turvação visual	SAEL	10
ESCORPIONISMO	Escorpiônico — escorpião	Leve: dor, eritema e parestesia local	SAEsc ou SAA	---
		Moderado: sudorese, náuseas, vômitos ocasionais, taquicardia, agitação e hipertensão arterial leve		2-3
		Grave: vômitos profusos e incoercíveis, sudorese profusa, prostração, bradicardia, edema pulmonar agudo e choque		4-6
ARANEÍSMO	Loxoscélico — aranha-marrom	Leve: lesão incaracterística sem aranha identificada	SAA ou SALox	---
		Moderado: lesão sugestiva com equimose, palidez, eritema e edema endurado local, cefaléia, febre, exantema		5
		Grave: lesão característica, hemólise intravascular		10
	Foneutrismo — aranha-armadeira, aranha-da-banana	Leve: dor local	SAA	---
		Moderado: sudorese ocasional, vômitos ocasionais, agitação, hipertensão arterial		2-4
		Grave: sudorese profusa, vômitos freqüentes, priapismo, edema pulmonar agudo, hipotensão arterial		5-10
LONOMIA	taturana, oruga	Leve: dor, eritema, adenomegalia regional, coagulação normal, sem hemorragia	SALon	---
		Moderado: alteração na coagulação, hemorragia em pele e/ou mucosas		5
		Grave: alteração na coagulação, hemorragia em vísceras, insuficiência renal		10

Informações complementares e observações

Anotar todas as informações consideradas importantes e que não estão na ficha (ex: outros dados clínicos, dados laboratoriais, laudos de outros exames e necrópsia, etc.)

Investigador

Município/Unidade de Saúde

Cód. da Unid. de Saúde

Nome

Função

Assinatura

ANIMA_NET   15/12/2006   MR COREL   Animais Peçonhentos   Sinan Net   SVS   19/01/2006

# Anexo 5
NOTIFICAÇÃO DE ACIDENTE DE TRABALHO GRAVE

República Federativa do Brasil
Ministério da Saúde

SINAN
SISTEMA DE INFORMAÇÃO DE AGRAVOS DE NOTIFICAÇÃO
FICHA DE INVESTIGAÇÃO ACIDENTE DE TRABALHO GRAVE

Nº

Definição de caso:
- São considerados acidentes de trabalho aqueles que ocorram no exercício da atividade laboral, ou no percurso de casa para o trabalho. São considerados acidentes de trabalho graves aqueles que resultam em morte, aqueles que resultam em mutilações e aqueles que acontecem com menores de dezoito anos.
- Acidente de trabalho fatal é aquele que leva a óbito imediatamente após sua ocorrência ou que venha a ocorrer posteriormente, a qualquer momento, em ambiente hospitalar ou não, desde que a causa básica, intermediária ou imediata da morte seja decorrente do acidente
- Acidentes de trabalho com mutilações: é quando o acidente ocasiona lesão (politraumatismos, amputações, esmagamentos, traumatismos crânio-encefálico, fratura de coluna, lesão de medula espinhal, trauma com lesões viscerais, eletrocussão, asfixia queimaduras, perda de consciência e aborto) que resulte em internação hospitalar, a qual poderá levar à redução temporária ou permanente da capacidade para o trabalho.
- Acidentes do trabalho em crianças e adolescentes: é quando o acidente de trabalho acontece com pessoas menores de dezoito anos.

Dados Gerais

| 1 | Tipo de notificação | 2 - Individual |

| 2 | Agravo/doença | ACIDENTE DE TRABALHO GRAVE | Código (CID10) Y 96 | 3 | Data da notificação |

| 4 | UF | 5 | Município de notificação | Código (IBGE) |

| 6 | Unidade de Saúde (ou outra fonte notificadora) | Código | 7 | Data do acidente |

Notificação Individual

| 8 | Nome do paciente | 9 | Data de nascimento |

| 10 | (ou) Idade | 1 - Hora 2 - Dia 3 - Mês 4 - Ano | 11 | Sexo M - Masculino F - Feminino I - Ignorado | 12 | Gestante 1 - 1º Trimestre 2 - 2º Trimestre 3 - 3º Trimestre 4 - Idade gestacional Ignorada 5 - Não 6 - Não se aplica 9 - Ignorado | 13 | Raça/Cor 1 - Branca 2 - Preta 3 - Amarela 4 - Parda 5 - Indígena 9 - Ignorado |

14 Escolaridade
0 - Analfabeto   1 - 1ª a 4ª série incompleta do EF (antigo primário ou 1º grau)   2 - 4ª série completa do EF (antigo primário ou 1º grau)
3 - 5ª à 8ª série incompleta do EF (antigo ginásio ou 1º grau)   4 - Ensino fundamental completo (antigo ginásio ou 1º grau)   5 - Ensino médio incompleto (antigo colegial ou 2º grau)
6 - Ensino médio completo (antigo colegial ou 2º grau)   7 - Educação superior incompleta   8 - Educação superior completa   9 - Ignorado   10 - Não se aplica

| 15 | Número do cartão SUS | 16 | Nome da mãe |

Dados de Residência

| 17 | UF | 18 | Município de residência | Código (IBGE) | 19 | Distrito |

| 20 | Bairro | 21 | Logradouro (rua, avenida,...) | Código |

| 22 | Número | 23 | Complemento (apto., casa, ...) | 24 | Geo campo 1 |

| 25 | Geo campo 2 | 26 | Ponto de referência | 27 | CEP |

| 28 | (DDD) Telefone | 29 | Zona 1 - Urbana 2 - Rural 3 - Periurbana 9 - Ignorado | 30 | País (se residente fora do Brasil) |

Dados Complementares do Caso

Antecedentes Epidemiológicos

| 31 | Ocupação |

32 Situação no mercado de trabalho
01 - Empregado registrado com carteira assinada   05 - Servidor público celetista   09 - Cooperativado   99 - Ignorado
02 - Empregado não registrado   06 - Aposentado   10 - Trabalhador avulso
03 - Autônomo/ conta própria   07 - Desempregado   11 - Empregador
04 - Servidor público estatutário   08 - Trabalho temporário   12 - Outros

| 33 | Tempo de trabalho na ocupação 1 - Hora 2 - Dia 3 - Mês 4 - Ano | 34 | Local onde ocorreu o acidente 1 - Instalações do contratante 3 - Instalações de terceiros 9 - Ignorado 2 - Via pública 4 - Domicílio próprio |

Dados da empresa contratante

| 35 | Registro/ CNPJ ou CPF | 36 | Nome da empresa ou empregador |

| 37 | Atividade econômica (CNAE) | 38 | UF | 39 | Município | Código (IBGE) |

| 40 | Distrito | 41 | Bairro | 42 | Endereço |

| 43 | Número | 44 | Ponto de referência | 45 | (DDD) Telefone |

Acidente de Trabalho Grave   Sinan Net   SVS   08/10/2009

Antecedentes Epidemiológicos

46 O empregador é empresa terceirizada
1 - Sim 2 - Não 3 - Não se aplica 9 - Ignorado

47 Se empresa terceirizada, Qual o CNAE da empresa principal   **48** CNPJ da empresa principal

49 Razão Social (Nome da Empresa)

Dados do Acidente

50 Hora do acidente   H (hora)   M (minutos)

51 Horas após o início da jornada   H (hora)   M (minutos)

52 UF   **53** Município de ocorrência do acidente   Código (IBGE)

54 Código da causa do acidente CID 10 (de V01 a Y98)   CID 10

55 Tipo de acidente   1 - Típico   2 - Trajeto   9 - Ignorado

56 Houve outros trabalhadores atingidos   1 - Sim   2 - Não   9 - Ignorado

57 Se sim, quantos

Dados do Atendimento Médico

58 Ocorreu atendimento médico?   1 - Sim   2 - Não   9 - Ignorado

59 Data do atendimento   **60** UF

61 Município do atendimento   Código (IBGE)

62 Nome da U. S de atendimento   Código

63 Partes do Corpo Atingidas
01 - Olho   04 - Tórax   07 - Membro superior   10 - Todo o corpo
02 - Cabeça   05 - Abdome   08 - Membro inferior   11 - Outro
03 - Pescoço   06 - Mão   09 - Pé   99 - Ignorado

64 Diagnóstico da lesão   CID 10

65 Regime de tratamento
1 - Hospitalar
2 - Ambulatorial
3 - Ambos
9 - Ignorado

Conclusão

66 Evolução do Caso
1 - Cura
2 - Incapacidade temporária
3 - Incapacidade parcial
4 - Incapacidade total permanente
5 - Óbito por acidente de trabalho grave
6 - Óbito por outras causas
7 - Outro
9 - Ignorado

67 Se óbito, data do óbito

68 Foi emitida a comunicação de acidente no trabalho – CAT
1 - Sim   2 - Não   3 - Não se aplica   9 - Ignorado

Informações Complementares e Observações

Descrição sumária de como ocorreu o acidente/atividade/causas/condições/objeto/agentes que concorreram direta ou indiretamente para a ocorrência do acidente

Outras informações:

Investigador

Município/Unidade de Saúde

Cód. da Unid. de Saúde

Nome   Função   Assinatura

Acidente de Trabalho Grave   Sinan Net   SVS   08/10/2009

Anexo 6
COMUNICAÇÃO DE ACIDENTE DE TRABALHO – CAT

Comunicação de Acidente de Trabalho – CAT

1 - Emitente   ○ Empregador ○ Sindicato ○ Médico ○ Segurado ou dependente ○ Autoridade pública
2 - Tipo de CAT   ○ Inicial   Reabertura ○ Comunicação de óbito

I - EMITENTE

Empregador

3 - Razão Social/Nome

4 - Tipo ○ CGC/CNPJ ○ CEI ○ CPF ○ NIT	5 - CNAE	6 - Endereço - Rua/Av.

Complemento	Bairro	CEP	7 - Município	8 - UF Selecione	9 - Telefone

Acidentado

10 - Nome

11 - Nome da mãe

12 - Data de nascimento	13 - Sexo ○ Masculino ○ Feminino	14 - Estado civil ○ Solteiro ○ Casado ○ Viúvo ○ Divorciado ○ Outro ○ Ignorado

15 - CTPS – Nº/Série/Data de emissão	16 UF Selecione	17 - Remuneração mensal R$

18 - Carteira de identidade (RG)	Data de emissão	Orgão expedidor	19 - UF Selecione	20- PIS/PASEP/NIT

21 - Endereço - Rua/Av.

Bairro	CEP	22 - Município	23 - UF Selecione	23 - Telefone

25 - Nome da ocupação	26 - CBO (Consulte CBO)

27 - Filliação à previdência social ○ Enpregado ○ Trb. avulso ○ Seg. social ○ Médico residente	28 - Aposentado ○ Sim ○ Não	29 - Áreas ○ Urbana ○ Rural

Acidente ou Doença

30 - Data do acidente	31 - Hora do acidente	32 - Após quantas horas de trabalho?	33 - Tipo ○ Típico ○ Doença ○ Trajeto	34 - Houve afastamento? ○ Sim ○ Não
35 - Último dia trabalhado	36 - Local do acidente	37 - Especificação do local do acidente	38 - CGC/CNPJ	39 - UF Selecione

40 - Município do local do acidente

41 - Parte do corpo

42 - Agente causador

43 - Descrição da situação geradora do acidente ou doença

44 - Houve registro policial?
○ Sim
○ Não

45 - Houve morte?
○ Sim
○ Não

Testemunhas

46 - Nome

47 - Endereço – Rua/Av./Nº/Comp.

Bairro	CEP	48 - Município	49 - UF Selecione	Telefone

50 - Nome

41 - Endereço – Rua/Av./Nº/Comp.

Bairro	CEP	48 - Município	49 - UF Selecione	Telefone

Local e Data

Assinatura e Carimbo

II - ATESTADO MÉDICO
Deve ser preenchido por profissional médico

Atendimento

54 - Unidade de atendimento médico	55 - Data	56 - Hora

57 - Houve internação	58 - Provável duração do tratamento (dias)	59 - Deverá o acidentado afastar-se do trabalho durante o tratamento?
○ Sim ○ Não		○ Sim ○ Não

Diagnóstico

60 - Descrição e natureza da lesão

Diagnóstico

61 - Diagnóstico provável	62 - CID 10

63 - Observações

Local e Data

_____
Assinatura e carimbo do médico com CRM

III - INSS

64 - Recebida em	65 - Código da unidade	66 - Número do CAT	Notas:
			1 - A inexatidão das declarações desta comunicação implicará nas sanções previstas nos artigos. 171 e 299 do Código Penal

67 - Matrícula do servidor

_____
Assinatura do servidor

2 - A comunicação de acidente do trabalho deverá ser feita até o 1º dia útil após o acidente, sob pena de multa, na forma prevista no art. 22 da Lei nº 8.213/91

A COMUNICAÇÃO DO ACIDENTE É OBRIGATÓRIA, MESMO NO CASO EM QUE NÃO HAJA AFASTAMENTO DO TRABALHO

ÍNDICE REMISSIVO

Números acompanhados pelas letras *f* em itálico e **q** em negrito indicam figuras e quadros respectivamente.

A
Acidente de trabalho
  comunicação de, 202
Acidente por coleópteros vesicantes, 153
Acidente por himenópteros, 165
Acidente por lepdópteros, 129
Acidente por outros animais de importância médica, 189
Acidentes ofídicos, 1
  aspectos gerais, 1
    distribuição, 2
    epidemiologia, 1
    faixa etária e sexo, 5
    gêneros envolvidos, 5
    gravidade e letalidade, 5
    imunidade e suscetibilidade, 8
    introdução, 1
    localização das lesões, 5
    por animais peçonhentos, **3q**, **6q-8q**
      atendimento inicial aos acidentes por, 195
    sazonalidade e ambiente, 5
  características de uma serpente peçonhenta, 13
    dentição, 13
    fosseta, 13
  exames complementares, 16
  medidas iniciais, 17
    tratamentos das complicações, 18
  serpentes de importância médica no Brasil, 9
    família *Elapidae*, 12
      gênero *Micrurus*, 12
    família *Viperidae*, 9
      gênero *Bothrops*, 9
      gênero *Crotalus*, 11
      gênero *Lachesis*, 11
  tipos de acidentes, 18
    botrópico, 18
    crotálico, 26
    elapídico, 1
    laquético, 33
    por serpentes não peçonhentas, 42
Anexos, 195
Araneísmo, 83
  aranhas caranguejeiras, 99
  aranhas da família *Lycosidae*, 98
  aranhas de importância médica no Brasil, 90
  aspectos gerais, 83
    distribuição, 83
    epidemiologia, 83
    faixa etária e sexo, 86
    gêneros envolvidos, 86
    gravidade e letalidade, 87
    imunidade e suscetibilidade, 90
    introdução, 83
    localização das lesões, 86
    sazonalidade e ambiente, 86
  características de uma aranha peçonhenta, 91
    gênero *Latrodectus*, 96
      distribuição geográfica, 96
    gênero *Loxosceles*, 92
      distribuição geográfica, 93
    gênero *Phoneutria*, 94
      distribuição geográfica, 94
  características dos gêneros de aranhas peçonhentas no Brasil, 90
    família *Ctenidae*, 91
      gênero *Phoneutria*, 91
    família *Sicariidae*, 90
      gênero *Loxosceles*, 90
    família *Theridiidae*, 91
      gênero *Latrodectus*, 91
  exames complementares, 100
  medidas iniciais, 101
    tratamento, 101
  tipos de acidente, 102
    por Letrodectus, 116
      ações do veneno, 117
        sobre neurotransmissores, 117
      complicações, 120

diagnóstico, 119
  diferencial, **122q**
gravidade, 121
manifestações, 117
  locais, 118
  sistêmicas, 118
prognóstico, 123
tratamento, 120
  medidas, 120
por *Loxosceles*, 102
  ações do veneno, 102
    necrótica, 102
  complicações, 109
    locais, 109
  diagnóstico, 109
  gravidade, **111q**
  manifestações, 103
    forma cutânea, 103
    forma cutaneovisceral, 104
    locais, 104
    sistêmicas, 108
  prognóstico, 112
  tratamento, 110
    corrente elétrica, 112
    medidas, 110
    oxigenoterapia, 112
por *Phoneutria*, 113
  ações do veneno, 113
    nos canais neuronais, 113
  complicações, 115
  diagnóstico, 114
  manifestações, 113
    locais, 114
    sistêmicas, 114
  prognóstico, 116
  tratamento, 115
    medidas, 115
Aranhas caranguejeiras, 99

B

Botrópico
  acidente, 18
    ações do veneno, 19
      coagulante, 19
      hemorrágica, 20
      proteolítica, 19
    complicações, 23
      locais, 23
      sistêmicas, 23
    diagnóstico, 22
      laboratório de apoio, 22
    gravidade

classificação, **25q**
manifestações, 20
  locais, 20
  sistêmicas, 22
prognóstico, 26
tratamento, 24
  medidas, 24

C

Chilopoda e diplopoda, 189
Coleópteros vesicantes
  acidente por, 153
    ações do veneno, 158
      cáustico-vesicante, 158
    complicações, 162
      locais, 162
      sistêmicas, 162
    manifestações, 159
      locais, 161
      sistêmicas, 161
    prognóstico, 163
    tratamento, 162
      medidas, 162
  aspectos gerais, 153
    distribuição, 154
      gêneros, 154
        envolvidos, 154
    epidemiologia, 153
    faixa etária e sexo, 154
    gravidade e letalidade, 155
    imunidade e suscetibilidade, 155
    introdução, 153
    localização das lesões, 154
    sazonalidade e ambiente, 154
  de importância médica no Brasil, 155
    ordem, 155
      família, 155
  exames complementares, 158
  medidas iniciais, 158
Crotálico
  acidente, 26
    ações do veneno, 26
      coagulante, 27
      miotóxica, 27
      neurotóxica, 26
    complicações, 30
      locais, 30
      sistêmicas, 30
    diagnóstico, 29
    gravidade
      classificação, **32q**
    manifestações, 27

locais, 27
  sistêmicas, 28
prognóstico, 32
tratamento, 31
  medidas, 31

D

Dirphia
  gênero, 139

E

Edema pulmonar
  no escorpionismo, 79
Elapídico
  acidente, 37
    ações do veneno, 38
      cardiovascular, 38
      hemorrágica, 38
      miotóxica, 38
      neurotóxica, 38
    complicações, 40
      locais, 40
      sistêmicas, 40
    diagnóstico, 40
    manifestações, 39
      locais, 39
      sistêmicas, 39
    prognóstico, 42
    tratamento, 40
      medidas, 40
Eritema plano
  após picada de *Tytius serrulatus*, 74f
Erucismo, 129
  diagnóstico de, 140
Escorpionismo, 55
  aspectos gerais, 55
    distribuição, 57
    epidemiologia, 56
    faixa etária e sexo, 60
    gêneros envolvidos, 60
    gravidade e letalidade, 61
    imunidade e suscetibilidade, 63
    introdução, 55
    localização das lesões, 60
    sazonalidade e ambiente, 60
  características de um escorpião, 68
  características dos gêneros de escorpiões no Brasil, 64
    família *Buthidae*, 64
      gênero *Tityus bahiensis*, 65
        distribuição geográfica, 65
      gênero *Tityus metuendus*, 67
        distribuição geográfica, 67
      gênero *Tityus paraensis*, 66
        distribuição geográfica, 67
      gênero *Tityus serrulatus*, 64
        distribuição geográfica, 65
      gênero *Tityus stigmurus*, 66
        distribuição geográfica, 66
  escorpiões de importância médica no Brasil, 64
  exames complementares, 69
    diagnóstico, 68
  medidas iniciais, 70
  prognóstico, 80
  tipos de acidente, 71
    por *Tityus*, 71
      ações do veneno, 71
        simpáticas e parassimpáticas, 71
      complicações, 76
        locais, 76
        sistêmicas, 77
      gravidade, **80q**
      manifestações, 72
        locais, 74
        sistêmicas, 75
      tratamento, 77
        alterações, 79
        medidas, 77

F

Ficha de notificação compulsória
  de acidentes por animais peçonhentos, 198

G

Gasometria arterial, 17
Gênero
  Bothrops, 9
  Crotalus, 11
  Lachesis, 11
  Micrurus, 12

H

Hemiptera, 191
Hemograma completo, 16
Himenópteros
  acidente por, 165
    aspectos gerais, 165
      distribuição, 167
      epidemiologia, 165
      faixa etária e sexo, 168
      gêneros envolvidos, 168
      gravidade e letalidade, 168
      imunidade e suscetibilidade, 170
      introdução, 165

localização das lesões, 168
sazonalidade e ambiente, 168
de importância médica no Brasil, 170
  características de importância médica, 171
    abelhas, 171
    formigas, 173
    vespas, 172
exames complementares, 175
medidas iniciais, 175
tipos de acidentes, 176
  com abelhas e vespas, 176
    ações do veneno, 176
    complicações, 179
      locais, 179
      sistêmicas, 179
    manifestações, 176
      locais, 177
      sistêmicas, 178
    prognóstico, 182
    tratamento, 180
      medidas, 180
  com formigas, 182
    ações do veneno, 182
    complicações, 184
    manifestações, 183
    prognóstico, 185
    tratamento, 185
      medidas, 185
Hipovolemia
  tratamento da, 25

I

Insuficiência respiratória
  atropina na, 41
  neostigmina na, 41

L

Lacraias e piolhos-de-cobra, 189
  características, 189
  quadro clínico, 190
  tratamento, 190
Laquético
  acidente, 33
    ações do veneno, 33
      hemorrágico-coagulante, 33
      hipotensora, 34
      inflamatória, 33
      miotóxica, 34
      neurotóxica, 34
      proteolítica, 33
    complicações, 36
    diagnóstico, 36
    manifestações, 34
      locais, 35
      sistêmicas, 36
    prognóstico, 37
    tratamento, 37
      medidas, 37
Lepdópteros
  acidente por, 129
    aspectos gerais, 129
      distribuição, 130
      epidemiologia, 129
      faixa etária e sexo, 133
      gêneros envolvidos, 133
      gravidade e letalidade, 133
      imunidade e suscetibilidade, 135
      introdução, 129
      localização das lesões, 133
      sazonalidade e ambiente, 133
    de importância médica no Brasil, 135
      características, 135
        formas adultas, 140
        formas larvárias, 135
          família *Arctiidae*, 139
          família *Megalopygidae*, 135
          família *Saturniidae*, 137
        informações gerais, 135
      ciclo biológico, 140
    diagnóstico laboratorial, 141
    exames complementares, 140
    medidas iniciais, 142
    periartrite falangiana por contato, 142
    síndrome hemorrágica por contato, 141
    tipos de acidente, 142
      por *Lonomia*, 142
        ações do veneno, 142
          fibrinolítica e hemorrágica, 142
        complicações, 144
          locais, 144
          sistêmicas, 145
        manifestações, 143
          locais, 143
          sistêmicas, 144
        prognóstico, 145
        tratamento, 145
          medidas, 145
      por outros lepdópteros, 145
        ações do veneno, 146
        complicações, 147
          locais, 147
          sistêmicas, 147
        manifestações, 146
          locais, 146

prognóstico, 148
tratamento, 147
medidas, 147

M

Métodos de imunodiagnóstico, 17
Mikania glomerata, 26

N

Notificação de acidente
de trabalho grave, 200

O

Ofídicos
acidentes, 1
Oxigenoterapia
hiperbárica, 112

P

Paramose, 139
causas da, 139
Percevejos, 191
características, 191
introdução, 191
quadro clínico, 191
tratamento, 192

R

Rugas
família *Saturniidae*, 137

S

Serpentes
de importância médica no Brasil, 9
e a humanidade, 1
gêneros, 1
não peçonhentas, 2
acidentes por, 42
ações do veneno, 44
diagnóstico, 45
manifestações, 44
prognóstico, 45
tratamento, 45
peçonhenta
características da, 13
Síndrome colinérgica, 73
Sistema de Notificação, 83
Solenóglifa
dentição, 14
Soroterapia heteróloga, 111
manejo na, 196
frente a reações precoces em, 197

T

Teste
de coagulação, 16

V

Viperidae
família, 9